Marlies Ehmann, Ingrid Völkel

Pflegediagnosen in der Altenpflege

Für Ausbildung und Praxis

3. Auflage

W0278842

ELSEVIER
URBAN & FISCHER

URBAN & FISCHER
München • Jena

Zuschriften und Kritik an:
Elsevier GmbH, Urban & Fischer Verlag, Karlstr. 45, 80333 München, E-Mail: www.pflege@elsevier.com

Wichtiger Hinweis für den Benutzer
Die Erkenntnisse in der Medizin unterliegen laufendem Wandel durch Forschung und klinische Erfahrungen. Herausgeber und Autoren dieses Werkes haben große Sorgfalt darauf verwendet, dass die in diesem Werk gemachten therapeutischen Angaben dem derzeitigen Wissensstand entsprechen. Das entbindet den Nutzer dieses Werkes aber nicht von der Verpflichtung, anhand weiterer schriftlicher Informationsquellen zu überprüfen, ob die dort gemachten Angaben von denen in diesem Buch abweichen und seine Verordnung in eigener Verantwortung zu treffen.
Wie allgemein üblich wurden Warenzeichen bzw. Namen (z. B. bei Pharmapräparaten) nicht besonders gekennzeichnet.

Bibliografische Information der Deutschen Nationalbibliothek
Die Deutsche Nationalbibliothek verzeichnet diese Publikation in der Deutschen Nationalbibliografie; detaillierte bibliografische Daten sind im Internet über http://dnb.d-nb.de abrufbar.

Alle Rechte vorbehalten
3. Auflage 2009
© Elsevier GmbH, München
Der Urban & Fischer Verlag ist ein Imprint der Elsevier GmbH.

09 10 11 12 13 5 4 3 2 1

Für Copyright in Bezug auf das verwendete Bildmaterial siehe Abbildungsnachweis.

Das Werk einschließlich aller seiner Teile ist urheberrechtlich geschützt. Jede Verwertung außerhalb der engen Grenzen des Urheberrechtsgesetzes ist ohne Zustimmung des Verlages unzulässig und strafbar. Das gilt insbesondere für Vervielfältigungen, Übersetzungen, Mikroverfilmungen und die Einspeicherung und Verarbeitung in elektronischen Systemen.

Um den Textfluss nicht zu stören, wurde bei Patienten und Berufsbezeichnungen die grammatikalisch maskuline Form gewählt. Selbstverständlich sind in diesen Fällen immer Frauen und Männer gemeint.

Planung: Andrea Kurz, München
Lektorat: Ute Villwock, Heidelberg
Herstellung: Gabriele Reuter, München
Satz: abavo GmbH, Buchloe; TnQ, Chennai
Druck und Bindung: Uniprint International BV, the book factory
Fotos/Zeichnungen: siehe Abbildungsnachweis
Umschlaggestaltung: SpieszDesign, Neu-Ulm
Titelfotografie: Stefan Vavra, München

ISBN 978-3-437-28460-1

Aktuelle Informationen finden Sie im Internet unter **www.elsevier.de** und **www.elsevier.com**

Marlies Ehmann Ingrid Völkel

Pflegediagnosen in der Altenpflege

Hannelore Lempke

Vorwort zur dritten Auflage

„Es gibt verschiedene Wege zur „Problemlösungskompetenz". Alle Wege führen über Visionen, Kreativität und den Mut zum Handeln." (Ingrid Völkel)

Die Pflege entwickelt sich weiter. Neue Expertenstandards sollen zum Wohle der pflegebedürftigen Menschen umgesetzt werden. Nach mehr als zehn Jahren seit Bestehen der Pflegeversicherung wurden vom Koalitionsausschuss der Bundesregierung Anpassungen vorgenommen, um die Pflege bis 2014 zu sichern. Grundannahme: Die zu pflegenden Menschen wollen so lange wie möglich selbstbestimmt in ihrer gewohnten Umgebung leben. Stärkere Teilhabeorientierung und bessere Ausrichtung auf die Bedürfnisse der Pflegebedürftigen und ihrer Angehörigen sind vorgesehen. Weitere wichtige Vereinbarungen sind:

- die Förderung alternativer Wohnformen,
- die Möglichkeit, gemeinsam mit anderen Pflegebedürftigen Leistungen in Anspruch zu nehmen („poolen"),
- die Stärkung der Tagespflege,
- die Verbesserung der Schnittstellen beispielsweise zwischen Krankenhäusern und Einrichtungen der stationären Pflege,
- die bessere Ausgestaltung von Prävention und Rehabilitation in der Pflege,
- die Einführung einer Pflegezeit für Beschäftigte,
- wohnortnahe Pflegestützpunkte sollen sicherstellen, dass die Angebote für Pflegebedürftige direkt vor Ort besser aufeinander abgestimmt und miteinander vernetzt werden. Dies soll unter Berücksichtigung bereits vorhandener Strukturen geschehen. Die Pflegekassen sollen außerdem verpflichtet werden, für ihre pflegebedürftigen Versicherten ein Fallmanagement anzubieten.
- Ein Fallmanager soll Ansprechpartner für bis zu 100 Pflegebedürftige und ihre Angehörigen sein.

Unsere Idee, „Pflegediagnosen in der Altenpflege" an deutsche Bedingungen anzupassen, das heißt auszuwählen und nach dem AEDL-Strukturmodell zu ordnen, wurde in eng angelehnter Form nun auch in einem Übersetzungswerk der NANDA-Diagnosen und auf einem Poster des „KDA" (Kuratorium für Altenpflege) übernommen. Pflegediagnosen sind mittlerweile fester Bestandteil von Curricula zur Altenpflegeausbildung. Dies zeigt, dass wir mit der Auswahl und Anpassung von Pflegediagnosen in die Altenpflege den richtigen Weg beschritten haben. Unser von sehr vielen Einrichtungen und Pflegenden positiv aufgenommenes Buch, das mittlerweile zum Standard in der Pflege gehört, wird laufend evaluiert und entwickelt sich weiter. Wir haben die neuen Entwicklungen in allen Teilen des Buches eingearbeitet. Darüber hinaus haben wir zur schnelleren Orientierung zu jeder Pflegediagnose einen tabellarischen Pflegeplanungsansatz angehängt. „Ganzheitliche Handlungen" mit Pflegediagnosen und die Professionalisierung des Pflegeprozesses, die von Beginn an Arbeitsgrundlage dieses Buches und unserer anderen Werke sind, ist mittlerweile auch Grundlage der theoretischen und praktischen Pflegeausbildung geworden. Wir haben in dieser Auflage auch „Hinweise zu den Lernfeldern" der Altenpflegeausbildung eingearbeitet. Pflegediagnosen werden helfen, das im Rahmen der Reform der Pflegeversicherung beschlossene „Fallmanagement" professionell zu gestalten. Sie ermöglichen klare Strukturierung, Transparenz, Vergleichbarkeit und Überprüfbarkeit. Sie sind damit Grundlage der Pflegequalität. Dieses Buch ist ein leicht zu handhabendes praxisnahes Grundlagenwerk für Einrichtungen, Fachkräfte in der Praxis sowie für Lehrerinnen/Lehrer und Auszubildende, aber auch Leitungskräfte und „Fallmanager" in der Pflege.

Neben der Erleichterung von Formulierungen ist diese neue Auflage ein aktuelles Nachschlagewerk mit zukunftsweisender Dimension für ihre verantwortungsvolle und professionelle Aufgabe „Pflegeausbildung", „Pflegeprozessmanagement", bzw. „Fall- oder Casemangement" in der Pflege. Darüber hinaus möchten wir anregen, dass Pflegediagnosen in der Altenpflege auch ein wertvolles betriebswirtschaftliches Instrument und damit Grundlage zur Personalbedarfsplanung und Kostenkalkulation sein können. Pflegediagnosen können das Verhältnis von Pflegeaufwand und Personalbedarf/Kosten transparenter machen. Wir bedanken uns beim Elsevier Urban & Fischer Verlag und der Lektorin Frau Andrea Kurz, dass sie uns diese Neuauflage und damit die Weiterentwicklung der Pflegediagnosen und ihrer Anwendung ermöglicht haben.

Ulm, Juli 2008
Die Autorinnen

Vorwort zur 2. Auflage

Als wir den Entschluss fassten, NANDA- Pflegediagnosen an die Praxis der deutschen Altenpflege anzupassen, waren Pflegediagnosen in der Praxis noch weitgehend unbekannt. Mit dem Versuch der Anpassung betraten wir Neuland. Erfreulicherweise konnten wir feststellen, dass das Konzept des Anpassens der Pflegediagnosen überall positive Resonanz fand. Die angepassten Pflegdiagnosen wurden schon nach einer relativ kurzen Zeit von den Einrichtungen aufgegriffen und in der Praxis integriert. Die Pflegediagnosen erfuhren dadurch eine überaus schnelle Verbreitung in der Altenpflege. Im Zuge der Einführung der DRG erlangten sie noch mehr Gewicht als zuvor. Heute sind sie aus keinem Lehrplan mehr wegzudenken. Experten bestätigen ihren Sinn in Praxis und Lehre. Wir freuen uns, dass wir den richtigen Weg eingeschlagen haben und arbeiten mit dieser 2. Auflage auf der Basis der bisherigen Erfahrungen weiter. Der Wunsch der Pflegepraktikerinnen nach konkreten Fragen zur Pflegediagnostik und dem Assessment, als auch die Notwendigkeit für die Pflegenden in der Praxis, Leistungsbeschreibungen aus den Pflegediagnosen abzuleiten, veranlasste uns zu der baldigen zweiten Auflage. Wir möchten hiermit einen Beitrag zu noch mehr Praktikabilität in der Benutzung der Pflegediagnosen anbieten.

Wir bedanken uns beim Verlag und den Lektorinnen Frau Dr. Wurlitzer und Frau Papadopoulus, über die Möglichkeit zur Herausgabe der 2. Auflage. Insbesondere Frau Papadopoulus danken wir für die Zusammenarbeit und Unterstützung in der 2. Auflage. Mit Anregungen und Kritik können Sie sich gerne ans Lektorat Altenpflege wenden, denn unsere Arbeit lebt von der Rückmeldung von den Benutzerinnen und Benutzern.

Vielen Dank.
Die Verfasserinnen

Inhaltsverzeichnis

1 **Den Pflegeprozess verstehen: Entwicklungsgeschichte der Pflegediagnosen** 1
1.1 Pflegediagnosen international und in der Altenpflege Deutschlands 1
1.2 Pflegediagnosen ermöglichen professionelle Pflege 6
1.3 Pflegediagnosen und Qualitätssicherung 7

2 **Pflegediagnostik als Bestandteil des Pflegeprozesses** 11
2.1 Der Pflegeprozess 11
2.2 Pflegediagnostik 12
2.2.1 Schritte der Diagnostik 12
2.2.2 Hinweise zum Erstgespräch 12
2.2.3 Ermittlung des Hilfebedarfs (Assessment) 16
2.2.4 Beurteilungskriterien für Pflegediagnosen 17

3 **Arbeiten mit Pflegediagnosen in Ausbildung und Praxis** 23
3.1 Pflegediagnosen in Lernbereichen und Lernfeldern 23
3.2 Aufbau einer Pflegediagnose 27
3.3 Fallbeispiel: Pflegediagnostik 27
3.4 Pflegeprozessdokumentation mit Pflegediagnosen – Umsetzung in die Praxis 35
3.5 Den Pflegeprozess mit Pflegediagnosen transparent darstellen 39

4 **Pflegediagnosen in der Altenpflege** 45
4.1 Pflegediagnosen im Bereich „Kommunikation" 45
4.1.1 Eingeschränkte Sprachfähigkeit 45
4.1.2 Eingeschränkte Sehfähigkeit 48
4.1.3 Eingeschränkte Hörfähigkeit 52
4.1.4 Eingeschränktes Tast- und Berührungsempfinden 54
4.1.5 Halbseitige Vernachlässigung (Neglect) 57
4.1.6 Wissensdefizit 59
4.2 Pflegediagnosen im Bereich „Sich bewegen" 62
4.2.1 Eingeschränkte Beweglichkeit 62
4.2.2 Gefahr einer eingeschränkten Beweglichkeit 66
4.2.3 Gefahr von Hautschädigung – Dekubitusgefahr 69
4.3 Pflegediagnosen im Bereich „Vitale Funktionen des Lebens aufrechterhalten" 72
4.3.1 Fieber 72
4.3.2 Eingeschränkte Herzleistung 74
4.3.3 Durchblutungsstörung arteriell (peripher) 77
4.3.4 Durchblutungsstörung venös 80
4.3.5 Atemnot 84
4.3.6 Eingeschränkte Selbstreinigungsfunktion der Atemwege 87
4.3.7 Gestörte Wärmeregulation 90
4.4 Pflegediagnosen im Bereich „Essen und Trinken" 92
4.4.1 Untergewicht 92
4.4.2 Übergewicht 95
4.4.3 Irritationen der Mundschleimhaut 97
4.4.4 Gefahr von Flüssigkeitsmangel 100
4.4.5 Flüssigkeitsmangel 103
4.4.6 Flüssigkeitsansammlung im Gewebe 105
4.4.7 Selbstversorgungsdefizit bei der Ernährung 108
4.4.8 Schluckstörung 112
4.4.9 Beeinträchtigter Geruchs- und Geschmackssinn 114
4.5 Pflegediagnosen im Bereich „Ausscheiden" 117
4.5.1 Obstipation 117
4.5.2 Diarrhö 120
4.5.3 Stuhlinkontinenz 122
4.5.4 Harninkontinenz (verschiedene Formen) 125

4.5.5 Selbstversorgungsdefizit bei der Ausscheidung 130
4.6 Pflegediagnosen im Bereich „Sich waschen, kleiden und pflegen" . . . 133
4.6.1 Hautschädigung 133
4.6.2 Selbstversorgungsdefizit bei der Körperpflege 136
4.6.3 Selbstversorgungsdefizit beim An- und Auskleiden 138
4.7 Pflegediagnosen im Bereich „Ruhen und schlafen" 141
4.7.1 Schlafstörungen 141
4.7.2 Gesteigerte Müdigkeit 144
4.8 Pflegediagnosen im Bereich „Sich beschäftigen" 147
4.8.1 Selbstversorgungsdefizit bei der Haushaltsführung 147
4.8.2 Machtlosigkeit 150
4.8.3 Eingeschränkte Beschäftigungsfähigkeit 153
4.9 Pflegediagnosen im Bereich „Sich als Frau oder Mann fühlen und verhalten" 156
4.9.1 Vergewaltigungssyndrom 156
4.9.2 Körperbildstörung 159
4.10 Pflegediagnosen im Bereich „Für Sicherheit sorgen" 162
4.10.1 Sturzgefahr 162
4.10.2 Verletzungsgefahr 165
4.10.3 Infektionsgefahr 168
4.10.4 Aspirationsgefahr 171
4.10.5 Suizidgefahr 173
4.10.6 Vergiftungsgefahr 177
4.11 Pflegediagnosen im Bereich „Soziale Bereiche des Lebens sichern" 179
4.11.1 Überlastung der pflegenden Angehörigen 179
4.11.2 Soziale Isolation 182
4.11.3 Eingeschränkte Entscheidungsfähigkeit 185
4.12 Pflegediagnosen im Bereich „Mit existenziellen Erfahrungen des Lebens umgehen" 188
4.12.1 Schmerzen, chronisch 188
4.12.2 Angst 192
4.12.3 Hoffnungslosigkeit 195
4.12.4 Trauer 198
4.12.5 Verwirrtheit, akut 201
4.12.6 Verwirrtheit, chronisch 204

5 Pflegediagnosen in Leistungserfassung und -koordination . . . 209
5.1 Fallmanagement (Casemanagement) durch Pflegebegleiter 209
5.2 Auswirkungen des Pflegeweiterentwicklungsgesetzes auf die Pflegediagnosen . 210

Register 215

KAPITEL 1 Den Pflegeprozess verstehen: Entwicklungsgeschichte der Pflegediagnosen

1.1 Pflegediagnosen international und in der Altenpflege Deutschlands

Der Begriff **„Diagnose“** stammt aus dem Griechischen und bedeutet **„Entscheidung, aufgrund genauer Beobachtung und Untersuchung abgegebene Feststellung, Beurteilung eines Zustandes.“**

Der Begriff „**Pflegediagnose**“ tauchte 1953 erstmalig bei Virginia Frey in der **amerikanischen Literatur** auf. Pflegediagnosen beschreiben die Reaktion eines Menschen auf ein Gesundheitsproblem, dessen Behandlung in den Aufgabenbereich der Pflege fällt. Sie tragen zur einheitlichen Fachsprache der Pflege bei und bilden die Basis für die Dokumentation des Pflegeprozesses. Erst durch das genaue Beschreiben und transparente Darstellen von Pflege können die pflegebedürftigen Menschen und deren Angehörige sowie die Verantwortlichen in Öffentlichkeit und Politik Inhalte und Umfang der Pflege und den damit verbundenen personellen und zeitlichen Aufwand realistisch einschätzen. Das Erkennen und Benennen von Pflegediagnosen ist ein entscheidender Schritt in der professionellen Pflege. „Wenn wir etwas nicht benennen können, können wir es nicht kontrollieren, nicht finanzieren, nicht lehren, nicht erforschen und auch nicht in die Politik einbringen“, schreibt Norma Lang.

Die Pflegepersonen sind in dieser Verantwortung und müssen fähig sein, eigenständige Entscheidungen zu fällen, die detailliert begründet sind.

Die Grundlagen hierzu werden im Rahmen des Lernfeldkonzeptes in der Ausbildung vermittelt. Ausgewählte Pflegediagnosen lassen sich ins Lernfeldkonzept integrieren, Formulierungen für überprüfbare Pflegeziele und konkrete Pflegemaßnahmen anhand von realen oder beschriebenen Pflegesituationen einüben (➢ Kap. 3).

Klassifikation nach NANDA

In den USA wurde 1972 die **Nordamerikanische Pflegediagnosenvereinigung** (NANDA) zum Zweck der Entwicklung von Pflegediagnosen gegründet.

Das **Klassifikationssystem der NANDA** hat weltweit in Bezug auf Entwicklung und Definition die größte Verbreitung. Für dieses System gibt es entsprechende Literatur in deutscher Sprache, weshalb sich das vorliegende Buch an dieses System anlehnt. Trotzdem ist es nicht ohne Weiteres möglich, die nordamerikanischen Verhältnisse auf unseren Kulturraum zu beziehen, z. B.:

- sind Trauerprozesse in verschiedenen Kulturen sehr unterschiedlich,
- basiert die von der NANDA verwendete Pflegedefinition auf der Auffassung, dass sich Pflege nicht nur an Individuen, sondern auch an ganze Familien und ganze Gemeinschaften richten kann,
- gibt es sprachliche Übersetzungsprobleme.

Deshalb wurde in diesem Buch auf bestimmte NANDA-Diagnosen verzichtet und die Merkmale der Pflegediagnosen nach NANDA an die europäische Kultur angepasst.

Zurzeit stehen ca. 200 Pflegediagnosen zur Verfügung, die ständig ergänzt, geändert oder entfernt und alle zwei Jahre auf einer Konferenz der NANDA diskutiert werden. Sofern für individuelle Pflegesituationen noch keine Diagnosen in der NANDA-Liste vorliegen, sind zusätzlich selbstformulierte Entscheidungen erforderlich. Letzteres trifft besonders im Bereich der Orientierungsstörungen und Verwirrtheit in der Altenpflege zu.

Wichtig

II NANDA (North American Nursing Diagnosis Association) definiert Pflegediagnosen folgendermaßen:

„Eine Pflegediagnose ist eine klinische Beurteilung der Reaktion von Einzelpersonen, Familien oder sozialen Gemeinschaften auf aktuelle oder potenzielle Probleme der Gesundheit oder im Lebensprozess. Pflegediagnosen bilden die Basis zur Auswahl pflegerischer Maßnahmen, um Ergebnisse zu erreichen, für die die Pflege verantwortlich ist.“ **II**

Pflegediagnosen sind vor dem Hintergrund der in Amerika schon seit Längerem praktizierten Pflegemodelle und der Akademisierung, wissenschaftlichen Überprüfung und Erforschung von Pflege entstanden. Aufgrund der vielfältigen Modelle (z. B. Dungan, Johnson, King, Roy, Neumann, Orem, Rooper, Rogers) rücken gezielte Kommunikation, Beratung und die Berücksichtigung psychosozialer Probleme in den Vordergrund. Dies spiegelt sich in den Pflegediagnosen wider.

Um die Pflegediagnosen in einem System zu ordnen, entwickelte die NANDA ein Klassifizierungssystem unter der Bezeichnung „menschliche Reaktionsmuster“ für die Zuordnung der einzelnen Pflegediagnosen. Dieses Klassifikationssystem kann unabhängig und modellübergreifend eingesetzt werden.

Zur besseren Überschaubarkeit sind Pflegediagnosen von PflegeexpertInnen bestimmten Lebensbereichen zugeordnet worden (➤ Tab. 1.1). Diese Klassifizierung in unterschiedliche Komplexe erleichtert die Anwendbarkeit von Pflegediagnosen. NANDA-Pflegediagnosen benennen das Problem **(P),** die Einflussfaktoren **(E)** und Symptome **(S)** zu einer Pflegediagnose. Sie sind gegliedert nach der NANDA-Taxonomie 1R (menschliche Reaktionsmuster) und der neueren NANDA-Taxonomie 2, die bei der 13. NANDA-Konferenz 1998 vorgestellt wurde.

In der Taxonomie 1R werden die Pflegediagnosen nach neun menschlichen Reaktionsmustern klassifiziert (➤ Tab. 1.1). In der Taxonomie 2 ist jede Diagnose in einen multiaxialen Bezugsrahmen von 12 gesundheitsbezogenen Verhaltensmustern (health pattern) eingebettet und enthält einen alphanumerischen Kode. Der Kode zeigt an, zu welchem Verhaltensmuster die Diagnose gehört. Die weiteren Nummern geben die Differenzierung in drei verschiedene Achsen und die weiteren Ebenen an, zu denen die Diagnosen zugeordnet werden. Beispiel: „Sprachstörung – Taxonomie 2: 00051 – Perzeption/Kognition (Aufmerksamkeit, Orientierung, Wahrnehmung, Kommunikation)“ (➤ 4.1.1).

Diese multiaxialen numerischen Taxonomien haben vor allem eine Bedeutung für die Erfassung in der EDV (elektronischen Datenverarbeitung). NANDA-Taxonomien und NANDA-Diagnosen werden laufend überarbeitet und ergänzt. Die NANDA arbeitet eng mit dem ICN (International Council of Nurses, Weltbund der Krankenschwestern) zusammen, der mit der Entwicklung der ICNP (Internationale Klassifikation der Pflegepraxis) nach der Anerkennung einer Pflegeklassifikation durch WHO (Weltgesundheitsorganisation) strebt.

Außerhalb der NANDA bemühen sich PflegeforscherInnen um die Formulierung von „wellness nursing diagnosis“. Sie versuchen dabei, negative Begriffe durch positive zu ersetzen.

Klassifikation nach Gordon

Neben der von der NANDA verbreiteten Taxonomie und Klassifikation hat die Einteilung von Majory Gordon eine weite Verbreitung gefunden. Gordon entwickelte ihre Klassifikation eigens, um die Pflegeerhebung systematisch zu erfassen und im Anschluss daran die Pflegediagnosen leichter zuordnen zu können. Sie fasst die Diagnosen nach Verhaltensmustern zusammen. Dabei sieht sie den Menschen physisch, psychisch und sozial als Einzelwesen, als Teil seiner Familie, einer Kleingruppe oder einer kommunalen Beziehung. Ihre

Auffassung basiert auf der Grundlage, dass Pflege sich nicht nur an einzelne Menschen, sondern auch an Familien und ganze Gemeinschaften richten kann.

Klassifikation nach ICNP®

Im Rahmen der weiteren Entwicklung (seit 1989) arbeitet der Weltbund für professionell Pflegende ICN (International Council of Nurses) in enger Zusammenarbeit mit der NANDA an einem Projekt zur „Entwicklung einer internationalen Klassifikation für die Pflege". Der ICN wurde 1899 gegründet. Er vereinigt Pflegende aus 120 Ländern. Als letztes Ergebnis wurde die 1999 in deutscher Sprache veröffentlichte Beta-Version der ICNP® (Internationale Klassifikation der Pflegepraxis) entwickelt. Die ICNP® hat zum Ziel, auf der Basis einer gemeinsamen Sprache Vergleiche von Pflegedaten zwischen Menschengruppen, Umständen, geografischen Gebieten und der Pflegedauer zu ermöglichen. Eine Anwendung setzt den EDV-Einsatz voraus und dient vor allem der Pflegeforschung.

Entwicklungen in Europa

Um im **europäischen Raum** Pflegediagnosen zu entwickeln und einzuführen, wurde 1995 die Europäische Vereinigung zur gemeinsamen Entwicklung von Pflegediagnosen (ACENDIO = Association for Common European Nursing Diagnoses, Interventions und Outcomes) ins Leben gerufen. Ihr Bestreben ist es, einen Qualitätsstandard innerhalb von Europa zu schaffen, so dass die Pflege überall auf gleichem Niveau geleistet werden kann. Übersetzungsprobleme und unterschiedliche Begriffe aufgrund unterschiedlicher Sozialgesetze werden auch hier nationale Anpassungen mit sich bringen.

Des Weiteren gibt es Ansätze, Klassifikationssysteme von Pflegediagnosen zu erstellen, die aus bestimmten Pflegemodellen abgeleitet sind, z. B. Pflegediagnosen in Form verschiedener Selbstpflegedefizite gemäß des Pflegemodells nach Dorothea E. Orem.

ENP® (European Nursing Care Pathways) und andere Pflegedokumentationssysteme auf EDV-Basis schlagen einen pflegerischen Behandlungspfad mit inhaltlich und pflegefachlich begründeten Verbindungen zwischen Pflegediagnosen, Kennzeichen, Ursachen, Pflegezielen und Interventionen vor. Hier besteht jedoch die Gefahr, dass die Pflegenden durch diese Vorschläge individuelle Lösungen vernachlässigen. Für die Lehre steht das Vermitteln einer eigenständigen Problemlösungskompetenz unter Einbeziehung der individuellen Ressourcen im Vordergrund.

Entwicklung in Deutschland

Sowohl in den Definitionen von Pflegebedürftigkeit und Pflege als auch in den Ordnungssystemen werden Unterschiede zwischen internationalen Entwicklungen und Pflege in Deutschland sehr deutlich. Dazu kommen noch die kulturellen Unterschiede, die Besonderheiten durch unterschiedliche gesetzliche Bestimmungen sowie sprachliche Übersetzungsprobleme.

Die Akademisierung der Pflege hat im westlichen Teil Deutschlands erst nach der Wiedervereinigung des Landes begonnen. Pflege im deutschsprachigen Raum ist zurzeit geprägt durch:

- bedürfnisorientierte Modelle von Virginia Henderson (14 Grundbedürfnisse) und Nancy Rooper (12 Lebensaktivitäten – LA) sowie
- das von Liliane Juchli modifizierte Modell der 12 Aktivitäten des täglichen Lebens (ATL), das eine umfassende Verbreitung in Ausbildung und Praxis fand.

In die Krankenpflege halten zunehmend auch andere Pflegemodelle und Klassifizierungen Einzug (z. B. Dorothea Orem, Callista Roy).

In der Altenpflege und zum Teil auch in der Krankenpflege hat sich die Einteilung nach Monika Krohwinkel (13 Aktivitäten und existenzielle Erfahrungen des Lebens – AEDL) etabliert. Monika Krohwinkel erweiterte die AEDL um den Aspekt der Beziehung und benannte ihre neue Strukturierung ABEDL®. Die Struktur der AEDL ist in modifizierter Form in den Richtlinien der Pflegekassen zur Begutachtung von Pflegebedürftigkeit nach dem XI. Sozialgesetzbuch zu erkennen. Im Pflegeversicherungsgesetz (SGB XI) ist der Begriff der Pflegebedürftigkeit folgendermaßen definiert:

Wichtig

Begriff der Pflegebedürftigkeit (SGB XI, §14)

(1) Pflegebedürftig im Sinne dieses Buches sind Personen, die wegen einer körperlichen, geistigen oder seelischen Krankheit oder Behinderung für die gewöhnlichen und regelmäßig wiederkehrenden Verrichtungen im Ablauf des täglichen Lebens auf Dauer, voraussichtlich für mindestens sechs Monate, in erheblichem oder höherem Maße (§15) der Hilfe bedürfen.

(2) Krankheiten oder Behinderungen im Sinne des Absatzes 1 sind:
- 1. Verluste, Lähmungen oder andere Funktionsstörungen am Stütz- und Bewegungsapparat,
- 2. Funktionsstörungen der inneren Organe oder der Sinnesorgane,
- 3. Störungen des Zentralnervensystems wie Antriebs-, Gedächtnis- oder Orientierungsstörungen sowie endogene Psychosen, Neurosen oder geistige Behinderungen.

(3) Die Hilfe im Sinne des Absatzes 1 besteht in der Unterstützung, in der teilweisen oder vollständigen Übernahme der Verrichtungen im Ablauf des täglichen Lebens oder in Beaufsichtigung oder Anleitung mit dem Ziel der eigenständigen Übernahme dieser Verrichtungen.

(4) Gewöhnliche und regelmäßig wiederkehrende Verrichtungen im Sinne des Absatzes 1 sind:
- 1. im Bereich der Körperpflege das Waschen, Duschen, Baden, die Zahnpflege, das Kämmen, Rasieren, die Darm- oder Blasenentleerung,
- 2. im Bereich der Ernährung das mundgerechte Zubereiten oder die Aufnahme der Nahrung,
- 3. im Bereich der Mobilität das selbstständige Aufstehen und Zu-Bett-Gehen, An- und Auskleiden, Gehen, Stehen, Treppensteigen oder das Verlassen und Wiederaufsuchen der Wohnung,
- 4. im Bereich der hauswirtschaftlichen Versorgung das Einkaufen, Kochen, Reinigen der Wohnung, Spülen, Wechseln und Waschen der Wäsche und Kleidung oder das Beheizen.

Anpassung der Pflegediagnosen an die Bedingungen in Deutschland

Obwohl die NANDA-Pflegediagnosen in den USA schon seit den siebziger Jahren Teil der Lehre und Praxis waren, hatten sie für die Ausbildung und die praktische Anwendung in ihrem Original-Kontext in Deutschland bis zur Einführung der Pflegeversicherung so gut wie keine Bedeutung.

Aus den gravierenden Veränderungen, die mit dem Inkrafttreten des SGB XI (gesetzliche Pflegeversicherung) in Deutschland verbunden waren, ergab sich die Notwendigkeit, Pflege einheitlich zu benennen und strukturiert zu erfassen. Es stellte sich bald heraus, dass die NANDA-Diagnosen in der Originalversion und -klassifikation hierzu nur bedingt geeignet sind, da:

- viele NANDA-Pflegediagnosen (noch) nicht ins Berufsfeld der Pflege fallen oder die Diagnosenstellung aufgrund der rechtlichen Rahmenbedingungen in Deutschland nicht erlaubt ist; in den USA hat die Pflege einen anderen Auftrag und eine andere Ausbildung,
- die Klassifikationen/Taxonomien, in die NANDA-Pflegediagnosen eingebunden sind, in der deutschen Praxis keine Anwendung finden (➢ Tab. 1.1),
- die umfangreiche Übersetzungsliteratur für Pflegende in der Praxis nicht praktikabel ist, da sie teilweise nicht deutschen Bedingungen entspricht und

Tab. 1.1 Klassifikationssysteme als Basis für Pflegediagnosen.

Modifizierte AEDL zur Strukturierung der Pflegediagnosen in der Altenpflege	8 Module des neuen MDK Begutachtungs-assessments	Krohwinkel ABEDL© Lebensaktivitäten realisieren können	NANDA Taxonomie 1 R Menschliche Reaktionsmuster	NANDA Taxonomie 2 „Health Pattern"
Kommunizieren	1. Mobilität	Kommunizieren	Austauschen (gegenseitiges Geben und Nehmen)	Gesundheitsförderung
Sich bewegen	2. Kognitive und kommunikative Fähigkeiten	Sich bewegen	Kommunizieren	Ernährung
Vitale Funktionen des Lebens aufrechterhalten	3. Verhaltensweisen und psychische Problemlagen	Vitale Funktionen aufrechterhalten	In Beziehung treten	Ausscheidung
Essen und trinken	4. Selbstversorgung	Sich pflegen	Wertschätzen	Aktivität/Ruhe
Ausscheiden	5. Umgang mit Krankheits- und therapiebedingten Anforderungen	Sich kleiden	Wählen	Perzeption/Kognition
Sich pflegen und kleiden	6. Gestaltung des Alltagslebens	Ausscheiden	Sich bewegen	Selbstwahrnehmung
Ruhen und schlafen	7. Außerhäusliche Aktivitäten	Essen und trinken	Wahrnehmen	Rollen/Beziehungen
Sich beschäftigen	8. Haushaltsführung	Ruhen, schlafen, sich entspannen	Wissen	Sexualität
Sich als Mann oder Frau fühlen und verwirklichen		Sich beschäftigen, lernen, sich entwickeln	Fühlen	Coping/Stresstoleranz
Für Sicherheit sorgen und die eigene Gesundheit fördern		Die eigene Sexualität leben		Lebensprinzipien
Soziale Beziehungen herstellen und aufrecht erhalten		Für sichere und fördernde Umgebung sorgen		Sicherheit/Schutz
Existenzielle Erfahrungen des Lebens annehmen und verarbeiten		Soziale Kontakte und Beziehungen aufrecht erhalten können		Wohlbehagen
		Mit existenziellen Erfahrungen des Lebens umgehen und sich dabei entwickeln können		Wachstum/Entwicklung

- NIC und NOC separate Klassifikationen zu den NANDA-Pflegediagnosen bilden und in der deutschen Pflege bisher keine praktische Bedeutung haben.

In diesem Buch wurden folgende **Anpassungen** umgesetzt:

- Die Anzahl der Pflegediagnosen wurde auf in der Altenpflege häufig verwendete Titel reduziert.
- Um im Pflegealltag Anwendung zu ermöglichen, wurden die Titel bzw. die Definitionen in Anlehnung an die NANDA-Diagnosen unter Berücksichtigung des SGB XI sprachlich und inhaltlich so modifiziert, dass

sie in der Praxis der Altenpflege im deutschsprachigen Raum angewendet werden können. Die ursprüngliche NANDA-Bezeichnung und die Gliederung in den NANDA-Taxonomien sind zum Vergleich und zur Dokumentation des Ursprungs angegeben.
- Pflegediagnosen müssen nicht zwingend in ein Pflegemodell eingebettet sein. Eine geläufige und in breiten Fachkreisen akzeptierte Strukturierung ist jedoch von großem praktischem Nutzen. Zur Strukturierung der „Pflegediagnosen in der Altenpflege" wurde die in der Altenpflege Deutschlands meistverbreitete **AEDL-Struktur** modifiziert und im Hinblick auf die geplante Neufassung des Pflegebedürftigkeitsbegriffes von Ehmann und Völkel **„Alltagskompetenzen und Existenzielle Erfahrungen des Lebens"** genannt.
- Zur Erleichterung für die Praxis wurden die im Buch vorgestellten Pflegediagnosen ergänzt mit der **„Pflegetherapie im Rahmen der Leistungen nach SGB XI"** und wo erforderlich mit **„Mitarbeit bei ärztlicher Diagnostik und Therapie".** Hinweise zur Durchführung und zum Verhalten sind in den „Voraussetzungen" enthalten. Die **Pflegeziele** entsprechen häufig in der Pflegepraxis vorkommenden Formulierungen, angelehnt an das Grundmuster von NOC. Anhand der Ziele kann die **Evaluation** durchgeführt werden. Die Evaluation kann durch Skalen ergänzt werden.
- Zur Veranschaulichung der Pflegedokumentation mit Pflegediagnosen wurde zu jeder Pflegediagnose eine Musterformulierung hinsichtlich eines zentralen Problems und einer gezielten Lösungsmöglichkeit (aus der im Buch dargestellten Auswahl) dargestellt. Dieser Lösungsweg könnte auch als „Pflegepfad" bezeichnet werden. Die Pflegefachkraft bildet je nach Pflegesituation eigene Pflegepfade und nützt die vorgeschlagenen Formulierungen oder verwendet wo erforderlich eigene Formulierungen. In der **Ausbildung zur Altenpflege** muss die **individuelle Problemslösung** und ihre **fachgerechte Dokumentation** eingeübt werden.
- In ➢ Kapitel 3 (Arbeiten mit Pflegediagnosen in Ausbildung und Praxis) werden mögliche **Verknüpfungen der angepassten Pflegediagnosen** an die **„Lernfelder in der Altenpflege"** gemäß der Altenpflegeausbildungs- und Prüfungsverordnung dargestellt.
- Eine Anpassung von Pflegediagnosen, Zielen und Maßnahmen an die Entwicklungen in Deutschland wurde auch im Hinblick auf die **„Nationalen Expertenstandards"** vorgenommen. Der Hinweis mit dem 🕮 weist darauf hin, dass in Verbindung mit dieser Pflegediagnose ein „Nationaler Expertenstandard" zu berücksichtigen ist. Der zu berücksichtigende Expertenstandard wird hier benannt.
- Der Pflegezeitaufwand aufgrund einer Pflegediagnose ist abhängig von den individuellen Pflegebedürfnissen des pflegebedürftigen Menschen. Ähnliche **Erschwernisfaktoren** erfordern jedoch immer einen ähnlichen zeitlichen Mehraufwand und verursachen Mehrkosten. Die Hinweise mit dem **Eurozeichen** („€") weisen darauf hin.

1.2 Pflegediagnosen ermöglichen professionelle Pflege

Der Begriff „professionelle Pflege" wird oft im Zusammenhang mit der Akademisierung von Pflege gebraucht. In der Praxis geht es sicher darum, dass überprüfte, anerkannte wissenschaftliche Erkenntnisse Anwendung und weitere Überprüfung in der Praxis finden.

Das **Pflegeversicherungsgesetz** § 11 (1) fordert folgende Rechte und Pflichten der Pflegeeinrichtungen: die Pflegeeinrichtungen pflegen, versorgen und betreuen die Pflegebedürftigen, die ihre Leistungen in Anspruch nehmen, entsprechend **„dem allgemein anerkannten Stand medizinisch-pflegerischer Erkenntnisse".** Inhalt und Organisation der Leistungen haben eine „humane und aktivierende Pflege unter Achtung der Menschenwürde" zu gewährleisten. Damit wird auch der Inhalt professioneller Pflege definiert.

Die Verwendung von Pflegediagnosen gehört mittlerweile zum anerkannten internationalen Standard in der Pflege, da sie von Expertengruppen entwickelt und überprüft wurden. Bei den international unterschiedlichen Gesundheitssystemen und -ausbildungen werden dabei jedoch Anpassungen an nationale Gegebenheiten und gesetzliche Bestimmungen erforderlich. Diese Anpassung wurde mit den hier vorliegenden Pflegediagnosen durch Auswahl, inhaltliche Anpassung und Klassifikation vorgenommen.

Pflegediagnosen beschreiben Einschränkungen von Fähigkeiten, des Gesundheitszustandes, der Selbstständigkeit und der Selbstversorgung.

Durch das anschließende **Differenzieren und Abstufen** bei der Beschreibung individueller

a) Probleme (z. B.: „Der alte Mensch ist bei der Körperpflege teilweise unselbstständig und kann die rechte Seite nicht bewegen") und

b) Ressourcen (z. B.: „Der alte Mensch kann sich mit der linken Hand Gesicht, Oberkörper und Intimbereich waschen")

werden auch die Ressourcen genau erfasst und in die Zielsetzung und Maßnahmenplanung einbezogen.

Wichtig

‖ Pflegediagnosen fördern eine **ressourcenorientierte** Pflege. ‖

Die in diesem Buch getroffene Auswahl an Zeichen, Ursachen, Beurteilungskriterien, Zielen und Pflegetherapie soll in der Praxis im Sinne einer **individuellen Pflegeplanung** differenziert, abgestuft und ggf. ergänzt werden.

Vorteile der Anwendung und Dokumentation von Pflegediagnosen, Zielen und Maßnahmen im Pflegeprozess:

- **Einheitliche Sprache** in der Pflege. Jeder versteht unter einem gleichen oder ähnlichen Begriff dasselbe.
- Möglichkeit des pflegemodell- und klassifikationsübergreifenden Einsatzes.
- Erlernbares, **einheitlich strukturiertes Fachwissen,** genauso wie medizinische Diagnosen.
- **Transparenz** des erforderlichen Hilfebedarfs bei verschiedenen körperlichen, geistigen oder seelischen Krankheiten oder Behinderungen und Einschränkungen bei regelmäßig wiederkehrenden Verrichtungen im Ablauf des täglichen Lebens.
- **Die Schritte des Pflegeprozesses** sind auf der Basis von Pflegediagnosen **strukturiert** in:
  - Informationssammlung, Assessment
  - Pflegediagnose auf der Basis individueller Zeichen und Ursachen (Auswahl ist vorgegeben)
  - Ziele (Auswahl ist vorgegeben)
  - Pflegetherapie (Auswahl der Maßnahmen ist vorgegeben)
  - Durchführung der Pflegetherapie (kann durch Standards ergänzt werden)
  - Beurteilungskriterien (Auswahl ist vorgegeben).
- **Transparenz** von Pflege; es kann problemlos nachvollzogen werden, welche Leistungen erforderlich sind.
- Die Leistungsempfänger der professionellen Dienstleistung „Pflege" können den erforderlichen Umfang der Dienstleistung deutlich machen.

Aus diesen Vorteilen wird ersichtlich, dass die Anwendung von Pflegediagnosen im Pflegeprozess einen unverzichtbaren Beitrag zur Professionalisierung der Pflege leistet.

1.3 Pflegediagnosen und Qualitätssicherung

In den Maßstäben und Grundsätzen zur Sicherung und Weiterentwicklung der Qualität (§ 113 SGB XI) ist die Dokumentation des Pflegeprozesses und des Leistungsgeschehens für alle zugelassenen Pflegeeinrichtungen vorgeschrieben.

Qualitätssicherung bedeutet Evaluation, das heißt Überprüfung der Wirksamkeit der Pflege anhand der gesetzten Ziele.

Um überprüfbar zu machen, ob bei einem Pflegeproblem auch alle realisierbaren Ziele formuliert werden und alle erforderlichen Maßnahmen zum Erreichen der Ziele eingesetzt wurden, bedarf es festgelegter Pflegediagnosen mit Zielen und Maßnahmen. In vorher festgelegten Zeiträumen muss überprüft werden, ob die gesetzten Ziele erreicht wurden, und woran es lag, falls sie nicht erreicht wurden. Es muss überprüft werden, welche Pflegediagnosen, Probleme oder Risiken hinzugekommen oder weggefallen sind und ob die geplanten Maßnahmen geeignet waren, das Ziel zu erreichen.

Interne Qualitätssicherung

Die Überprüfung kann **intern** durch die verantwortliche Pflegekraft, das Pflegeteam und/oder durch die Pflegedienstleitung erfolgen. Ein Instrument zur Sicherung der Pflegequalität ist die **Pflegevisite.** Im Rahmen der Gesamtverantwortung muss die Pflegedienstleitung regelmäßige Pflegevisiten durchführen und deren Ergebnisse dokumentieren.

> Die klare Strukturierung der Pflegediagnosen erleichtert die Übersicht über die grundlegenden Probleme (P), Einflussfaktoren/Ursachen (E) und Symptome (S) des pflegebedürftigen Menschen.

Voraussetzung ist jedoch, dass die Pflegeplanung entsprechend den Vorgaben des Gesetzgebers aufgebaut und formuliert ist. Aufbau und Formulierungen in diesem Buch orientieren sich an diesen Vorgaben.

Die **Pflegevisite** kann in verschiedene Schwerpunkte unterteilt werden. Einen dieser Schwerpunkte bildet neben der Visite (Besuch) beim pflegebedürftigen Menschen selbst die so genannte **„Dokumenten- oder Kurvenvisite“**, also die Einsichtnahme in die Pflegedokumentation. Hier findet kein Besuch bei dem Klienten statt. Dazu muss in der Einrichtung ein gültiger und von allen Mitarbeitern bekannter Standard zum Umgang mit der Pflegedokumentation vorhanden sein. Darin enthalten ist die Aufgabenteilung aller an der Pflege Beteiligten. Darüber hinaus werden Angaben zur Führung der Dokumentation gemacht. Diese könnten folgendermaßen lauten:

- Die für den Pflegebereich zuständige Pflegefachkraft erstellt nach zwei bis sechs Wochen den endgültigen Pflegeplan. Die Zeitspanne richtet sich danach, ob es sich um ambulante oder stationäre Pflege handelt.
- Grundlage dafür ist die Informationssammlung (Pflegeanamnese/Pflegediagnostik). Des Weiteren dient ihr als Grundlage der mit dem Kunden/Klienten abgesprochene Vertrag.
- Anhand der Informationssammlung (Anamnese) werden die Ressourcen und Pflegediagnosen formuliert (Prioritäten setzen). Diese sind Grundlage für die Festlegung von Zielen und Leistungen mit Durchführungsgrundsätzen und -hinweisen.
- Aus der Pflegeplanung muss ersichtlich sein, was der Pflegebedürftige selbst oder seine Angehörigen im Rahmen der Mitarbeit im Pflegeprozess (als Ressource) beitragen können oder welche Leistungen die Pflegefachkraft erbringen muss. Der Pflegeplan oder einzelne Pflegeziele und Pflegemaßnahmen sind mit Datum und Namen/Handzeichen der Pflegekraft versehen.
- Anhand der Ziele wird in einer (regelmäßigen, z. B. vierteljährlichen) Evaluation am pflegebedürftigen Menschen selbst kontrolliert, ob die Pflege wirksam ist.

Bei der internen Qualitätssicherung werden die Überprüfungskriterien durch die Verantwortlichen in der Einrichtung festgelegt.

Für die oben in der Pflegeplanung genannten Punkte könnte das Visitenprotokoll mit Pflegeanamnese (➢ Tab. 1.2) und Pflegeplanung (➢ Tab. 1.3) folgendermaßen aussehen:

Tab. 1.2 Pflegeanamnese (Informationssammlung).

Visitenprotokoll zur Pflegeanamnese			
	Ja	Nein	Bemerkungen
Wurde die Erstanamnese innerhalb des vorgegebenen Zeitrahmens erstellt?			
Weist sie Lücken auf?			
Werden aus ihr alle an der Pflege beteiligten Personen ersichtlich? (Wichtig für ambulante Pflege)			
Wurde sie entsprechend aktualisiert?			
Wurde der Biografiebogen ausgefüllt? Von wem?			

Tab. 1.3 Pflegeplanung.

Visitenprotokoll zur Pflegeplanung			
	Ja	Nein	Bemerkungen
Wurde die Pflegeplanung innerhalb des vorgegebenen Zeitrahmens erstellt?			
Sind Pflegediagnosen ausgewiesen?			
Sind die Pflegediagnosen detailliert mit Titel, Symptomen und Ursachen dargestellt? Bsp.: (P) Selbstversorgungsdefizit bei der Körperpflege (E) aufgrund Hemiparese links (S) unselbstständig bei Rücken, Beinen und Intimbereich			
Berücksichtigt die Planung die Ressourcen des pflegebedürftigen Menschen?			
Wurden realistische, evaluierbare Ziele gewählt?			
Sind die Maßnahmen handlungsorientiert aufgeführt?			
Sind die Pflegestandards in die Maßnahmen integriert?			
Werden Leistungen, die durch pflegende Angehörige erbracht werden, in den Maßnahmen aufgeführt?			
Wurde die Planung entsprechend im vorgegebenen Rhythmus evaluiert?			
Entsprechen Zustand und Pflege des pflegebedürftigen Menschen der Beschreibung in der Dokumentation?			
Welche weiteren Formblätter, z. B. Bewegungsplan, Einfuhrplan, ergeben sich aus der Planung?			
Sind die Formblätter aktuell?			
Wenn eine Reihenfolge der Formblätter eingehalten werden muss, wurden die Formblätter entsprechend der Reihenfolge aufgeführt?			

Externe Qualitätssicherung

Ebenfalls anhand von vorher formulierten Überprüfungskriterien kann auch eine externe Überprüfung stattfinden. Dies kann durch den MDK (Medizinischer Dienst der Krankenversicherung) oder im Rahmen einer Zertifizierung (Qualitätssiegel) geschehen. Auch hier ermöglichen die klaren Strukturen der Pflegediagnosen eine schnelle Übersicht und eine hohe Transparenz.

KAPITEL

2 Pflegediagnostik als Bestandteil des Pflegeprozesses

2.1 Der Pflegeprozess

Die Weltgesundheitsorganisation (WHO) hat den Pflegeprozess als „strukturierten Stufenplan" beschrieben. Daraus wurde ein differenzierter Regelkreis mit sechs Stufen entwickelt. In diesem Regelkreis werden die einzelnen Schritte dargestellt, die aus einer spontanen, ungeplanten Pflege einen geplanten Prozess werden lassen (Pflege-Prozess). Die Schritte des Assessments und Pflegediagnosen sind in diesen Regelkreis integriert.

- Der Pflegeprozess beginnt mit der **Pflegediagnostik.** Hier werden Informationen zu den allgemeinen, persönlichen Angaben und der Biografie des alten Menschen gesammelt. Im anschließenden Assessment werden die Informationen zur individuellen Beurteilung gesammelt. Das Ergebnis dieses ersten Schrittes macht die Probleme und Ressourcen des alten Menschen deutlich (➤ Abb. 2.1, Schritt 1).
- Diese Probleme (Zeichen, Symptome) ergeben als zusammenfassende Problembeschreibung die **Pflegediagnose** (➤ Abb. 2.1, Schritt 2).
- Auf dieser Grundlage werden **Pflegeziele** festgelegt und im Pflegeplan schriftlich festgehalten (➤ Abb. 2.1, Schritt 3).

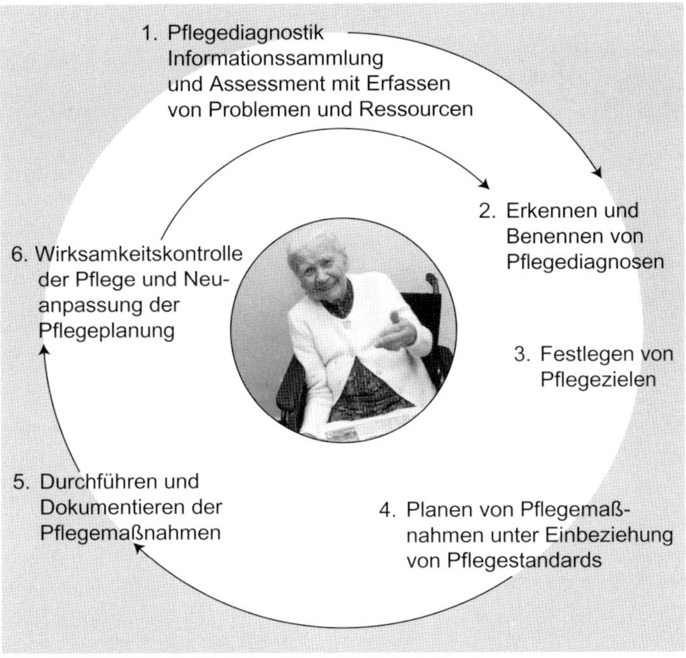

Abb. 2.1 Das Erstellen von Pflegediagnosen ist ein entscheidender Schritt im Rahmen des Problemlösungsprozesses Pflege. [K157]

- Im Pflegeplan werden danach alle pflegerelevanten **Maßnahmen** aufgeschrieben, die zur Erreichung der Pflegeziele angewendet werden sollen. In den Pflegeplan können **handlungsorientierte Pflegestandards** einbezogen werden (➢ Abb. 2.1, Schritt 4).
- Die Maßnahmen werden durchgeführt und die zeit- und fachgerechte **Durchführung** wird dokumentiert, um die tatsächlich erbrachte Pflegeleistung zu belegen (➢ Abb. 2.1, Schritt 5).
- Regelmäßige **Überprüfung** des Pflegeplans ist notwendig, um Wirksamkeit, Leistungsfähigkeit und Wirtschaftlichkeit der Pflegemaßnahmen zu beurteilen. Haben sich neue Informationen ergeben, wird der Pflegeplan überarbeitet und der neuen Situation angepasst. In einem Jahresentwicklungsblatt können Erfolge langfristig grafisch sichtbar gemacht werden (➢ Abb. 2.1, Schritt 6).

2.2 Pflegediagnostik

2.2.1 Schritte der Diagnostik

Unter Pflegediagnostik wird der gesamte Prozess zur Beurteilung der Pflegesituation des alten Menschen verstanden. Er umfasst die ersten beiden Schritte des Pflegeprozesses.

Dies macht schon deutlich, dass es sich nicht um eine zusätzliche, zeitaufwändige Maßnahme handelt, sondern dieser Schritt immer Bestandteil des Pflegeprozesses ist.

Die Pflegediagnostik wird in folgende Einzelschritte untergliedert:

- Assessment, d. h. die körperliche, psychische und soziale Situation des alten Menschen wird ermittelt
- Analyse der gesammelten Informationen
- Beurteilen der Informationen, Diagnosen werden gestellt
- Pflegediagnosen werden auf ihre Richtigkeit überprüft, d. h. mit dem alten Menschen wird gemeinsam entschieden, welche Pflegediagnosen für ihn von Bedeutung sind.

Der diagnostische Prozess ist abhängig von

- der fachlichen Qualifikation, Kommunikations-, Wahrnehmungs- und Beziehungsfähigkeit der Pflegenden und von
- institutionellen und teamspezifischen Faktoren, z. B. dem sozialen Klima einer Gruppe und der Pflegekonzeption.

2.2.2 Hinweise zum Erstgespräch

Das Erstgespräch mit den betroffenen alten Menschen und evtl. mit den Angehörigen oder Betreuern sollte in einem ruhigen Raum durch eine Pflegeperson mit professionellen Kenntnissen der Gesprächsführung durchgeführt werden. Die Anwesenheit Unbeteiligter ist immer störend und deshalb zu vermeiden.

Es geht im Gespräch um das Erfassen von Lebensgewohnheiten und der Biografie, um Wünsche sowie Einschränkungen, die eine Hilfestellung unumgänglich machen, aber auch um Kraftquellen (Ressourcen) und Bewältigungsstrategien.

Die Fragen decken alle Bereiche ab und sollten als „offene Fragen" gestellt werden (z. B. nicht: Essen Sie gerne Fleisch? Sondern: Was essen Sie gerne?).

Dabei handelt es sich um keine einmalige Erhebung, sondern um einen fortlaufenden Prozess, zu dem unbedingt auch die Beobachtungen und Wahrnehmungen durch die AltenpflegerInnen gehören.

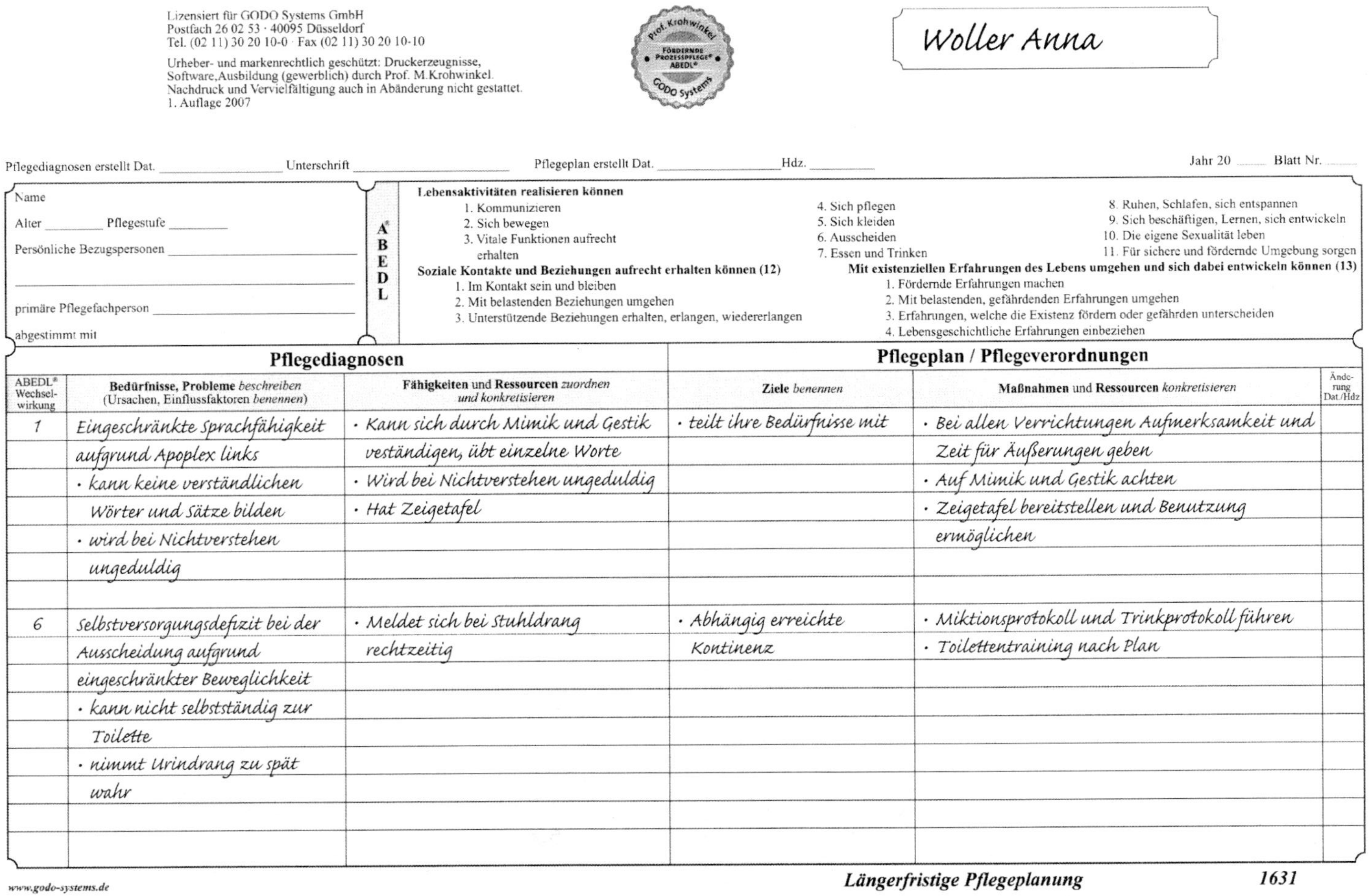
Lizensiert für GODO Systems GmbH
Postfach 26 02 53 · 40095 Düsseldorf
Tel. (02 11) 30 20 10-0 · Fax (02 11) 30 20 10-10

Urheber- und markenrechtlich geschützt: Druckerzeugnisse, Software, Ausbildung (gewerblich) durch Prof. M. Krohwinkel.
Nachdruck und Vervielfältigung auch in Abänderung nicht gestattet.
1. Auflage 2007

Woller Anna

Pflegediagnosen erstellt Dat. ________ Unterschrift ________ Pflegeplan erstellt Dat. ________ Hdz. ________ Jahr 20 ____ Blatt Nr. ____

Name
Alter ________ Pflegestufe ________
Persönliche Bezugspersonen ________
primäre Pflegefachperson ________
abgestimmt mit

A B E D L®

Lebensaktivitäten realisieren können
1. Kommunizieren
2. Sich bewegen
3. Vitale Funktionen aufrecht erhalten
4. Sich pflegen
5. Sich kleiden
6. Ausscheiden
7. Essen und Trinken
8. Ruhen, Schlafen, sich entspannen
9. Sich beschäftigen, Lernen, sich entwickeln
10. Die eigene Sexualität leben
11. Für sichere und fördernde Umgebung sorgen

Soziale Kontakte und Beziehungen aufrecht erhalten können (12)
1. Im Kontakt sein und bleiben
2. Mit belastenden Beziehungen umgehen
3. Unterstützende Beziehungen erhalten, erlangen, wiedererlangen

Mit existenziellen Erfahrungen des Lebens umgehen und sich dabei entwickeln können (13)
1. Fördernde Erfahrungen machen
2. Mit belastenden, gefährdenden Erfahrungen umgehen
3. Erfahrungen, welche die Existenz fördern oder gefährden unterscheiden
4. Lebensgeschichtliche Erfahrungen einbeziehen

Pflegediagnosen			Pflegeplan / Pflegeverordnungen		
ABEDL® Wechselwirkung	**Bedürfnisse, Probleme** *beschreiben* (Ursachen, Einflussfaktoren *benennen*)	**Fähigkeiten** und **Ressourcen** *zuordnen und konkretisieren*	**Ziele** *benennen*	**Maßnahmen** und **Ressourcen** *konkretisieren*	Änderung Dat./Hdz
1	Eingeschränkte Sprachfähigkeit aufgrund Apoplex links	• Kann sich durch Mimik und Gestik veständigen, übt einzelne Worte	• teilt ihre Bedürfnisse mit	• Bei allen Verrichtungen Aufmerksamkeit und Zeit für Äußerungen geben	
	• kann keine verständlichen Wörter und Sätze bilden	• Wird bei Nichtverstehen ungeduldig		• Auf Mimik und Gestik achten	
	• wird bei Nichtverstehen ungeduldig	• Hat Zeigetafel		• Zeigetafel bereitstellen und Benutzung ermöglichen	
6	Selbstversorgungsdefizit bei der Ausscheidung aufgrund eingeschränkter Beweglichkeit	• Meldet sich bei Stuhldrang rechtzeitig	• Abhängig erreichte Kontinenz	• Miktionsprotokoll und Trinkprotokoll führen	
	• kann nicht selbstständig zur Toilette			• Toilettentraining nach Plan	
	• nimmt Urindrang zu spät wahr				

www.godo-systems.de

Längerfristige Pflegeplanung 1631

Abb. 2.2 Dokumentation von Problemen und Ressourcen und Festlegung konkreter Pflegeziele. Mit freundlicher Genehmigung der Firma GODO.

GODO Systems GmbH
Postfach 26 02 53 · 40095 Düsseldorf
Tel. (02 11) 30 20 10-0 · Fax (02 11) 30 20 10-10

Urheberrechtlich geschützt · 4. Auflage 2007
Nachdruck und Vervielfältigung nicht gestattet
In Zusammenarbeit mit dem Bayerischen Staatsministerium für Arbeit und Sozialordnung, Familie und Frauen

SYSTEMS GmbH

Name Woller Anna

Einträge beziehen sich auf ☒ ABEDL ○ ATL ○ Pflegestandard ○ (bitte die Nr. in der Spalte eintragen) Monat 1 2 3 4 5 6 7 8 9 10 11 12 Jahr 20 ___ Nr. ___

Planungs-datum	Uhrzeit		tagesstrukturierende Maßnahmen im **Frühdienst**	Qualifi./LK	Absetz-Dat./Hdz.	veränderte Maßnahmen	Änderungs-datum	Hdz.
01.07.	7.30	1	Kommunizieren mit Zeigetafel; Mimik und Gestik beobachten	Pf3				
		2	Aufsetzen und Transfer zum Toilettenstuhl → Standard					
			„Tr Hemi 3" → zur Toilette fahren					
		6	Toilettentraining nach Miktionsplan,					
			Miktionsprotokoll führen					
		4	Mundpflege, Körperpflege nach Standard „Kp-Hemi", Brille reinigen					
		5	Ankleiden nach Standard „Ankl.-Hemi", Kämmen					
		2	Zum Speiseraum fahren					
	8.15	7	Essen und Trinken bereitstellen, mundgerecht passiert:	Ern./				
			→ Orangencreme, gedrückte Banane mit Quark, angedickten Früchtetee etc.	Hemi				
			→ Beim Essen/Trinken unterstützen (TÜ, A)					
	9.00	6	Toilettentraining nach Plan	TT				
	10.00	9	Beschäftigung: Gruppe oder Einzel	Be				
	11.00	6	Toilettentraining	TT				
	12.00	7	Essen und Trinken bereitstellen, teilweise eingeben	Ern.				

die Tagesstruktur ergänzende/abweichende Maßnahmen		
Di. und Fr. nach Wunsch baden mit Badelifter zwischen 9.30–11.30 Uhr		

www.godo-systems.de **Tagesstruktur 1** **1054**

Abb. 2.3 Dokumentation der fachgerechten Durchführung der Pflegemaßnahmen. Mit freundlicher Genehmigung der Firma GODO.

GODO Systems GmbH
Postfach 26 02 53 · 40095 Düsseldorf
Tel. (02 11) 30 20 10-0 · Fax (02 11) 30 20 10-10

Urheberrechtlich geschützt · 3. Auflage 2006
Nachdruck und Vervielfältigung nicht gestattet
In Zusammenarbeit mit dem Bayerischen Staatsministerium
für Arbeit und Sozialordnung, Familie und Frauen

GODO SYSTEMS GmbH + management care GmbH

Name

Einträge beziehen sich auf ○ AEDL ○ ATL ○ Pflegestandard ○ (bitte die Nr. in der Spalte eintragen)

Monat 1 | 2 | 3 | 4 | 5 | 6 | 7 | 8 | 9 | 10 | 11 | 12 Jahr 20 ___ Nr. ___

Planungs-datum	Uhrzeit		tagesstrukturierende Maßnahmen im **Spätdienst**	Qualifi-kation	Absetz-Dat./Hdz.	veränderte Maßnahmen	Änderungs-datum	Hdz.

die Tagesstruktur ergänzende/abweichende Maßnahmen		

www.godo-systems.de

Tagesstruktur 2 *1055*

Abb. 2.4 Tagesstruktur 2. Mit freundlicher Genehmigung der Firma GODO.

Fragen zur Biografie (lebensgeschichtliche Ereignisse, Beziehungen, Krisen):
- Welche Beziehungen und welches soziale Umfeld hat der alte Mensch?
- Welche Hobbys, welche besonderen Kenntnisse, Fähigkeiten hat er?
- Welche einschneidenden Ereignisse, sowohl erfreuliche und bereichernde als auch belastende Situationen im Leben (z. B. Krieg, Nachkriegszeit, Scheidung), hat er erlebt?
- Welche bewältigten und unbewältigten Erkrankungen hat der alte Mensch?
- Leidet der alte Menschen unter bestimmten Lebenskrisen oder Trauererlebnissen?
- Was konnte im Leben verwirklicht werden?
- Welche Bedeutung hat die Pflegebedürftigkeit?
- Wie wird die Heimsituation, das jetzige Befinden erlebt?
- Was beeinflusst das Befinden positiv bzw. negativ?
- Welche Möglichkeiten zur Selbstbestimmung der eigenen Lebenssituation hat der alte Mensch?
- Welche Wünsche haben der alte Mensch und die Bezugspersonen an die Pflegeeinrichtung?

In den Vorschlägen zu Pflegediagnostik und Assessment zu den einzelnen Pflegediagnosen werden noch weitere Fragen formuliert (➢ Kap. 4).

2.2.3 Ermittlung des Hilfebedarfs (Assessment)

Beurteilungskriterien für den Hilfebedarf sind aus Gründen der Übersichtlichkeit im Dokumentationssystem oder in der EDV nach einer Klassifikation, z. B. nach Aktivitäten und existenziellen Erfahrungen des Lebens (AEDL), Lebensaktivitäten (LA) oder Aktivitäten des täglichen Lebens (ATL), systematisch geordnet (➢ Tab. 1.1, Klassifikationssysteme).

Aus den im Erstgespräch und im weiteren Verlauf des Pflegeprozesses gewonnenen Informationen stellt die Pflegefachkraft Pflegediagnosen, die laufend gemeinsam mit dem alten Menschen auf ihre Aktualität hin überprüft werden.

Um den Hilfebedarf des alten Menschen zu ermitteln, werden auch die gesetzlichen Formulierungen nach SGB XI verwendet. Die Ermittlung des Rehabilitations- und Pflegebedarfs durch den MDK (Medizinischer Dienst der Krankenversicherung) wird auf der Grundlage der 8 Module des neuen Begutachtungsassessments (➢ Tab. 1.1) vorgenommen. Sie orientiert sich im jeweiligen Einzelfall an den Fähigkeiten und deren Einschränkungen. Der Grad der Selbstständigkeit ist nicht nur entscheidend für den individuellen Pflegeplan, sondern auch für rehabilitative und pflegerische Interventionen, um die Fähigkeiten zu erhalten, zu reaktivieren bzw. wiederzuerlangen. In den Richtlinien der Spitzenverbände der Pflegekassen zur Begutachtung von Pflegebedürftigkeit nach dem SGB XI werden folgende Grade (➢ Tab. 5.2) der Selbstständigkeit eingeteilt:
- selbstständig
- geringe Beeinträchtigung
- erhebliche Beeinträchtigung
- schwere Beeinträchtigung
- völliger/weitgehender Verlust (von Selbstständigkeit etc.).

Der erforderliche Hilfebedarf kann bestehen aus
- Anleitung
- Beaufsichtigung
- Unterstützung
- teilweiser Übernahme und
- vollständiger Übernahme.

2.2.4 Beurteilungskriterien für Pflegediagnosen

Die hier vorgestellten Beurteilungskriterien, die zur Erstellung von Pflegediagnosen herangezogen werden, sind nach Aktivitäten und existenziellen Erfahrungen des Lebens (Krohwinkel, AEDL) geordnet. Zu jeder dieser Beurteilungskriterien sind Fragen aufgelistet, die das Ermitteln einer Pflegediagnose erleichtern können.

Kommunizieren

Fragen klären:

- Eigene Einschätzung der Hör- und Sehfähigkeit, der Wahrnehmungsfähigkeit und der Möglichkeit, durch Kenntnis der eigenen gesundheitlichen Situation den Pflegeprozess aktiv mitzugestalten
- Benutzung von Hilfsmitteln, Sicherheit und Selbstständigkeit im Umgang mit diesen Hilfsmitteln, z. B. Hörgerät
- Informationsstand über die eigene gesundheitliche Situation, z. B. ob Selbsthilfegruppen bekannt sind
- Informationsmöglichkeiten über die eigene gesundheitliche Situation
- Zufriedenheit mit der derzeitigen Lebenssituation.

Beobachten und beurteilen von:

- Wort- und Satzbildung
- Sprachverständlichkeit
- Stimme
- Veränderungen an den lautbildenden Organen
- Sprachfluss, Sprachrhythmus, Sprachklang
- Reaktion auf Ansprache, Musik und sonstige Geräusche
- Reaktion auf Bilder bzw. Symbole
- Reaktionen auf visuelle Reize (Licht, Bewegungen, Bilder, Schrift, Farben)
- Mimik, Gestik, Körperhaltung in Verbindung mit Sprache bzw. Ansprache
- Orientierung in der Umgebung
- Sozialkontakte, Teilnahme am sozialen Leben, Verhalten
- Wahrnehmen von Beschäftigungen
- Nonverbalen Reaktionen
- Reaktionen auf Druck, Berührung, Wärme, Kälte
- Kenntnissen über die eigene gesundheitliche Situation
- Informationsmöglichkeiten über die eigene gesundheitliche Situation und Fähigkeiten zur Informationsverarbeitung.

→ Erfassen des Grades der Selbstständigkeit, Ermitteln des Hilfebedarfs.

Sich bewegen

Beobachten und beurteilen von:

- Fähigkeit zur Eigenbewegung beim Liegen und Sitzen, bei Einschränkungen Dekubitusrisikoerfassung mittels Skala, z. B. Braden-Skala
- Beweglichkeit der Gelenke
- Haltung, Gang, Gestik

- Muskelspannung
- Bereitschaft zur aktiven Mitarbeit (Motivation)
- Einnahme von Medikamenten, die auf die Beweglichkeit Einfluss haben
- Schmerzen beim Bewegen.

Beobachtung und Einschätzung von Aktivitäten wie:
- Aufstehen und zu Bett gehen
- Aufstehen von Stuhl bzw. Sessel, Hinsetzen
- An- und Auskleiden
- Stehen, Gehen, Treppen steigen, Gang zur Toilette.

Fragen klären:
- Sind Gehhilfen oder ein Rollstuhl vorhanden bzw. erwünscht?
- Sind Bewegungsstörungen vorhanden und wo liegen die Ursachen?
- Welche Möglichkeiten gibt es, die Beweglichkeit zu verbessern?

→ Erfassen des Grades der Selbstständigkeit, Ermitteln des Hilfebedarfs.

Vitale Funktionen des Lebens aufrechterhalten

Beobachten und beurteilen von:
- Ansprechbarkeit, Bewusstsein, Orientierung
- Puls
- Atmung
- Blutdruck
- Hautfarbe, Hautturgor
- Körpertemperatur (Äußerungen bezüglich Wärme- bzw. Kälteempfinden, Hauttemperatur, Körperkerntemperatur, Schweiß).

Fragen klären:
- Sind medikamentöse Verordnungen zu überwachen?
- Welche Hilfsmittel werden benötigt, z. B. Schrittmacher, Inhalationsgerät?

→ Erfassen des Grades der Selbstständigkeit, Ermitteln des Hilfebedarfs.

Essen und trinken

Fragen klären:
- Kann sich der alte Mensch selbstständig mit Essen und Trinken versorgen?
- Kann er Nahrung und Getränke selbstständig zu sich nehmen?
- Kann er seine Nahrung zerkleinern?
- Kann er ungehindert schlucken?
- Liegt das Körpergewicht in der Norm (Gewichtskontrolle)?
- Fühlt sich der alte Mensch im Hinblick auf seine Ernährung und Flüssigkeitszufuhr wohl?
- Entsprechen die Ernährung und das Umfeld der Nahrungs- und Flüssigkeitsaufnahme des alten Menschen seinen Wünschen und Gewohnheiten?
- Sind die Mundschleimhaut und Zähne bzw. Zahnprothesen intakt?

- Bekommt der alte Mensch Medikamente, die die Ernährung oder den Zustand der Mundschleimhaut beeinflussen?
- Sind Hilfsmittel erforderlich und vorhanden (Zahnprothese, Ernährungssonde, Geräte zur Sondenernährung, Hilfsmittel für den Haushalt)?
- Verträgt der alte Mensch die Nahrung?
- Treten Ernährungsstörungen auf, welche Ursache gibt es dafür?

→ Erfassen des Grades der Selbstständigkeit, Ermitteln des Hilfebedarfs.

Ausscheiden

Fragen klären:
- Gibt es Probleme bei der Ausscheidung von Stuhl bzw. Urin?
- Welcher Art sind die Störungen, wie werden sie bewältigt?
- Spricht der alte Mensch offen über seine Ausscheidungsprobleme?
- Wo liegen Ursachen (z. B. Harninkontinenz, Katheter)?
- Welche Hilfsmittel sind vorhanden bzw. erwünscht (Toilettenstuhl, Steckbecken, Urinflasche, Inkontinenzhilfsmittel)?
- Sind personelle Hilfen erwünscht bzw. erforderlich (z. B. bei Katheter- oder Stomapflege)?

Beobachten und erfassen von:
- Unphysiologischen Veränderungen der Ausscheidungen
- Ausscheidungsintervallen bei Inkontinenz

→ Erfassen des Grades der Selbstständigkeit, Ermitteln des Hilfebedarfs.

Sich waschen, kleiden und pflegen

Beobachten der Haut auf:
- Farbe und Spannung
- Pflegezustand
- Veränderungen.

Fragen zum Bedarf und zur Bewältigung:
- Was wird bezüglich der Körperpflege bevorzugt: Waschen, Duschen oder Baden?
- Wie erfolgen Zahnpflege, Haar- und Nagelpflege, Kosmetik oder Rasur.
- Wie werden Hilfsmittel, wie Hörgerät, genutzt und gepflegt?
- Wie erfolgen Wäsche- und Kleidungswechsel?
- Sind Hilfsmittel vorhanden bzw. erwünscht und für die Förderung der Selbstständigkeit empfehlenswert?
- Welche Einschränkungen sind vorhanden und wo liegen die Ursachen?
- Welche Möglichkeit gibt es zur Bewältigung?

→ Feststellen des Grades der Selbstständigkeit, Ermitteln des Hilfebedarfs.

Ruhen und schlafen

Beobachten und erfragen:
- Welche Gewohnheiten gibt es?

- Fühlt der alte Mensch sich nach dem Schlaf ausgeruht und bereit für die täglichen Aktivitäten?
- Gibt es Störungen, z. B. Einschlafstörungen, Durchschlafstörungen?
- Zu welchen Tages- und Nachtzeiten ruht und schläft der alte Mensch?
- Welche Einschlafhilfen werden verwendet bzw. sind erwünscht?
- Welche Hilfen zur Förderung eines ausgewogenen Tag-Nacht-Rhythmus sind erwünscht und möglich?
- Wie ausgeprägt sind Wachheit und Orientierung in den Wachphasen?

Sich beschäftigen

Beobachten und erfragen:
- Kann der alte Mensch seine hauswirtschaftliche Versorgung bezüglich Wohnungseinrichtung, Bekleidung, Ernährung, Besorgungen (z. B. Einkaufen, Apotheke, Krankenkasse) selbstständig durchführen?
- Welche Einschränkungen gibt es?
- Welche Ursachen haben diese?

Beobachten und beurteilen:
- Seelische Befindlichkeit
- Bereitschaft zum Gespräch.

Erfassen von:
- Vorlieben und Gewohnheiten in den einzelnen Lebensaktivitäten
- Möglichkeiten zur Problemlösung bezüglich der eigenen Person und im Umfeld des alten Menschen
- Früheren Beschäftigungen und Interessen, Lebensträumen
- Biografischen Daten, Namen und Ereignissen
- Sozialkontakten und Motivation
- Möglichkeit von Beschäftigungsangeboten durch Freunde und Angehörige
- Abneigungen
- Sozialverhalten
- Fähigkeit zur aktiven Mitarbeit und selbstständigen Gestaltung des Tagesablaufes
- Gründen für verändertes Verhalten, Unzufriedenheit, mangelnde Motivation, Aggression und Befindensstörungen.

→ Feststellen des Grades der Selbstständigkeit, Ermitteln des Hilfebedarfs.

Sich als Frau oder Mann fühlen und verhalten

Beobachten von:
- Stimmung, Antrieb, Motivation zur Bewältigung der Aktivität
- Selbstbild und Umgang mit der eigenen Sexualität
- Schamgefühlen und Tabus
- Bedürfnisse zur Wahrung der Intimsphäre
- Umgang mit Nähe und Distanz
- Abwehr- oder Berührungsbedürfnisse
- Verhaltensweisen gegenüber dem eigenen und dem anderen Geschlecht
- Rollenausdruck im Verhalten, in der Selbstdarstellung und in der Kleidung
- Partnerwünsche
- Abneigung gegenüber bestimmten Personen

- Äußerungen über mögliche Gewalterlebnisse
- Äußerungen über Erkrankungen
- Äußerungen von Ängsten, Ekelgefühlen
- Äußerungen von Beziehungsabbrüchen.

→ Erfassen des Grades der Selbstständigkeit, Ermitteln des Hilfebedarfs.

Für Sicherheit sorgen

Beurteilen und erfassen von:

- Risiken für Hautschädigungen (Dekubitusrisiko)
- Äußeren Einflüssen, die die Abwehr schwächen
- Bedingungen, die das Eindringen von Krankheitserregern begünstigen (Wunden, Katheter, Tracheostoma)
- Bedingungen, die die Vermehrung von Krankheitserregern begünstigen (Flüssigkeitsansammlungen, Wärme, feuchte Haut)
- Bewusstsein (Wachheit, Orientierung, Merkfähigkeit, Denkfähigkeit, Urteilsfähigkeit)
- Wahrnehmungsfähigkeit (sehen, riechen, schmecken, tasten)
- Reaktionen auf Druck, Berührung, Wärme, Kälte
- Beweglichkeit und Sturzgefährdung
- Gefährdung durch andere Verletzungen
  - Verbrennung, Verbrühung, Unterkühlung
  - Vergiftungen, Verätzungen (Medikamente).

Fragen klären:

- Kann der alte Mensch Risiken bzw. Gefahrensituationen erkennen?
- Welche Möglichkeit hat er, Risiken bzw. Gefahrensituationen zu bewältigen?
- Benutzt er Hilfsmittel zur Unterstützung der Sicherheit?
- Erfolgt die Einnahme lebenswichtiger Medikamente regelmäßig?
- Wie sicher ist der Umgang mit Medikamenten, verdorbenen Lebensmitteln und toxischen Substanzen?
- Gibt es Äußerungen von Suizidgedanken und Todeswünschen?

→ Erfassen des Grades der Selbstständigkeit, Ermitteln des Hilfebedarfs.

Soziale Bereiche des Lebens sichern

Fragen klären:

- Wie wird die Alltagssituation bewältigt, z. B. Lesen und Beantworten von Briefen, Ausführen von ärztlichen Verordnungen, wie Medikamenteneinnahme?
- Gibt es Störungen, wodurch sind sie verursacht?
- Wie ist der Zustand von Wohnung, Wäsche und Kleidung?
- Welche Angehörigen und Kontaktpersonen gibt es?
- Wie ist die Beziehung zur eigenen Befindlichkeit und zur Bewältigung von Pflegesituationen?

Erfassen von:

- Möglichkeiten zur Problemlösung des alten Menschen selbst und in seinem Umfeld (z. B. Freunde, Nachbarn, Kirchengemeinde)
- Äußerungen zu Gefühlen und Kontaktwünschen
- Sozialkontakten (Quantität, Qualität) innerhalb und außerhalb der Einrichtung

- Entscheidungsfähigkeit
- Körperlicher und psychischer Befindlichkeit
- Fähigkeit zur aktiven Mitarbeit und selbstständigen Gestaltung des Tagesablaufs
- Gründen für verändertes Verhalten, Unzufriedenheit, mangelnde Motivation, Aggression und Befindensstörungen.

→ Erfassen des Grades der Selbstständigkeit, Ermitteln des Hilfebedarfs.

Mit existenziellen Erfahrungen des Lebens umgehen

Fragen klären:
- Welche speziellen Wünsche, Vorlieben, Gewohnheiten sind grundsätzlich zu beachten?
- Welche Erfahrungen, Hobbys, besondere Kenntnisse sind vorhanden?
- Welche Ereignisse, Menschen, Daten aus der Biografie des alten Menschen haben seine Lebenseinstellung geprägt?
- Welche Rituale sind wichtig?
- Ist der alte Mensch religiös, lebt er seine Religiosität?
- Gibt es nationale oder kulturelle Besonderheiten, die den alten Menschen geprägt haben?
- Wie ist sein Verhältnis zu Verlust, Krankheit, Sterben?
- Welche Äußerungen zu Schmerz und Trauer sowie Möglichkeiten zu deren Bewältigung gibt es?
- In welcher Form äußern sich Schmerz, Trauer?
- Gibt es Angst und Furcht auslösende Situationen, Personen?
- Gibt es Reaktionen auf Angst und Furcht in der Körpersprache, im Verhalten?
- Welche Bewältigungsformen gibt es (z. B. essen, trinken, rauchen, schimpfen, singen, schreien, weglaufen)?
- Was beeinflusst das Befinden positiv?
- Wie ist der Umgang mit Krankheit oder verändertem Körperbild (z. B. bei Amputation, Apoplexie)?

→ Erfassen des Grades der Selbstständigkeit, Ermitteln des Hilfebedarfs.

KAPITEL

3 Arbeiten mit Pflegediagnosen in Ausbildung und Praxis

3.1 Pflegediagnosen in Lernbereichen und Lernfeldern

Der Umgang mit Pflegediagnosen erfordert Kenntnisse und Fähigkeiten zum weiterführenden Assessment (Fallbeurteilung) und zur Prioritätensetzung. Pflegediagnosen können deshalb nur von Pflegefachkräften (z. B. AltenpflegerInnen sowie Gesundheits- und KrankenpflegerInnen) bzw. von in der Ausbildung befindlichen Fachkräften unter Anleitung von Fachkräften gestellt werden. Sie sind das Fundament professioneller Altenpflege und in der Ausbildung systematisch zu erlernen. Dadurch wird den Auszubildenden klar, welche Bedeutung auch andere Wissenschaften, z. B. die Medizin, Pharmakologie und Psychologie, für das Assessment mit Pflegediagnosen und damit für die professionelle Gestaltung des Pflegeprozesses haben. Somit erhöht sich durch Pflegediagnosen auch die Qualität der Ausbildung in der Altenpflege.

Seit Inkrafttreten der **Altenpflege-Ausbildungs- und Prüfungsverordnung vom 26. November 2002** erfolgt die Aufteilung des theoretischen und praktischen Unterrichts in „Lernbereiche“ und in „Lernfelder“. Mit den Vorgaben der Ausbildungs- und Prüfungsverordnung für den Beruf der Altenpflegerin und des Altenpflegers ist Pflegediagnostik und der darauf aufbauende Pflegeprozess zwingender Teil von Ausbildung und Prüfung. In Verbindung mit der EDV-gestützten Pflegeprozessdokumentation kann das Lernen mit neuen Informations- und Kommunikationstechnologien eingeübt werden.

Im fächerübergreifenden und projektorientierten Unterricht auf der Basis von Lernfeldern bietet es sich an, die Pflege anhand von Pflegesituationen mit Hilfe von Pflegediagnosen zu strukturieren. So werden die Grundlagen der Pflege in gegliederter Form verinnerlicht und der Bezug zu medizinischen Diagnosen transparenter. Die Vernetzung zwischen verschiedenen Pflegediagnosen wird ebenfalls deutlicher.

In den anschließend vorgestellten Lernbereichen werden Möglichkeiten zur Bezugnahme auf die Pflegediagnosensystematik gegeben.

Zuordnung von Pflegediagnosen zu Lernbereichen und Lernfeldern (LF)

Tab. 3.1 Lernbereiche und Lernfelder der AltPflAPrV.

Lernbereich 1: Aufgaben und Konzepte in der Altenpflege			
LF	Lernfeld	Wissen – Pflegediagnosen	Kapitel/ Pflegediagnose
1.1	Theoretische Grundlagen in das altenpflegerische Handeln einbeziehen	• Entwicklungsgeschichte der Pflegediagnosen	➤ Kap. 1
1.2	Pflege alter Menschen planen, durchführen, dokumentieren und evaluieren	• Pflegediagnostik als Bestandteil des Pflegeprozesses	➤ Kap. 2
		• Arbeiten mit Pflegediagnosen in Ausbildung und Praxis	➤ Kap. 3
1.3	Alte Menschen personen- und situationsbezogen pflegen	• Pflegediagnostik als Bestandteil des diagnostischen Prozesses	➤ Kap. 3

Tab. 3.1 Lernbereiche und Lernfelder der AltPflAPrV. *(Forts.)*

Lernbereich 1: Aufgaben und Konzepte in der Altenpflege			
LF	Lernfeld	Wissen – Pflegediagnosen	Kapitel/Pflegediagnose
1.3	Pflegerelevante Grundlagen, insbesondere der Anatomie, Physiologie, Geriatrie, Gerontopsychiatrie, Psychologie, Arzneimittelkunde, Hygiene und Ernährungslehre	• Gestörte Wärmeregulation	➢ 4.3.7
		• Untergewicht	➢ 4.4.1
		• Übergewicht	➢ 4.4.2
		• Gefahr von Flüssigkeitsmangel	➢ 4.4.4
		• Flüssigkeitsmangel	➢ 4.4.5
		• Schluckstörung	➢ 4.4.8
		• Hautschädigung	➢ 4.6.1
		• Schlafstörungen	➢ 4.7.1
	Unterstützung alter Menschen bei der Selbstpflege	• Selbstversorgungsdefizit bei der Ernährung	➢ 4.4.7
		• Selbstversorgungsdefizit bei der Ausscheidung	➢ 4.5.5
		• Selbstversorgungsdefizit bei der Körperpflege	➢ 4.6.2
		• Selbstversorgungsdefizit beim An- und Auskleiden	➢ 4.6.3
		• Selbstversorgungsdefizit bei der Haushaltsführung	➢ 4.8.1
	Unterstützung alter Menschen bei präventiven und rehabilitativen Maßnahmen	• Neglect	➢ 4.1.5
		• Wissensdefizit	➢ 4.1.6
		• Eingeschränkte Beweglichkeit	➢ 4.2.1
		• Gefahr einer eingeschränkten Beweglichkeit	➢ 4.2.2
		• Gefahr von Hautschädigung	➢ 4.2.3
		• Gefahr von Flüssigkeitsmangel	➢ 4.4.4
		• Stuhlinkontinenz	➢ 4.5.3
		• Harninkontinenz	➢ 4.5.4
		• Sturzgefahr	➢ 4.10.1
		• Verletzungsgefahr	➢ 4.10.2
		• Aspirationsgefahr	➢ 4.10.4
	Mitwirkung bei geriatrischen und gerontopsychiatrischen Rehabilitationskonzepten	• Eingeschränkte Beschäftigungsfähigkeit	➢ 4.8.3
	Umgang mit Hilfsmitteln und Prothesen	• Wissensdefizit	➢ 4.1.6
		• Sturzgefahr	➢ 4.10.1
	Pflege alter Menschen mit eingeschränkter Funktion von Sinnesorganen	• Eingeschränkte Sehfähigkeit	➢ 4.1.2
		• Eingeschränkte Hörfähigkeit	➢ 4.1.3
		• Eingeschränktes Tast- und Berührungsempfinden	➢ 4.1.4
		• Halbseitige Vernachlässigung	➢ 4.1.5
		• Beeinträchtigter Geruchs- und Geschmackssinn	➢ 4.4.9
	Pflege alter Menschen mit Behinderungen	• Eingeschränkte Sprachfähigkeit	➢ 4.1.1
		• Körperbildstörung	➢ 4.9.2

Tab. 3.1 Lernbereiche und Lernfelder der AltPflAPrV. *(Forts.)*

Lernbereich 1: Aufgaben und Konzepte in der Altenpflege			
LF	Lernfeld	Wissen – Pflegediagnosen	Kapitel/Pflegediagnose
1.3	Pflege alter Menschen mit akuten und chronischen Erkrankungen	• Fieber	➢ 4.3.1
		• Eingeschränkte Herzleistung	➢ 4.3.2
		• Durchblutungsstörungen arteriell	➢ 4.3.3
		• Durchblutungsstörungen venös	➢ 4.3.4
		• Eingeschränkte Selbstreinigungsfunktion der Atemwege	➢ 4.3.6
		• Irritationen der Mundschleimhaut	➢ 4.4.3
		• Flüssigkeitsansammlung im Gewebe	➢ 4.4.6
		• Obstipation	➢ 4.5.1
		• Diarrhö	➢ 4.5.2
		• Stuhlinkontinenz	➢ 4.5.3
		• Harninkontinenz	➢ 4.5.4
		• Hautschädigung	➢ 4.6.1
		• Körperbildstörung	➢ 4.9.2
	Pflege infektionskranker alter Menschen	• Infektionsgefahr	➢ 4.10.3
	Pflege multimorbider alter Menschen	• Gesteigerte Müdigkeit	➢ 4.7.2
		• Machtlosigkeit	➢ 4.8.2
	Pflege alter Menschen mit chronischen Schmerzen	• Schmerzen chronisch	➢ 4.12.1
	Pflege alter Menschen in existenziellen Krisensituationen	• Vergewaltigungssyndrom	➢ 4.9.1
		• Suizidgefahr	➢ 4.10.5
	Pflege dementer und gerontopsychiatrisch veränderter alter Menschen	• Vergiftungsgefahr	➢ 4.10.6
		• Verwirrtheit akut	➢ 4.12.5
		• Verwirrtheit chronisch	➢ 4.12.6
	Pflege alter Menschen mit Suchterkrankungen	• Soziale Isolation	➢ 4.11.2
	Pflege und Begleitung schwerstkranker alter Menschen	• Atemnot	➢ 4.3.5
		• Schmerz	➢ 4.12.1
		• Hoffnungslosigkeit	➢ 4.12.5
	Pflege und Begleitung sterbender alter Menschen	• Gesteigerte Müdigkeit	➢ 4.7.2
		• Angst	➢ 4.12.2
		• Trauer	➢ 4.12.4
	Handeln in Notfällen, Erste Hilfe	• Atemnot	➢ 4.3.5
	Überleitungspflege, Casemanagement	• Überlastung der pflegenden Angehörigen	➢ 4.11.1
		• Eingeschränkte Entscheidungsfähigkeit	➢ 4.11.3

Tab. 3.1 Lernbereiche und Lernfelder der AltPflAPrV. *(Forts.)*

Lernbereich 1: Aufgaben und Konzepte in der Altenpflege			
LF	Lernfeld	Wissen – Pflegediagnosen	Kapitel/Pflegediagnose
1.4.	Anleiten, beraten und Gespräche führen	• Eingeschränkte Sehfähigkeit	➤ 4.1.2
		• Eingeschränkte Hörfähigkeit	➤ 4.1.3
		• Wissensdefizit	➤ 4.1.6
		• Eingeschränkte Beschäftigungsfähigkeit	➤ 4.8.3
		• Suizidgefahr	➤ 4.10.5
		• Überlastung der pflegenden Angehörigen	➤ 4.11.1
		• Soziale Isolation	➤ 4.11.2
		• Angst	➤ 4.12.2
		• Hoffnungslosigkeit	➤ 4.12.3
		• Trauer	➤ 4.12.4
		• Verwirrtheit, chronisch	➤ 4.12.6
1.5	Bei der medizinischen Diagnostik und Therapie mitwirken	• Halbseitige Vernachlässigung	➤ 4.1.5
		• Wissensdefizit	➤ 4.1.6
		• Fieber	➤ 4.3.1
		• Eingeschränkte Herzleistung	➤ 4.3.2
		• Atemnot	➤ 4.3.5
		• Eingeschränkte Selbstreinigung der Atemwege	➤ 4.3.6
		• Übergewicht	➤ 4.4.2
		• Irritationen der Mundschleimhaut	➤ 4.4.3
		• Flüssigkeitsmangel	➤ 4.4.5
		• Flüssigkeitsansammlung im Gewebe	➤ 4.4.6
		• Schluckstörung	➤ 4.4.8
		• Obstipation	➤ 4.5.1
		• Diarrhö	➤ 4.5.2
		• Harninkontinenz	➤ 4.5.4
		• Hautschädigung	➤ 4.6.1
		• Schmerzen, chronisch	➤ 4.12.1
Lernbereich 2: Unterstützung alter Menschen bei der Lebensgestaltung			
LF	Lernfeld	Wissen – Pflegediagnosen	Kapitel/Pflegediagnose
2.1	Lebenswelten und soziale Netzwerke alter Menschen beim altenpflegerischen Handeln berücksichtigen	• Pflegediagnostik als Bestandteil des Pflegeprozesses	➤ 2
		• Überlastung der pflegenden Angehörigen	➤ 4.11.1
		• Soziale Isolation	➤ 4.11.2
2.2.	Alte Menschen bei der Wohnraum- und Wohnumfeldgestaltung unterstützen	• Halbseitige Vernachlässigung (Neglect)	➤ 4.1.5
		• Wissensdefizit	➤ 4.1.6
		• Eingeschränkte Beweglichkeit	➤ 4.2.1
		• Selbstversorgung bei der Ernährung	➤ 4.4.7
		• Sturzgefahr	➤ 4.10.1
		• Verwirrtheit akut/chronisch	➤ 4.12.5/4.12.6

Tab. 3.1 Lernbereiche und Lernfelder der AltPflAPrV. *(Forts.)*

Lernbereich 2: Unterstützung alter Menschen bei der Lebensgestaltung			
LF	Lernfeld	Wissen – Pflegediagnosen	Kapitel/Pflegediagnose
2.3.	Alte Menschen bei der Tagesgestaltung und bei selbst gewählten Aktivitäten unterstützen	• Wissensdefizit	> 4.1.6
		• Eingeschränkte Beschäftigungsfähigkeit	> 4.8.3
Lernbereich 3: Rechtliche und institutionelle Rahmenbedingungen altenpflegerischer Arbeit			
3.1.	Institutionelle und rechtliche Rahmenbedingungen beim altenpflegerischen Handeln berücksichtigen	• Pflegediagnosen als Grundlage für die Vergütung und Fallmanagement (Casemanagement)	> 5.1
3.2	An qualitätssichernden Maßnahmen in der Altenpflege mitwirken	• Pflegediagnosen und Qualitätssicherung	> 1.3
Lernbereich 4: Altenpflege als Beruf			
4.1	Berufliches Selbstverständnis entwickeln	• Den Pflegeprozess verstehen: Entwicklungsgeschichte der Pflegediagnosen	> 1
4.2	Lernen lernen	• Pflegediagnosen in Ausbildung und Praxis	> 3
4.3	Mit Krisen und schwierigen Situationen umgehen	• Pflegediagnosen und Qualitätssicherung	> 1.3
4.4	Die eigene Gesundheit erhalten und fördern	• Pflegediagnosen und Qualitätssicherung	> 1.3

3.2 Aufbau einer Pflegediagnose

Eine Pflegediagnose beinhaltet in der Regel:

- **Diagnosetitel** (Art der Beeinträchtigung)
- **Ursachen** (wenn pflegerelevante medizinische Diagnosen als Ursachen in Frage kommen, werden diese vermerkt)
- **Zeichen – Symptome, Ausmaß** (statt der einseitigen Benennung von Defiziten, Problemen oder Störungen, werden auch das Ausmaß dieser und die Ressourcen genannt, die vorhanden sind, um Einschränkungen weitestgehend zu mindern).

Am Anfang jedes Pflegeprozesses steht deshalb eine ausführliche Informationssammlung. Anschließend werden unter Beachtung der Ressourcen gemeinsam die Ziele und Maßnahmen ausgewählt und Prioritäten gesetzt.

3.3 Fallbeispiel: Pflegediagnostik

Am Anfang jedes Pflegeprozesses steht eine ausführliche Informationssammlung. Hieraus kann eine vorläufige Diagnose gestellt werden.

Beispiel

Aufgrund einer Hemiplegie rechts kann der alte Mensch den linken Arm und Rücken nicht selbstständig waschen und pflegen.

Diagnose: „Selbstversorgungsdefizit bei der Körperpflege" ▮▮

Die vorerst „angenommenen Pflegediagnosen" müssen grundsätzlich überprüft werden. Dies geschieht durch Nachfragen und Beobachten des alten Menschen selbst und durch Austausch von Informationen zwischen den Pflegenden sowie mit anderen Berufsgruppen. Danach gilt es festzustellen, in welchem Zusammenhang mehrere Pflegediagnosen zueinander stehen und inwiefern sie sich gegenseitig beeinflussen, z. B. Atemnot und Angst. Mit dem alten Menschen gemeinsam sollte es nun möglich sein, zu entscheiden, welche Pflegediagnosen von zentraler Bedeutung für ihn sind. Diese Diagnosen werden in die Planung aufgenommen.

Allgemeine Informationen

Frau Woller wurde nach abgeschlossener Akutbehandlung wegen einer linksseitigen Apoplexie aus dem städtischen Krankenhaus Musterfeld auf die Pflegestation des Seniorenpflegeheimes Marienborn in Musterfeld entlassen. Bei der Übergabe an die AltenpflegerIn werden folgende Informationen weitergegeben:

„Frau Woller ist 84 Jahre alt, vollständig immobil aufgrund einer Hemiplegie rechts, hat eine Gesichtsfeldeinschränkung rechts und Sprachstörungen. Es besteht Harninkontinenz. Aufgrund einer Schluckstörung kann sie nicht selbstständig essen. Sie leidet unter Konzentrationsstörungen, Orientierung vorhanden. Frau Woller ist meist weinerlich und traurig und bei der Körperpflege ganz auf Hilfestellung angewiesen, die sie widerwillig in Anspruch nimmt."

Hintergrundinformationen aus dem Stammblatt:

- Name: Woller, Anna
- Geburtstag: 30.07.1924; Geburtsort: Brenzlau
- Familienstand: verwitwet
- Beruf(e): Hausfrau und Mutter einer Tochter
- Kostenträger: AOK Musterfeld
- Pflegestufe nach SGB XI: Feststellung ist beantragt, Schwerbehindertenausweis ist beantragt
- Finanzielle Angelegenheiten: Rezeptgebührbefreiung liegt vor, Rente (siehe Rentenausweis) wird überwiesen auf eigenes Konto; Sparbuch bei der Tochter
- Bisheriger Wohnort: Kleingrafenweiler
- Heimaufnahme Datum: 02.02.2008
- Mitgebrachtes Eigentum: 3 Bilder, 1 Vertiko, 1 Sessel, 1 Beistelltisch, diverse persönliche Utensilien
- Anschrift und Tel.-Nr. von Angehörigen bzw. Bezugspersonen:
  - Tochter: Marie-Luise Wertach, Systemstraße 24, 543210 Lieblingen, Tel. Nr. ...
  - Behandelnde Ärztin: Dr. Julia Garzer, Kleingrafenweiler; Tel. Nr. ...
- Kontakt zu Selbsthilfegruppen: keine
- Unterbringung: Einzelzimmer
- Kulturelle Zugehörigkeit: deutsch
- Religion, religiöse Ansprechpartner: rk, Pfarrer Kellermann, Kleingrafenweiler
- Verfügungen (z. B. Reanimation, Testament): keine
- Gerichtliche Anordnungen (z. B. Betreuung, Fixierung): keine
- Krankenhausaufenthalte: von 08.01.2008 bis 01.02.2008
- Aktuelle pflegerelevante ärztliche Diagnosen: Apoplexie links
- Weitere medizinische Diagnose (z. B. frühere Erkrankungen): Mamma-Amputation rechts wegen Mammakarzinom 2000
- Medizinisch-pflegerische Messergebnisse bei der Aufnahme:
  - Puls: 72/Min
  - Blutdruck: 150/90 mm Hg
  - Blutzucker: 110 mg%

  - Körpergewicht: 75 kg
- Ärztliche Anordnungen: keine

Informationssammlung (Assessment) geordnet nach Lebensaktivitäten

Die Informationssammlung wurde gemeinsam mit Frau Woller und ihrer Tochter sowie durch Beobachtungen der Pflegenden erstellt. Sie enthält Pflegeprobleme (Einzelprobleme) und Ressourcen.

Für das Erstellen einer vollständigen Informationssammlung mit Erstgespräch und Ergänzung durch Beobachtung als Grundlage zur Pflegeplanung sind mindestens sechs Stunden zu planen. Teile der Informationssammlung können vorab in einem Fragebogen beantwortet werden.

Wegen der Belastung und Überforderung, die durch eine sofortige vollständige Informationssammlung besonders für die Betroffene entsteht, werden erst Grundinformationen zusammengestellt, die planmäßig auch in Absprache mit der Tochter vertieft werden.

Zu jeder Lebensaktivität werden zusammenfassende Pflegediagnosen geordnet und nach Prioritäten aufgelistet.

Kommunizieren

- Grad der Einschränkung bei der Kommunikation: teilweise unselbstständig
- Vorhandene Hilfsmittel:
  - Sprechen: Zeigetafel
  - Sehen: Brille zum Lesen
  - Hören: Hörgerät (kann derzeit nicht selbstständig eingesetzt werden)
- Zufriedenheit mit der derzeitigen Lebenssituation: nein, weint viel
- Wort- und Satzbildung: eingeschränkt
- Sprachverständlichkeit: unverständlich
- Stimme: normale Lautbildung
- Veränderungen an den lautbildenden Organen: keine
- Sprachfluss, Sprachrhythmus, Sprachklang: gestört
- Reaktion auf Ansprache und Geräusche: nur bei eingesetztem Hörgerät möglich, liebt klassische Musik, besonders Bach-Werke
- Reaktion auf Zeigen von Bildern bzw. Symbolen: vorhanden und orientiert, liebt Blumen, besonders lachsfarbene Rosen, liebt Mandalas
- Mimik, Gestik, Körperhaltung in Verbindung mit Sprache bzw. Ansprache; nonverbale Reaktionen: drückt Freude und Zufriedenheit durch Lachen und zunehmende Ruhe aus. Wünsche werden durch lautes jo-jo-jo-Rufen, Zeigen auf den gewünschten Gegenstand und Gestikulieren deutlich gemacht
- Orientierung: erkennt Personen und Gegenstände, räumliche und zeitliche Orientierung vorhanden
- Teilnahme am sozialen Leben (Kommunikation und Sozialkontakte): eingeschränkt
- Verhalten und Sozialkontakte: freut sich auf Besuche der Tochter, reagiert meist freundlich und geduldig, wird bei Nichtverstehen ungeduldig
- Wahrnehmen von Beschäftigungen: z. T. möglich
- Reaktionen auf Druck, Berührung, Wärme, Kälte: schreit laut bei Manipulationen an der rechten Schulter, reagiert sonst teilnahmslos auf Berührungen der rechten Seite, sucht Kontakt mit der linken Hand.

Pflegediagnosentitel

- Eingeschränkte Sprachfähigkeit (➤ 4.1.1)
- Neglect (➤ 4.1.5)

Sich bewegen

- Beweglichkeit der Gelenke: links selbstständig, rechts unselbstständig
- Haltung: kann sich nicht selbstständig aufrecht halten
- Gang: unselbstständig
- Gestik: nur linksseitig möglich
- Muskelkraft: links normal, rechts keine
- Muskelspannung: rechtsseitige Spastik
- Bereitschaft zur aktiven Mitarbeit (Motivation): vorhanden
- Einnahme von Medikamenten, die auf die Beweglichkeit Einfluss haben: keine
- Schmerzen beim Bewegen: rechte Schulter
- Erfassen des Grades der Selbstständigkeit:
  - Aufstehen und zu Bett gehen: unselbstständig
  - Aufstehen von Stuhl bzw. Sessel, Hinsetzen: unselbstständig
  - An- und Auskleiden: teilweise unselbstständig
  - Stehen, Gehen, Treppen steigen, Gang zur Toilette: unselbstständig
- Sind Gehhilfen oder ein Rollstuhl vorhanden bzw. erwünscht: nicht vorhanden, jedoch erwünscht
- Sind Bewegungsstörungen vorhanden und wo liegen die Ursachen: Hemiplegie und Schulterschmerz
- Möglichkeiten, die Beweglichkeit zu verbessern: kann rechte Extremitäten mit Hilfe der linken Extremitäten teilweise bewegen.

Pflegediagnosentitel

- Eingeschränkte Beweglichkeit (➤ 4.2.1)
- Gefahr von Hautschädigung – Dekubitusgefahr (➤ 4.2.3)

Vitale Funktionen des Lebens aufrechterhalten

- Bewusstsein: keine Störung
- Orientierung: vorhanden
- Vitalfunktionen:
  - Puls: 72/Min, kräftig, rhythmisch
  - Atmung: 16/Min, normal
  - Blutdruck: 150/90 mm Hg
- Körpertemperatur: normal
- Hilfsmittel, z. B. Schrittmacher, Inhalationsgerät: keine
- Medikamentenüberwachung erforderlich: keine
- Erfassen des Grades der Selbstständigkeit: selbstständig.

Pflegediagnosentitel

keine

Essen und trinken

- Versorgung mit Essen und Trinken: unselbstständig
- Kann der alte Mensch Nahrung und Getränke selbstständig zu sich nehmen: teilweise unselbstständig
- Kann der alte Mensch seine Nahrung zerkleinern: teilweise unselbstständig
- Kann der alte Mensch ungehindert schlucken: nein
- Liegt das Körpergewicht in der Norm: ja
- Fühlt sich der alte Mensch im Hinblick auf seine Ernährung und Flüssigkeitszufuhr wohl: ja
- Entsprechen die aufgenommene Nahrungs- und Flüssigkeitsmenge dem Bedarf im Hinblick auf Körpergröße, Körpertemperatur und Bewegung: ja
- Entsprechen Ernährung, Getränke und das Umfeld der Nahrungs- und Flüssigkeitsaufnahme den Wünschen und Gewohnheiten: nein, da sie lieber in Gesellschaft und gepflegter Atmosphäre isst und trinkt
- Sind die Mundschleimhaut und Zähne bzw. Zahnprothese intakt: ja, keine Zahnprothese
- Gibt es Medikamente, die die Verträglichkeit der Ernährung oder den Zustand der Mundschleimhaut beeinflussen: nein
- Sind Hilfsmittel erforderlich und vorhanden (Zahnprothese, Ernährungssonde, Geräte zur Sondenernährung, Spezialbesteck, Hilfsmittel für den Haushalt): nein
- Wird jede Nahrung vertragen: ja.

Pflegediagnosentitel

- Selbstversorgungsdefizit bei der Ernährung (➤ 4.4.7)
- Schluckstörung (➤ 4.4.8)

Ausscheiden

- Gibt es Probleme bei der Ausscheidung von Stuhl bzw. Urin: ja Urin
- Wenn ja, wo liegen die Störungen und ihre Ursachen (z. B. Harninkontinenz, Katheter): Harninkontinenz
- Kann der alte Mensch über seine Ausscheidungsprobleme offen sprechen: nein wegen Aphasie
- Beobachtung von Stuhl und Urin: normal
- Bei Inkontinenz: Erfassung der Ausscheidungszeiten: siehe gesondertes Protokoll
- Welche Hilfsmittel sind vorhanden bzw. erwünscht (Toilettenstuhl, Steckbecken, Urinflasche, Inkontinenzhilfsmittel): Inkontinenzeinlagen und Steckbecken vorhanden, Toilettenstuhl erwünscht
- Sind personelle Hilfen erwünscht bzw. erforderlich (z. B. bei Katheter-/Stomapflege): ja: 2-stündliches Anbieten des Steckbeckens, später Toilettenstuhls, Wechsel der Inkontinenzeinlage nach Bedarf
- Erfassen des Grades der Selbstständigkeit: unselbstständig
- Möglichkeiten zum selbstständigen Mitwirken bei der Problemlösung: kann sich selbstständig melden.

Pflegediagnosentitel

- Selbstversorgungsdefizit bei der Ausscheidung (➤ 4.5.5)

Sich waschen, kleiden und pflegen

- Hautbeobachtung: intakte Haut
- Körperpflege, was wird bevorzugt: teilweise unselbstständig, Waschen mit natürlichen Ölen (Mandelblütenölbad) im Sitzen am Waschbecken

- Zahnpflege, Haar- und Nagelpflege, Kosmetik, Rasur: unselbstständig, Zehen- und Fingernägel rund und kurz feilen, Haarwäsche wöchentlich
- Nutzung und Pflege von Hilfsmitteln: unselbstständig, Brille vorhanden und zum Sehen erforderlich
- Bettwäschewechsel: unselbstständig, wöchentlich oder nach Bedarf häufiger
- Kleidungswechsel: teilweise unselbstständig
- Welche Einschränkungen sind vorhanden und wo liegen die Ursachen: teilweise Unselbstständigkeit bei der Körperpflege durch Hemiplegie rechts
- Welche Möglichkeiten gibt es zur Bewältigung: Motivation zur aktiven Mitarbeit ist vorhanden.

Pflegediagnosentitel

- Selbstversorgungsdefizit bei der Körperpflege (➤ 4.6.2)
- Selbstversorgungsdefizit beim An- und Auskleiden (➤ 4.6.3)

Ruhen und schlafen

- Gewohnheiten: schläft gerne bei offenem Fenster
- Fühlt der alte Mensch sich nach dem Schlaf ausgeruht und bereit für die täglichen Aktivitäten: ja
- Gibt es Störungen, z. B. Einschlaf-, Durchschlafstörungen: nein
- Zu welchen Tages- und Nachtzeiten ruht und schläft der alte Mensch: 23.00 bis 8.00 Uhr Schlafzeit
- Welche Einschlafhilfen werden verwendet bzw. sind erwünscht: Ohrenstöpsel
- Welche Hilfen zur Förderung eines ausgewogenen Tag-Nacht-Rhythmus sind erwünscht bzw. möglich: keine
- Wie ausgeprägt sind Wachheit und Orientierung in den Wachphasen: angemessen.

Pflegediagnosentitel

keine

Sich beschäftigen

- Kann der alte Mensch seine hauswirtschaftliche Versorgung bezüglich Zimmer bzw. Wohnungseinrichtung, Bekleidung, Ernährung, Besorgungen (z. B. Einkaufen, Apotheke, Krankenkasse) selbstständig durchführen: nein
- Welche Einschränkungen und Ursachen gibt es: Hemiplegie rechtsseitig
- Seelische Befindlichkeit des alten Menschen: weinerlich und traurig über die jetzige Lebenssituation
- Bereitschaft zum Gespräch: ja, ist über Ansprache erfreut und dankbar
- Möglichkeiten zur Problemlösung beim alten Menschen selbst und im Umfeld: mit Unterstützung möglich, ist aufgeschlossen für neue Bekanntschaften (evtl. neuer Kartenspielkreis)
- Frühere Beschäftigungen und Interessen, Lebensträume (Biografie): spielte gerne Karten und besuchte Trödelmärkte
- Biografische Daten, Namen und Ereignisse: Ehemann Paul vor 3 Jahren verstorben, war 32 Jahre mit ihm verheiratet, Wohnung in Nähe des eigenen Gartens, als Kind viel im Garten gespielt, 3 Geschwister (verstorben), Namen sind noch zu erfragen
- Motivation derzeitig: sehr motiviert trotz Trauer
- Möglichkeit von Beschäftigungsangeboten durch Freunde und Angehörige: keine, Tochter ist berufstätig, hat wenig Zeit
- Sozialkontakte: gering, mit Tochter noch genauer zu klären

- Abneigungen: sehr sparsam, duldet keine Verschwendung
- Fähigkeit zur aktiven Mitarbeit und selbstständigen Gestaltung des Tagesablaufs: mit Unterstützung
- Grad der Selbstständigkeit: teilweise unselbstständig.

Pflegediagnosentitel
keine

Sich als Frau oder Mann fühlen und verhalten

- Stimmung, Antrieb, Motivation zur Bewältigung der Aktivität: keine ersichtliche Motivation
- Selbstbild und Umgang mit der eigenen Sexualität: nicht deutlich
- Schamgefühle und Tabus: ausgeprägtes Schamgefühl
- Bedürfnisse zur Wahrung der Intimsphäre: nimmt ungern männliche Hilfe bei Körperpflege an
- Umgang mit Nähe und Distanz: selbstbestimmt
- Abwehr- oder Berührungsbedürfnisse: selbstständige Kontaktaufnahme, z. B. durch Handhalten
- Verhaltensweisen gegenüber dem eigenen und dem anderen Geschlecht: normal
- Rollenausdruck im Verhalten, in der Selbstdarstellung und in der Kleidung: normal
- Partnerwünsche: unbekannt
- Abneigung gegenüber bestimmten Personen: unbekannt
- Äußerungen über mögliche Gewalterlebnisse: nein
- Äußerungen über Erkrankungen: redet ungern über Brustamputation
- Äußerungen von Ängsten, Ekelgefühlen: nein
- Äußerungen von Beziehungsabbrüchen: nein
- Erfassen des Grades der Unabhängigkeit: teilweise selbstständig.

Pflegediagnosentitel
keine

Für Sicherheit sorgen

- Risiko von Hautschädigungen (Dekubitusrisiko): vorhanden, siehe Braden-Skala
- Äußere Einflüsse, die die Abwehr schwächen: keine
- Bedingungen, die das Eindringen von Krankheitserregern begünstigen (Wunden, Katheter, Tracheostoma): keine
- Bedingungen, die die Vermehrung von Krankheitserregern begünstigen (Flüssigkeitsansammlungen, Wärme, feuchte Haut): Intimbereich ist gefährdet durch Inkontinenz
- Bewusstsein (Wachheit, Orientierung, Merk-, Denk-, Urteilsfähigkeit), kann der alte Mensch Gefahren erkennen: eingeschränkt wegen Hemiplegie
- Wahrnehmungsfähigkeit (sehen, hören, riechen, schmecken, tasten): eingeschränkter Tastsinn und Empfindungsstörungen rechts, Gesichtsfeldeinschränkungen rechts, Hörgerät erforderlich, Schluckstörungen
- Reaktionen auf Druck, Berührung, Wärme, Kälte: rechtsseitig eingeschränkt
- Beweglichkeit und Sturzgefährdung: Sturzgefahr bei der Mobilisation
- Gefährdung durch andere Verletzungen:
  - Verbrennung, Verbrühung, Unterkühlung: ja, durch eingeschränkte Beweglichkeit und Empfindungsfähigkeit

  - Vergiftungen, Verätzungen (Medikamente): gering, Medikamentenverabreichung erfolgt durch Personal
- Kann der alte Mensch Risiken bzw. Gefahrensituationen erkennen: eingeschränkt
- Welche Möglichkeiten gibt es, Risiken bzw. Gefahrensituationen zu bewältigen: Mobilisation nur mit Unterstützung, Klingel immer in Reichweite der linken Hand, rufen möglich
- Werden Hilfsmittel zur Unterstützung der Sicherheit benutzt: ja, Toilettenstuhl und Deltarad, beide sind beantragt, Brille und Hörgerät sind vorhanden
- Erfolgt die Einnahme lebenswichtiger Medikamente regelmäßig: ja, unselbstständig
- Gibt es Äußerungen von Suizidgedanken und Todeswünschen: nein.

Pflegediagnosentitel

- Aspirationsgefahr (➤ 4.10.4)

Soziale Bereiche des Lebens sichern

- Wie wird die Alltagssituation bewältigt, z. B. Lesen und Beantworten von Briefen; Ausführen von ärztlichen Verordnungen wie Medikamenteneinnahme: unselbstständig
- Gibt es Störungen, wodurch sind sie verursacht: Kontaktaufnahme unselbstständig durch rechtsseitige Hemiplegie mit Sprachstörungen, Gesichtsfeldeinschränkung und Hörstörungen
- Wie ist der Zustand von Wohnung, Wäsche und Kleidung: Wäsche und Kleidung werden durch die Tochter gepflegt
- Welche Angehörigen und Kontaktpersonen gibt es: Tochter, sonst keine
- Wie ist die Beziehung zur eigenen Befindlichkeit zur Bewältigung von Pflegesituationen: Trauer, Motivation zum Lernen vorhanden
- Möglichkeiten zur Problemlösung im alten Menschen selbst und in seinem Umfeld (Freunde, Nachbarn, Kirchengemeinde usw.): Tochter kommt täglich, sonst bisher keine Kontakte innerhalb und außerhalb des Heimes bekannt
- Äußerungen zu Gefühlen und Kontaktwünschen: hätte gern mehr Kontakt
- Entscheidungsfähigkeit: eingeschränkt
- Körperliche und psychische Befindlichkeit: eingeschränkt
- Fähigkeit zur aktiven Mitarbeit und selbstständigen Gestaltung des Tagesablaufs: gering
- Gründe für verändertes Verhalten, Unzufriedenheit, mangelnde Motivation, Aggression und Befindensstörungen: Unselbstständigkeit durch Erkrankung
- Grad der Selbstständigkeit: unselbstständig.

Pflegediagnosentitel

keine

Mit existenziellen Erfahrungen des Lebens umgehen

- Welche speziellen Wünsche, Vorlieben, Gewohnheiten sind grundsätzlich zu beachten: spricht oft von ihrer alten Heimat, Blumen sind wichtig in ihrer Nähe
- Welche Erfahrungen, Hobbys, besonderen Kenntnisse sind vorhanden: kochte gut, isst gern, nähte viel und spielte Karten
- Welche Ereignisse, Menschen, Daten aus der Biografie des alten Menschen haben seine Lebenseinstellung geprägt: Krieg, Vertreibung und Verlust der Heimat und des Besitzes, Verlust vieler Freunde, Tod des Mannes

- Welche Rituale sind wichtig: unbekannt
- Ist der alte Mensch religiös, lebt er seine Religiosität: ja, Zugehörigkeit zur römisch-katholischen Kirche
- Gibt es nationale oder kulturelle Besonderheiten, die den alten Menschen geprägt haben: unbekannt
- Wie ist sein Verhältnis zu Verlust, Krankheit, Sterben: Trauer, Bewältigung von Verlusten durch Ablenkung bei Gartenarbeit und Kontakt zur Tochter, konnte sich gut in die neue Heimat integrieren
- Können soziale Kontakte hergestellt bzw. aufrechterhalten werden: bisher nur zur Tochter
- Welche Äußerungen zu Schmerz und Trauer sowie Möglichkeiten deren Bewältigung gibt es: unbekannt
- In welcher Form äußern sich Schmerz, Trauer: weint viel
- Gibt es Angst und Furcht auslösende Situationen, Personen: nein
- Gibt es Reaktionen auf Angst und Furcht in der Körpersprache, im Verhalten: Kontaktsuche mit der linken Hand
- Welche Bewältigungsformen gibt es (z. B. essen, trinken, rauchen, schimpfen, singen, schreien, weglaufen): schreit bei Schulterschmerz, weint
- Was beeinflusst das Befinden positiv: Sonne, Blumen, Ruhe, Kontakt zur Tochter, Hand halten
- Wie ist der Umgang mit Krankheit oder verändertem Körperbild, z. B. bei Amputation, Apoplexie: Trauer.

Pflegediagnosentitel

- Machtlosigkeit (➤ 4.8.2)

3.4 Pflegeprozessdokumentation mit Pflegediagnosen – Umsetzung in die Praxis

Es empfiehlt sich, die Informationssammlung nach einer Klassifizierung (AEDL, ABEDL®, LA oder modifizierte Lebensaktivitäten nach AEDL) zu strukturieren, um möglichst umfassende Informationen als Grundlage für den Pflegeprozess zu erhalten.

Das Strukturieren des Pflegeplanes nach einer Klassifizierung dient vor allem als Hilfe zur Schulung. Für die Begutachtung der Pflegebedürftigkeit ist eine weitgehend übereinstimmende Struktur hilfreich. Leider können viele professionelle Details, wie Beobachtung und Gesprächsverhalten, schwer zeitlich erfasst werden. Sie sollen jedoch in den Plan aufgenommen werden, damit die Höhe des Aufwandes und die Professionalität der Leistung dokumentiert sind.

Im Pflegeplan wird nur die Art der Maßnahme aufgeführt (Was ist zu tun?). Der professionelle Ablauf der Maßnahme (z. B. Material, Zeit, Personal) wird in einem für die Institution individuellen Standard festgelegt. Nach dem Pflegestandard richtet sich auch der erforderliche Zeitaufwand. Zeiten werden ggf. individuell erfasst.

Im nachfolgenden Dokumentationsbeispiel wurden Leistungen und Pflegehinweise zusammengefasst. Die verschiedenen Möglichkeiten der Darstellung werden in (➤ Kap. 3.5) beschrieben.

Pflegeplan

Der Pflegeplan (➤ Tab. 3.2) kann bei der pflegerelevanten medizinischen Diagnose „Apoplexie links mit Hemiplegie rechts“ als Ursache der Pflegediagnosen folgendermaßen aussehen.

Die Pflegedokumentation erfolgt in jeder Schicht gesondert (Frühschicht ➤ Tab. 3.3, Spätschicht ➤ Tab. 3.4 und Nachtschicht ➤ Tab. 3.5). Der Hilfebedarf wird spezifiziert: A (Anleitung), B (Beaufsichtigung), U (Unterstützung), TÜ (teilweise Unterstützung) und VÜ (vollständige Unterstützung).

Tab. 3.2 Pflegeplan bei Apoplexie links mit Hemiplegie rechts.

PD-Nr.	Pflegediagnose (PD) mit Ursachen	Symptome – Probleme	Ressourcen	Ziele
4.1.1	Eingeschränkte Sprachfähigkeit	• Kann keine verständlichen Wörter oder Sätze bilden • Wird bei Nichtverstehen ungeduldig	• Kann sich durch Mimik und Gestik verständigen, übt einzelne Worte • Hat Zeigetafel zur Verfügung und kann damit umgehen	• Teilt verbal oder nonverbal ihre Bedürfnisse mit
4.1.5	Neglect mit Hemiplegie rechts und eingeschränktem Tastsinn	• Dreht Kopf zur linken Seite und blickt nach links • Sieht Gegenstände auf der rechten Nachttischhälfte nicht (stößt Getränke um) • Beachtet rechte Körperhälfte nicht • Kann Berührungsreize rechts nicht wahrnehmen	• Linke Körperhälfte ist nicht eingeschränkt • Kann rechte Seite mit linker Seite stimulieren	• Dreht Kopf zur Mitte • Sieht und erkennt notwendige Gegenstände auf der rechte Nachttischseite • Benutzt den nicht betroffenen Arm, um die kranke Körperhälfte zu ertasten und wahrzunehmen • Nimmt rechte Körperhälfte wieder wahr • Kann Schwesternruf (Glocke) betätigen
4.2.1	Eingeschränkte Beweglichkeit aufgrund von Hemiparese rechts mit Gefahr von Dekubitus, Kontraktur, Pneumonie, Thrombose	• Kann rechte Seite nicht bewegen • Kann druckgefährdete Körperstellen teilweise nicht wahrnehmen und nicht selbst entlasten • Bei allen Transfers auf Hilfe angewiesen	• Linke Seite normal beweglich • Führt teilweise Mikrobewegungen durch	• Bewegt linke Seite selbstständig und rechte Seite mit Hilfe der rechten Hand oder Pflegekraft • Vermeiden von Komplikationen
4.6.2	Selbstversorgungsdefizit bei Körperpflege aufgrund eingeschränkter Beweglichkeit	• Kann linke Oberkörperseite, Rücken, Beine und Intimbereich nicht selbst waschen	• Putzt sich Zähne mit linker Hand selbst • Wäscht sich Gesicht und Oberkörper rechts vorne selbst	• Ressourcen erhalten • Wäscht sich Gesicht und gesamten Oberkörper vorne selbst
4.6.3	Selbstversorgungsdefizit beim An- und Auskleiden aufgrund eingeschränkter Beweglichkeit	• Kann sich nicht selbstständig an- und auskleiden	• Hilft mit weniger betroffenem Arm mit • Nimmt linke Seite zu Hilfe • Zieht Oberkörper selbstständig aus	• Ressourcen erhalten • Förderung der Selbstständigkeit beim An- und Auskleiden
4.4.7	Selbstversorgungsdefizit bei der Ernährung aufgrund Hemiparese rechts	• Kann Essen nicht mundgerecht zubereiten und Getränk nicht vorbereiten	• Isst und trinkt mit Hilfsmittel	• Ressource erhalten • Isst mit linker Hand und Hilfsmitteln

Tab. 3.2 Pflegeplan bei Apoplexie links mit Hemiplegie rechts. *(Forts.)*

PD-Nr.	Pflegediagnose (PD) mit Ursachen	Symptome – Probleme	Ressourcen	Ziele
4.4.8	Schluckstörung infolge Hemiplegie mit Gefahr der Aspiration	• Verschluckt sich beim Trinken und fester Nahrung	• Verschluckt sich bei breiiger Nahrung nicht	• Aspiration vermeiden
4.5.5	Selbstversorgungsdefizit bei der Ausscheidung aufgrund neurogener Blase und eingeschränkter Beweglichkeit	• Kann nicht selbstständig zur Toilette • Nimmt Urindrang zu spät wahr, Gefahr der Hautirritation	• Meldet sich bei Stuhldrang rechtzeitig	• Intakte Haut
4.8.2	Machtlosigkeit wegen eingeschränkter Beweglichkeit	• Ist meist weinerlich und traurig verstimmt	• Kann sich nonverbal verständigen • Hat sich bisher gut ins Heimleben eingefunden	• Drückt Gefühle aus • Beteiligt sich an Aktivitäten des Heimalltags

Tab. 3.3 Frühschicht

PD-Nr.	Hilfebedarf	Zeit	Maßnahmen/Leistungen
4.1.1 **4.1.5** **4.2.1** **4.2.3** **4.5.5** **4.6.2** **4.6.3**	VÜ VÜ VÜ VÜ VÜ VÜ TÜ VÜ S TÜ VÜ	7.30	• Hörgerät einsetzen • Pflegeutensilien bereitstellen • Verständigung mit Zeigetafel ermöglichen • Körperpflege im Bett, Beine waschen • Thromboseprophylaxe: Venen herzwärts ausstreichen • Intimpflege, Gesäß mit Pflegecreme eincremen, Einlage Saugstärke 3 • Unterkörper ankleiden • Kinästhetischer Knietransfer in den Rollstuhl – zum Waschbecken fahren • Wäscht selbstständig Gesicht und rechten Arm mit linker Hand • Geführte Waschung der linken Körperseite • Pneumonieprophylaxe: atemstimulierende Einreibung • Zieht Oberkörper mit Hilfe an • Kontrakturenprophylaxe: aktive Bewegungsübungen: alle großen und kleinen Gelenke der linken Körperseite 3-mal durchbewegen lassen • Rechte Körperseite passive Bewegungsübungen 3-mal durchführen • Unter linke Gesäßhälfte zusammengefaltetes Handtuch legen (nach 20 Min. entfernen) • Mittwochs nur Teilwaschung, Mundpflege durchführen und Gesicht und Hände waschen lassen sowie Intimbereich waschen, gegen 16.00 Uhr Vollbad mit Haarwäsche
	VÜ		• Bett machen, je nach Hilfebedarf während des Waschens/Ankleidens oder danach • Zimmer aufräumen, lüften, Flächen desinfizieren
4.4.7	U/S		• Zum Frühstück begleiten
4.4.8	VÜ	8.00	• Unterstützung beim Essen und Trinken, Frühstück bereitstellen – 2 Becher Früchtetee angedickt, in Milch eingeweichtes Weißbrot ohne Rinde und Früchtejoghurt • Trinkprotokoll führen

Tab. 3.3 Frühschicht *(Forts.)*

PD-Nr.	Hilfebedarf	Zeit	Maßnahmen/Leistungen
4.5.5	VÜ	9.00	• Unterstützung beim Ausscheiden: zur Toilette bringen, ausscheiden ermöglichen, Einlagenwechsel bei Bedarf und in den Aufenthaltsraum oder ins Zimmer zurückfahren
		10.00	• Über Angebote der Einrichtung (tgl./wöchentl.) informieren: ggf. dorthin begleiten, Gedächtnistraining Mo. und Mi., Do. Kochgruppe, Fr. Musikgruppe • Gespräch, Anleiten
4.4.7 **4.4.8**			• Unterstützung beim Essen und Trinken: Zwischenmahlzeit, z. B. Joghurt oder püriertes Obst, nach Absprache mit dem Logopäden feste Kost, 2 l Saft (eingedickt) nach Wunsch bereitstellen • Trinkprotokoll führen
4.5.5		11.00	• Unterstützung beim Ausscheiden
4.4.7 **4.4.8**		12.00	• Mittagessen bereitstellen: Unterstützung beim Essen und Trinken: mundgerecht zerkleinern oder pürierte Kost • Trinkprotokoll führen

Besonderheiten
- Alle Verrichtungen von der gelähmten Seite her durchführen
- Bei allen Verrichtungen Aufmerksamkeit und Zeit für Äußerungen geben, kurze Sätze bilden, die möglichst mit ja oder nein zu beantworten sind
- Zeigetafel und Lesebrille immer griffbereit legen
- Bei allen Verrichtungen Verständigung mit Zeigetafel ermöglichen

Tab. 3.4 Spätschicht.

PD-Nr.	Hilfe bedarf	Zeit	Maßnahmen/Leistungen
4.6.1 **4.5.5**	VÜ TÜ VÜ	13.00	• Händehygiene im Zimmer – Nasszelle am Waschbecken • Hilfe bei der Zahnprothesenpflege • Unterstützung beim Ausscheiden • Legt sich zur Mittagsruhe auf die Decke (Schuhe im Bett ausziehen) und möchte mit einer weiteren Decke zugedeckt werden
	VÜ	15.00	• Möchte an Nachmittagsrunde teilnehmen • Unterstützung beim Aufstehen, Transfer in den Rollstuhl • Unter linke Gesäßhälfte zusammengefaltetes Handtuch legen (nach 20 Min. entfernen)
4.5.5	VÜ	16.30	• Unterstützung beim Ausscheiden
4.2.1	VÜ	17.30	• Zum Abendessen begleiten
4.4.7 **4.4.8**	VÜ	17.45	• Unterstützung beim Essen und Trinken • Abendessen bereitstellen – pürierte Kost, 2 Tassen Tee eingedickt • Trinkprotokoll führen
4.5.5	VÜ	18.45	• Unterstützung beim Ausscheiden
4.6.2	U / S		• Körperpflege am Waschbecken; Gesicht erfrischen, Zähne putzen
4.6.3	TÜ VÜ		• An- und Auskleiden: Oberkörper entkleidet sie selbst und zieht mit Hilfe Nachthemd an • Transfer Rollstuhl – Bett • Sieht im Bett noch gerne fern
	S	19.00	• Schaltet Fernseher selbstständig ein/aus

Tab. 3.4 Spätschicht. *(Forts.)*

Besonderheiten

- Alle Verrichtungen von der gelähmten Seite her durchführen
- Bei allen Verrichtungen Aufmerksamkeit und Zeit für Äußerungen geben, kurze Sätze bilden die möglichst mit ja oder nein zu beantworten sind
- Zeigetafel und Lesebrille immer griffbereit legen
- Bei allen Verrichtungen Verständigung mit Zeigetafel ermöglichen

Tab. 3.5 Nachtschicht.

PD-Nr.	Hilfe bedarf	Zeit	Maßnahmen/Leistungen
4.5.5	VÜ	21.00	• Unterstützung beim Ausscheiden: Einlagenwechsel bei Bedarf • Lagerung rechte Seite
4.2.3	VÜ	24.00	• Kontrollgang – Rückenlagerung
4.2.3	VÜ	2.00	• Kontrollgang – Lagerung linke Seite
4.2.3	VÜ	5.00	• Kontrollgang – Rückenlagerung

Besonderheiten

- Alle Verrichtungen von der gelähmten Seite her durchführen
- Bei allen Verrichtungen Aufmerksamkeit und Zeit für Äußerungen geben, kurze Sätze bilden die möglichst mit ja oder nein zu beantworten sind
- Bei allen Verrichtungen Verständigung mit Zeigetafel ermöglichen
- Nachtlicht anlassen, Türe schließen, schläft gerne bei offenem Fenster

3.5 Den Pflegeprozess mit Pflegediagnosen transparent darstellen

Zur rationellen Erfassung und Dokumentation der individuellen Pflegesituation des pflegebedürftigen Menschen gibt es entsprechende Dokumentationssysteme. Zusätzlich haben sich die **Arbeit mit dem Buch** für die jeweilige Klientengruppe zuzüglich einem **individuell erstellten Ordner** mit Pflegediagnosen bewährt. Dieser Ordner kann auch als EDV-Version erstellt werden. Wer mit EDV arbeitet, kann ein „hauseigenes" Pflegeplanungsblatt in Form einer **Word-Tabelle** erstellen, in dem alle gängigen Pflegediagnosen integriert und abgespeichert sind. Dieses „Dokument" ist die Grundlage für individuelle Pflegeplanungen, die durch Löschen und Ergänzen des Textes erstellt werden. Pflegediagnosen bilden auch die Basis von **EDV-gestützten Dokumentationssystemen.**

Es gibt mittlerweile eine unübersehbare Anzahl von verschiedenen Darstellungsmöglichkeiten des Pflegeprozesses in Dokumentationssystemen. Im Wesentlichen kann man jedoch vier Typen unterscheiden.

Die „klassische" Tabelle

In der Ausbildung hat sich bisher die Pflegeplanung in Tabellenform bewährt. Hier werden wie im „Beispielplan" (➤ Tab. 3.2) Pflegediagnosen, Ressourcen, Pflegeziele und Pflegetherapie in einer Reihe dargestellt. Es ist ersichtlich, dass jedes Pflegeproblem eine Pflegemaßnahme nach sich zieht und die Wirksamkeit der Maßnahme anhand eines Ziels überprüft werden kann. In Dokumentationssystemen sind hierfür teilweise verschiedene Formulare zu finden. Meist werden die Ressourcen und Probleme getrennt dargestellt, wobei dann als Ausdruck ressourcenorientierter Pflege meist die Ressourcen zuerst benannt werden. Professionelles Handeln ist zielgerichtet und überprüfbar. Hierzu muss für jedes Problem mindestens ein konkretes, realistisches Ziel zugeordnet sein. Die Pflegemaßnahmen müssen dazu geeignet sein, das Ziel zu erreichen. Entweder wird die Häufigkeit der Maßnahme oder genaue Uhrzeiten angegeben. Die Leistungen werden in separaten Leistungsnachweisen häufig getrennt nach Schichten dokumentiert (➢ Tab. 3.3; ➢ Tab. 3.4; ➢ Tab. 3.5). In EDV-gestützten Dokumentationssystemen, etwas aufwändiger auch auf Papier, kann zusätzlich die individuelle Pflegezeit bei einem pflegebedürftigen Menschen ermittelt werden. Die Evaluation wird bei diesem System in der Regel meist separat dokumentiert.

Separate individuelle Pflegesituationen, Pflegepfade und Leistungsnachweis

Hier werden Pflegediagnostik, Pflegediagnose, Pflegeziele, Pflegemaßnahmen, Leistungsnachweis, Pflegebericht und Evaluation zu einer wesentlichen Pflegesituation mit einer oder mehreren Pflegediagnosen des pflegebedürftigen Menschen zusammengefasst. So könnten z. B. Inkontinenz und eingeschränkte Beweglichkeit als zusammenhängende Pflegesituationen, die häufig vorkommen, in einer Einrichtung standardisiert dargestellt werden. Diese Form hat den Vorteil, dass alle Informationen zu einer wesentlichen Pflegesituation gebündelt sind. Bei Erstellung eines neuen Formulars muss das Formblatt individuell aktualisiert werden. Die Art der Darstellung eignet sich darüber hinaus auch gut für das Lernen an konkreten Pflegesituationen in der Ausbildung.

Pflegemaßnahmen in Form von Tagesstrukturplänen

Tagesstrukturpläne bieten einen zeitlichen Orientierungsrahmen für pflegebedürftige Menschen und für Pflegende. Die konkreten Pflegemaßnahmen sind nach Schichten oder nach Uhrzeiten strukturiert. Die Zeiten sind nicht als starre Zeiten zu verstehen, denn Abweichungen von den geplanten Zeiten sind im Rahmen der individuellen Pflege möglich oder erforderlich. Die Transparenz der anfallenden Arbeiten kann die Arbeitsorganisation erleichtern. Tagesstrukturpläne können in alle Formen der Pflegedokumentation ergänzend integriert werden.

Dokumentation mittels EDV

Die Benutzerführung erfolgt in der Regel über die Menüleisten und Eingabefenster zu den einzelnen Schritten des Pflegeprozesses. Die Pflegeplanungen sind meist nach den AEDL strukturiert. Pflegediagnosen sind teilweise hinterlegt und können ergänzt werden. In einigen Systemen ist vorgesehen, dass die Diagnosen generell auf die Einrichtung bezogen erarbeitet und hinterlegt werden. Die Darstellung ist auf vielfältige Art und Weise möglich. Das kommerzielle Produkt ENP® Europäische Pflegepfade schlägt zu jedem Problem einen Pfad zur Problemlösung vor.

Pflegetherapie: Maßnahmen oder Leistungen?

Zur Sicherung der Pflegequalität muss die individuelle Pflege transparent dargestellt werden. Die Häufigkeit, teilweise sogar die Uhrzeit der Leistungen wird meist für jede Schicht separat geplant.

Maßnahmen

Pflegemaßnahmen legen die Pflegetherapie fest:
- Was wird gemacht?
- Wie wird die Maßnahme vorgenommen?
- Wie oft muss die Maßnahme ergriffen werden?
- Mit welchen Mitteln wird gearbeitet?

Pflegekräfte, die keine Fachkräfte sind, erhalten hier gleichzeitig wertvolle Umsetzungsrichtlinien für ihr Handeln. Erschwerende Faktoren werden in der Pflegeplanung ersichtlich. Pflegeplanungen werden häufig unübersichtlich, wenn alle Aspekte einer Maßnahme aufgenommen werden. Es ist daher übersichtlicher, nur Leistungen und deren Häufigkeit zu dokumentieren. Wie und mit welchen Mitteln diese Leistungen durchgeführt werden, kann in „Standards" hinterlegt werden.

Leistungen

Leistungen der Pflege orientieren sich in erster Linie an den Begutachtungsrichtlinien des Medizinischen Dienstes der Krankenversicherung (MDK) zur Feststellung der Pflegebedürftigkeit nach Sozialgesetzbuch XI. Sie bestehen in Hilfestellungen wie vollständiger Übernahme, teilweiser Übernahme, Beaufsichtigung und Anleitung. Gespräch, Beratung und Begleitung sind laut Pflegeversicherungsgesetz selbstverständlicher Teil humaner Pflege. Es wird dokumentiert, was getan wird und wie oft. Um die erforderliche Pflegequalität zu gewährleisten, muss das „Wie" in Standards und/oder in der Beschreibung des Pflegekonzeptes (z. B. Bobath) hinterlegt und darauf verwiesen werden. Dies setzt jedoch voraus, dass sich alle Mitarbeiterinnen einer Einrichtung stets durch Fortbildung auf einem aktuellen Ausbildungsstand befinden und die Inhalte der Standards und Konzepte einwandfrei beherrschen. Individuelle Pflege erfordert auch hier einen Raum, um Besonderheiten, Wünsche und Gewohnheiten des einzelnen Menschen in der Planung zu berücksichtigen. Die Gestaltung von Dokumentationssystemen auf Papier oder mittels EDV bietet hierzu verschiedene Möglichkeiten.

Zu den folgenden Pflegediagnosen in Kapitel 4 wurden so genannte „Leistungen" vorgeschlagen, um die Planungen zu erleichtern. Allgemeine Durchführungshinweise sind dazu jeweils unter der Überschrift „Voraussetzungen" aufgezählt.

Um die Vorteile beider Dokumentationsweisen zu vereinen, können die Leistungen besonders gekennzeichnet werden. Die AltenpflegerInnen können sich z. B. auf das Kürzel „L" für Leistungen und das Kürzel „H" für Hinweise zur individuellen Durchführung einigen. Auch eine zusätzliche Spalte eignet sich zur Trennung der Hinweise von den Leistungen. Nur eine hoch qualifizierte Fachkraft wird in der Lage sein, das äußerst komplexe, individuelle prozesshafte Handeln der Pflege so zu beschreiben, dass es für alle an der Pflege einer KlientIn beteiligten Personen annähernd transparent wird.

In der Regel werden die zeitrelevanten Pflegeleistungen im so genannten „Leistungsnachweis" geführt, so dass leistungsergänzende Hinweise in den „Maßnahmen" der Pflegeplanung zusätzlich informativen Charakter für verschiedene an der Pflege beteiligte Personen haben.

Häufigkeit der Leistungen und Pflegezeit

Um die Gesamtpflegezeit für einen pflegebedürftigen Menschen zu ermitteln, muss die Häufigkeit jeder Leistung dokumentiert und für jede Leistung die Zeit ermittelt werden. Diese kann auch mit einer Durchschnittszeit angegeben werden. Anhaltspunkte für die Durchschnittszeit geben die Zeitkorridore in den Begutachtungsrichtlinien zur Pflegebedürftigkeit.

Je nach individueller Pflegesituation eines Menschen und Qualität der Leistungsdurchführung kann die Zeit für ein und dieselbe Leistung sehr unterschiedlich sein. Eine individuelle Zeitermittlung ist wiederum sehr zeitaufwändig. Wenn Art und Anzahl der Pflegediagnosen als „erschwerende Faktoren" berücksichtigt werden, kann diese komplizierte Zeitermittlung vermindert werden.

Hilfsmittel zur Pflegeprozessdokumentation mit Pflegediagnosen

Buch

Die in diesem Buch verfassten Pflegediagnosen können ein Fundament für die Ausbildung und die Arbeit in Einrichtungen bieten. Dieses Buch enthält Informationen über die Entwicklung und Klassifikation von Pflegediagnosen. Die häufigsten Pflegediagnosen sind mit Zielen und Pflegetherapie für pflegebedürftige Menschen in der Altenpflege verzeichnet. In kaum einer Einrichtung werden alle NANDA-Diagnosen, die es gibt, Anwendung finden. Das Inhaltsverzeichnis mit der strukturierten Auflistung der Pflegediagnosen kann als Checkliste zur Pflegediagnostik verwendet werden.

Die im vorliegenden Buch angebotenen Symptome und Ursachen dienen als Grundlage für die Diagnostik und als Formulierungshilfe. Sie müssen jedoch individuell angepasst oder erweitert werden. Weitere Symptome, die keiner Diagnose zugeordnet werden können, müssen zusätzlich erfasst werden. Ähnlich wird mit Zielen und Pflegetherapie verfahren.

Ordner

Da Pflegediagnosen in Büchern nicht immer die Pflegeschwerpunkte abbilden, die spezielle Einrichtungen haben, empfiehlt es sich, für die Einrichtung relevante Pflegediagnosen auszuwählen, anzupassen und als Kopiervorlage in einem Ordner zu sammeln oder elektronisch abzuspeichern. Der Ordner enthält Pflegediagnosen, Pflegeziele und Pflegetherapie, die bei den pflegebedürftigen Menschen in der jeweiligen Pflegeeinrichtung häufig vorkommen, als Papier- oder/und EDV-Version. Hierbei können Einrichtungen auch selbst Pflegediagnosen formulieren, die häufig vorkommenden Pflegesituationen in der Einrichtung entsprechen.

Wenn die Einrichtung nicht mit einem speziell für die Pflege konzipierten EDV-Programm arbeitet, kann auch eine einfache Word-Tabelle zur Pflegediagnostik angefertigt werden. Je nach Pflegemodell wird ein gegliedertes Pflegeplanungsblatt erstellt. So werden – z. B. nach AEDL gegliedert – alle Titel der häufig verwendeten Pflegediagnosen als Dokument (.dot) abgespeichert. Diese Datei mit der Tabelle kann für jede neue Planung aufgerufen und als neues Dokument pro KlientIn kopiert werden. Sie dient als Checkliste zur Pflegediagnostik. Alle bei dem pflegebedürftigen Menschen nicht relevanten Pflegediagnosen können in der für die KlientIn eigens angelegten Pflegeplanungsdatei gelöscht werden. Die verbleibenden Pflegediagnosen werden mit den individuellen Symptomen und den individuellen Ursachen konkretisiert. Vorhandene Ressourcen zur Minderung dieser Pflegebedürftigkeit werden ermittelt und dokumentiert, um die Pflege im Sinne des Pflegeprozesses planen, durchführen und evaluieren zu können.

Ergänzende Assessment-Instrumente

Das Deutsche Netzwerk für Qualitätssicherung (www.dnqp.de) benennt und beurteilt in den „Nationalen Expertenstandards“ weitere Assessment-Instrumente, z. B. Skalen. Diese können auch über das IGAP bezogen bzw. heruntergeladen werden. Als differenziertes Assessment-Instrument gilt das RAI®.
Folgende Expertenstandards sind bereits veröffentlicht oder geplant:

- Dekubitusprophylaxe in der Pflege
- Entlassungsmanagement in der Pflege
- Schmerzmanagement in der Pflege bei akuten oder tumorbedingten chronischen Schmerzen
- Sturzprophylaxe in der Pflege
- Förderung der Harnkontinenz in der Pflege

- Pflege von Menschen mit chronischen Wunden
- Bedarfsgerechte Ernährung und Flüssigkeitsversorgung (geplant)
- Schmerzmanagement bei chronischem (nicht-malignem) Schmerz (2008–2010)
- Pflege von demenziell Erkrankten (2009–2011)
- Medikamentenmanagement (2010–2012).

KAPITEL

4 Pflegediagnosen in der Altenpflege

4.1 Pflegediagnosen im Bereich „Kommunikation"

4.1.1 Eingeschränkte Sprachfähigkeit

Eingeschränkte Fähigkeit der Sprachbildung und der Aussprache mit Unfähigkeit, die Sprache situationsgerecht einzusetzen, häufig gekoppelt mit eingeschränktem Sprachverständnis. Beeinträchtigte Teilnahme am gesellschaftlichen Leben, Beeinträchtigung der Sicherheit und der Selbstversorgung.

NANDA: „Impaired Verbal Communication"
Taxonomie 1 R: 7.2 – Wahrnehmen
Taxonomie 2: 00051 – Perzeption/Kognition, Kommunikation

Mögliche Ursachen

- Versteht und spricht die landesübliche Sprache nicht
- Neurologische Erkrankung, z. B. Apoplex, Morbus Parkinson
- Zentrale Störungen, z. B. akute und chronische Verwirrtheit, Vergiftungen, Demenz, apallisches Syndrom, Koma, Gehirnverletzung, Tumor
- Erkrankungen der sprachbildenden Organe, z. B. Tracheotomie
- Atemnot, Kraftlosigkeit, Benommenheit
- Psychische Erkrankungen, z. B. Depression, Psychose
- Sedierung, Medikamentennebenwirkungen.

Symptome

- Bildet Wörter oder Sätze nur eingeschränkt oder gar nicht
- Wortfindungsstörungen
- Verwechselt Begriffe
- Gesprochenes ergibt keinen Sinn
- Sprachqualität ist verändert (Lautstärke, Sprachfluss, Betonung)
- Wiederholt immer wieder die gleichen Laute, Wörter oder Sätze
- Schreiben und lesen ist nicht oder nur eingeschränkt möglich
- Äußerungen erfolgen nonverbal (Mimik, Gestik, Blicke, Weinen)
- Unklare Reaktionen auf Ansprache oder Bilder.

Pflegediagnostik – Assessment

Erstbeurteilung und Dokumentation

Fragen klären:
- Welche fachärztliche Hilfe wurde in Anspruch genommen?
- Welche Ursachen liegen der eingeschränkten Sprachfähigkeit zugrunde?
- Sind Hilfsmittel erwünscht oder vorhanden, z. B. Sprechkanüle, Zeigetafel, Schreibutensilien?
- Welche Möglichkeiten fachtherapeutischer Hilfe, z. B. Logopädie, wären hilfreich?
- Welche personelle Hilfe ist erforderlich?
- Welche Hilfe kann aus dem Umfeld des pflegebedürftigen Menschen geboten werden?

Beobachten und beurteilen von:
- Reaktion auf Ansprache und Geräusche
- Reaktion auf Bilder und Symbole
- Wort- und Satzbildung
- Sprachverständlichkeit
- Stimme
- Veränderungen an den lautbildenden Organen
- Sprachfluss, Sprachrhythmus, Sprachklang
- Sprachverständnis
- Mimik, Augenausdruck, Gestik, Körperhaltung, Befinden
- Orientierung in der Umgebung
- Psychische Verfassung
- Teilnahme am sozialen Leben, z. B. Kommunikation und Sozialkontakte
- Reaktion auf visuelle Reize
- Anteilnahme, Interesse, Aktivitäten
- Selbstversorgungsfähigkeit
- Verbliebenen Möglichkeiten der Verständigung.

Ziele und Beurteilungskriterien zur Überprüfung der Wirksamkeit der Pflege

Der alte Mensch
- teilt seine Bedürfnisse mit
- bringt zum Ausdruck, dass er sich verstanden fühlt
- versteht die mitgeteilten Informationen und Anleitungen
- akzeptiert die Einschränkung und Hilfeangebote
- erhält angemessene Unterstützung und Bewältigungsangebote
- nimmt am sozialen Leben teil
- nimmt soziale Kontakte auf.

Pflegetherapie

Voraussetzungen

- Bei allen Verrichtungen Aufmerksamkeit und Zeit für verbale und nonverbale Äußerungen haben
- Bevor gesprochen wird, Kontakt zum Kranken aufnehmen, z. B. seine Schulter berühren (Initialberührung)

- Kommunikation durch Tafeln und Symbole unterstützen
- Direkte (geschlossene) Fragen stellen (keine «W-Fragen», z. B. wie, was, warum, wo)
- Deutlich und langsam sprechen, kurze, klare Sätze mit einfachen Begriffen und Hauptwörtern bevorzugen, den alten Menschen beim Sprechen anschauen
- Normale Lautstärke, auch wenn der alte Mensch zunächst nichts versteht
- Informationen dosieren, d. h. nicht zu viele Informationen auf einmal vermitteln
- Themenwechsel ankündigen, kein schneller Themenwechsel
- Nur für den alten Menschen sprechen, wenn es absolut nötig ist
- Durch Nachfragen deutlich machen, wenn man den alten Menschen nicht verstanden hat
- Eine falsche Antwort nicht wiederholen
- Bei nichtverständlicher Mitteilung mehrere Begriffe anbieten und Zustimmungszeichen vereinbaren
- Bei Fremdsprache für geeignete Übersetzung sorgen
- Unterbringung möglichst nicht im Einzelzimmer.

Hilfestellungen

- Unterstützen der Kommunikation durch Beobachten verbaler und nonverbaler Botschaften und Rückmeldung über verstandene Inhalte
- Genau dokumentieren und übergeben, wie der alte Mensch sich mit seinen Kommunikationsmöglichkeiten deutlich macht, z. B. wie er Gestik, Mimik nutzt.

Bei Bedarf:

- Kommunikationshilfsmittel bereit legen
- Begleitung zur logopädischen Behandlung.

Information, Beratung, Anleitung

- Über Möglichkeiten des Sprechtrainings mit Logopäden oder in Selbsthilfegruppen informieren
- Zu Hilfsmittelangeboten beraten
- Zu Sprachübungen in Absprache mit zuständigen Therapeuten anlciten
- Mitbewohner und Kontaktpersonen über Kommunikationsmöglichkeiten informieren.

Laufende Beobachtung, Beurteilung und Dokumentation

- Reaktionen auf Ansprache, Geräusche, Bilder
- Verbliebene Möglichkeiten der Verständigung
- Richtigen Einsatz der Hilfsmittel
- Gefahren durch eingeschränkte Kommunikation z. B. soziale Isolation, Verletzungsgefahr.

€: Erhöhter Zeitaufwand für Anleitung wegen Kommunikationseinschränkung
LF 1.3 Pflege alter Menschen mit eingeschränkten Sinnesorganen

Tab. 4.1 Eingeschränkte Sprachfähigkeit aufgrund von Apoplex links

Pflegediagnose Eingeschränkte Sprachfähigkeit aufgrund von Apoplex links		**Pflegetherapie** Maßnahmen als „strukturierter Tagesplan" ≻ Abb. 2.3 und ≻ Abb. 2.4	
Probleme	**Ressourcen**	**Ziele**	**Maßnahmen**
Kann keine verständlichen Wörter oder Sätze bilden	• Kann sich durch einzelne Laute, Mimik und Gestik ausdrücken • Übt nach Vorgaben der Logopädin	• Teilt verbal oder nonverbal ihre Bedürfnisse mit	• Bei allen Verrichtungen Aufmerksamkeit und Zeit für Äußerungen geben • Übungsblatt der Logopädin vormittags und nachmittags griffbereit legen (TÜ)
Wird bei Nichtverstehen ungeduldig	• Hat und benutzt Zeigetafel	• Bringt zum Ausdruck, dass sie sich verstanden fühlt	• Kurze Sätze bilden, die möglichst mit ja oder nein zu beantworten sind • Verständigung mit Zeigetafel ermöglichen (TÜ)
Sieht Rufgerät auf der rechten Seite nicht	• Sieht Rufgerät auf der linken Seite und kann es sicher greifen	• Kann Rufanlage betätigen	• Rufgerät auf linke Seite platzieren (TÜ)

4.1.2 Eingeschränkte Sehfähigkeit

Störung des Sehvermögens mit Beeinträchtigung der Teilnahme am gesellschaftlichen Leben, der Sicherheit und der Selbstversorgung.

NANDA: „Sensory Perceptual – Specify: visual"
Taxonomie 1 R: 7.2 – Wahrnehmen
Taxonomie 2: 00122 – Perzeption/Kognition, Wahrnehmung/Perzeption

Mögliche Ursachen

- Augenerkrankungen, z. B. grauer Star, grüner Star
- Unzureichende Brillenstärke
- Altersbedingte Durchblutungsstörungen der Netzhaut
- Diabetische Netzhautveränderung
- Altersweitsichtigkeit
- Verletzungen der Augen, Fremdkörper
- Trockenheit des Auges, z. B. mangelnder Tränenfluss
- Auswärts- oder Innenkehrung des Augenlides.

Symptome

Der alte Mensch
- sieht unscharf, hat Gesichtsfeldeinschränkungen
- reagiert lichtempfindlich

- kann Farben nicht unterscheiden
- hat tränende oder entzündete Augen beim Lesen, Fernsehen
- geht und reagiert unsicher, verletzt sich häufig
- äußert Unsicherheit, Hilfebedarf
- benutzt eine Brille oder Kontaktlinsen
- hat Selbstversorgungsdefizite bei der täglichen Versorgung, z. B. beim Waschen, Kleiden, Essen, Ausscheiden, bei der Haushaltsführung.

Pflegediagnostik – Assessment

Erstbeurteilung und Dokumentation

Fragen klären:
- Was bedeutet Sehen für das bisherige Leben des alten Menschen?
- Durch welche Erkrankung ist das Sehen eingeschränkt?
- Kann er Gefühle der Sicherheit/Unsicherheit verbalisieren?
- Welcher Hilfebedarf bei den täglichen Aktivitäten, z. B. Waschen, Essen, ist erforderlich?
- Welche Einschränkungen sind mit der Sehbehinderung verbunden?
- Ist der alte Mensch wegen seiner Sehbehinderung schon einmal gestürzt?
- Kann er sich frei bewegen, überall hingehen, wo er will?
- Welche Hilfsmittel werden benötigt?
- Sind Anordnungen durch den Arzt zu beachten?
- In welchem Abstand sind Augenarztkontrollen erforderlich?
- Wann war der letzte Augenarztbesuch?

Beobachten und beurteilen von:
- Reaktionen auf visuelle Reize.

Ziele und Beurteilungskriterien zur Überprüfung der Wirksamkeit der Pflege

- Erkrankungen werden fachgerecht behandelt
- Behinderungen werden durch den Gebrauch von Hilfsmitteln eingeschränkt.

Der alte Mensch
- erhält notwendige Unterstützung und akzeptiert diese
- nimmt am sozialen Leben teil
- kann sich seinen Wünschen entsprechend beschäftigen
- nimmt Kontrolluntersuchungen regelmäßig wahr
- äußert ein Gefühl der Sicherheit und des Wohlbefindens
- kompensiert die Einschränkung oder den Verlust durch den Gebrauch von Hilfsmitteln
- behält seine sozialen Kontakte und/oder knüpft neue
- ist orientiert
- nimmt die empfohlenen Augenarztbesuche regelmäßig wahr.

Pflegetherapie

Voraussetzungen

- Bei Information über die zu benutzenden Räume Bezugspunkte (gegenüber, vorne, hinten: Entfernung in Schritten) sowie Gegenstände nach ihrer Art und Anordnung im Raum genau beschreiben und ertasten lassen
- Nähere Umgebung und Wege sind durch Bänder, Schmirgelpapier, Glöckchen (Windspiele) gekennzeichnet
- Weg zur Toilette, Papierhalter, Spülung, Notruf und Waschbecken erklären und ertasten lassen
- Nichts wird in der Umgebung verändert, ohne den Menschen vorher zu informieren
- Gegenstände werden dort liegen gelassen, wo sie gewöhnlich von dem alten Menschen aufbewahrt werden
- Der Sehbehinderte oder Blinde wird beim Gehen untergehakt, Körperkontakt angeboten
- Niemals weggehen, ohne dem Menschen einen Halt zu geben und ihm zu sagen, wo er sich gerade befindet und wer sich in seiner Umgebung aufhält, an wen er sich wenden kann.

Hilfestellungen

- Verhalten dem Grad der Sehbehinderung anpassen
- Sicherheit gewährleisten
  - Darauf achten, dass Sehhilfen greifbar, intakt und sauber sind
  - Sicherheit im Umfeld schaffen, z. B. keine Stolperfallen; keine Gegenstände auf dem Boden liegen lassen
  - Türen geschlossen oder ganz geöffnet halten (halboffene Türen bergen Verletzungsgefahren)
  - Regelmäßige Augenarztkontrollen veranlassen
  - Information bei Eintritt ins Zimmer und bei allen Tätigkeiten, die durchgeführt werden; klare, beschreibende und bildhafte Sprache verwenden; Information, wenn eine Person das Zimmer verlässt
  - Fremde Personen vorstellen lassen
  - Rufsysteme einsatzbereit halten und griffbereit legen, z. B. schnurloses, tragbares Telefon mit gekennzeichneten Tasten
  - Keine zerbrechlichen Gegenstände in der Umgebung der Sehbehinderten/Blinden aufstellen
  - Regelmäßige Augenarztkontrollen veranlassen
- Körperpflege und Kleidung
  - Beim Waschen Anordnung der Waschutensilien erklären, stets gleiche Anordnung beibehalten
  - Kleidungsstücke mit Merkzeichen zur Unterscheidung vorne/hinten versehen
- Essen und Trinken
  - Vor dem Essen darüber informieren, was es gibt und evtl. riechen lassen
  - Stets gleiche Anordnung von Teller, Tasse, Glas und Besteck
  - Teller ertasten lassen, Besteck ergreifen lassen, Standplatz des Getränks und Art der Höhe des Trinkglases erklären
  - Gläser und Tassen nur 3/4 füllen, um Verschütten zu verhindern, evtl. aus Flasche oder Becher mit Trinkaufsatz trinken lassen
  - Evtl. rutschfesten Teller mit hohem Rand geben, Fleisch bei Bedarf gabelgerecht zubereiten
  - Sich den Teller als Zifferblatt vorstellen und mit Hilfe von Uhrzeiten erklären, wo sich die Speisen befinden, z. B. 6.00 Uhr Fleisch, 10.00 Uhr Gemüse, 2.00 Uhr Spätzle
  - Ermutigen, evtl. Essen auch mit dem Zeigefinger der anderen Hand auf Gabel oder Löffel schieben
  - Wo nötig, Hilfestellung geben

- Beschäftigen
  - Spaziergänge mit Kontaktperson im Blindengarten, zu Duftecken, Springbrunnen oder in die freie Natur
  - Geräusche, Gerüche, Beschaffenheit von Dingen erleben lassen
  - Dem alten Menschen vorlesen, Literatur mit Großbuchstaben beschaffen.

Information, Beratung, Anleitung

- Menschen im sozialen Umfeld mit Einverständnis des Betroffenen über die Einschränkung informieren
- Über Hilfsmittel informieren, z. B. Lupenbrillen, Blindenuhr, -kalender, Großdruckbücher, auf Band gesprochene Bücher und Hörspiele
- Bei Erkrankungen über Zusammenhang und Gefahren bezüglich Sehschädigungen informieren, z. B. bei Diabetes mellitus
- Anleitung, die täglichen Verrichtungen selbstständig durchzuführen
- Über therapeutische Hilfe informieren, z. B. Musiktherapie oder Ergotherapie.

Laufende Beobachtung, Beurteilung und Dokumentation

- Befinden
- Orientierung
- Sicheres Bewegen in der Umgebung
- Fähigkeit, sich sinnvoll zu beschäftigen
- Fähigkeit mit anderen Menschen zu kommunizieren.

€: Erhöhter Zeitaufwand für Anleitung wegen Kommunikationseinschränkung
LF 1.3 Pflege alter Menschen mit eingeschränkten Sinnesorganen

Tab. 4.2 Eingeschränkte Sehfähigkeit aufgrund von grünem Star

Pflegediagnose Eingeschränkte Sehfähigkeit aufgrund von grünem Star		**Pflegetherapie** Maßnahmen als „strukturierter Tagesplan" ➤ Abb. 2.3 und ➤ Abb. 2.4	
Probleme	**Ressourcen**	**Ziele**	**Maßnahmen**
Fühlt sich unsicher, da sie sich in ihrer Umgebung nicht zurechtfindet, und häufig anstößt oder stolpert	• Hakt sich gerne bei Pflegepersonen unter	• Fühlt sich sicher und findet sich in ihrer Umgebung zurecht	• Immer von vorne ansprechen und mit Namen vorstellen • Beim Gehen Arm zum Unterhaken anbieten • Stolperfallen beseitigen • Auf Hindernisse aufmerksam machen • Gegenstände im Zimmer immer am gleichen Platz belassen
Findet Gegenstände, Getränke oder Essen nicht und stößt diese um	• Kann Erklärungen verstehen und entsprechend handeln	• Kann Gegenstände, Essen und Getränke finden und sicher handhaben	• Lage von Gegenständen oder des Essens auf dem Teller erklären, Standort der Getränke erklären (VÜ 5-mal tägl.)

4.1.3 Eingeschränkte Hörfähigkeit

Eingeschränkte Fähigkeit oder völlige Unfähigkeit des Hörens mit Beeinträchtigung der Teilnahme am gesellschaftlichen Leben, der Sicherheit und der Selbstversorgung.

NANDA: „Sensory/Perceputal – Specify Auditory"
Taxonomie 1 R: 7.2 – Wahrnehmen
Taxonomie 2: 00122 – Perzeption/Kognition, Wahrnehmung/Perzeption

Mögliche Ursachen

- Neurologische Erkrankungen, Verlust von Hör- und Nervenzellen
- Durchblutungsstörungen sowie Störungen des Stützgewebes im Innenohr
- Psychische Störungen durch hohen Leidensdruck, z. B. Alter, Schmerzen, chronische Erkrankung
- Nebenwirkung von Medikamenten
- Lärmeinwirkung und Infekte in jüngeren Jahren
- Alter Mensch hat innerlich abgeschaltet und will nicht mehr hören
- Zentrale Störungen.

Symptome

- Hörverschlechterung, z. B. hört Glocke, Wecker, Vogelgezwitscher nicht
- Gestörtes Sprachverständnis bei hohem Geräuschpegel, z. B. mehrere Gesprächspartner bei Feiern
- Ohrgeräusche vor allem in ruhiger Umgebung
- Verändertes Kommunikationsverhalten, äußert Missverstehen oder Ärger
- Verminderte Sozialkontakte, zieht sich wegen Hörschwäche zurück
- Gleichgewichtsstörungen mit Sturzgefahr
- Erhöhte Reizbarkeit, Misstrauen und Aggression.

Pflegediagnostik – Assessment

Erstbeurteilung und Dokumentation

Fragen klären:
- Durch welche Erkrankungen ist das Hören eingeschränkt?
- Welche Einschränkungen sind mit der Hörbehinderung verbunden?
- Wie schätzt der alte Mensch die Hörfähigkeit ein?
- Welcher Hilfebedarf ist erforderlich?
- Welche Hilfsmittel, z. B. Hörgerät, werden benötigt?
- Wie reagiert der alte Mensch auf Sprache, Musik, Glocke und sonstige Geräusche?
- Sind Anordnungen durch den Arzt zu beachten?
- Wann war der letzte Besuch beim Hals-Nasen-Ohrenarzt?

Beobachten und beurteilen von:
- Kommunikationsform
- Sozialverhalten
- Medikamente, die die Hörfähigkeit beeinträchtigen könnten
- Einschätzung des Sturzrisikos.

Ziele und Beurteilungskriterien zur Überprüfung der Wirksamkeit der Pflege

Der alte Mensch
- nimmt am täglichen Leben der Einrichtung teil
- hält die Kommunikation zu anderen aufrecht
- berichtet über seine Gefühle und Ängste bzgl. der Einschränkung
- akzeptiert die Hilfsmittel und wendet sie adäquat an
- kann über Einschränkungen durch seine Hörbehinderung Auskunft geben.

Pflegetherapie

Voraussetzungen

- Zuweisung gleich bleibender Pflegemitarbeiter
- Geduld im Umgang mit hörbehinderten Menschen
- Klare und einheitliche Reize oder Berührungen („Begrüßungsritus")
- Blickkontakt während des Gespräches
- Gute Beleuchtung von Mund und Gesicht der Pflegeperson beim Sprechen (nachts evtl. mit Taschenlampe)
- Langsam, mit ruhiger, tiefer Stimme, deutlich und in gleichmäßigem Tempo sprechen, mit Mimik und Gestik unterstreichen, Pausen einlegen
- Kurze und klare Sätze bilden, keine Fremdwörter verwenden
- Bei Nichtverstehen ganze Sätze im Satzzusammenhang wiederholen, keine einzelnen Wörter wiederholen
- Alten Menschen auf der Seite des Hörgerätes ansprechen
- Möglichkeit zur Antwort durch Sprache, Mimik, Gestik, Berührung, Schrift oder anderen Hilfsmitteln geben
- Hörgerät kennzeichnen, ob es links oder rechts getragen wird
- Zusätzlich sehbehinderte Menschen sind über Berührungen oder Gerüche erreichbar, ihnen muss jede Information über diesen Weg vermittelt werden.

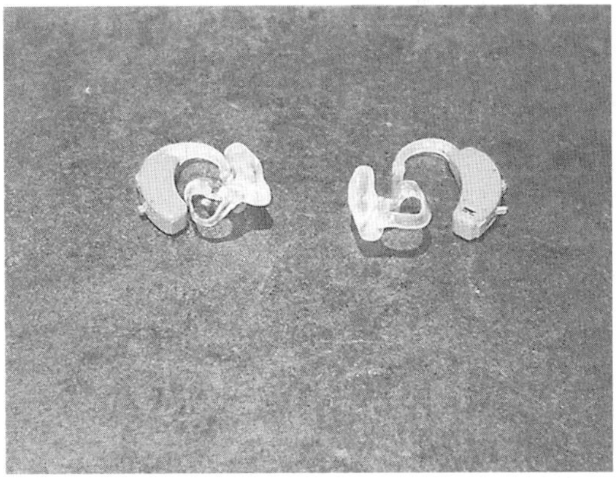

Abb. 4.1 Wenn alte Menschen für jedes Ohr ein Hörgerät benötigen, ist es wichtig, beim Anbringen rechts und links nicht zu verwechseln. Es ist vor dem Anbringen hilfreich, die Geräte so vor die Betroffenen hinzulegen, dass die Teile, die hinter das Ohr gehören, jeweils nach außen zeigen und die Zapfen des Ohrpassstückes nach oben. In dieser Stellung liegt das Gerät auf der richtigen Körperseite und kann dort angebracht werden. [M221]

Hilfestellungen

- Zeitmehrbedarf dokumentieren
- Hörhilfen pflegen

- Hörhilfen einsetzen
- Genau aufführen, mit welchen Hilfsmitteln der alte Mensch antwortet, z. B. mit Gestik, Mimik oder Schrift.

Bei Bedarf:

- Begleitung zum Hals-Nasen-Ohrenarzt
- Bei Gleichgewichtsstörungen Hilfestellung beim Aufstehen, Gehen, Stehen, Treppensteigen, Zubettgehen, An- und Auskleiden.

Information, Beratung, Anleitung

- Angehörige und alle, die mit dem Betroffenen in Kontakt stehen, über den richtigen Umgang informieren
- Zum Umgang mit dem Hörgerät und Wartungsmaßnahmen anleiten und informieren
- Über weitere Hilfen, z. B. elektrische Schreibgeräte, evtl. Computer, informieren
- Bei Gleichgewichtsstörungen über Hilfsmittel beraten.

Laufende Beobachtung, Beurteilung und Dokumentation

- Fähigkeit, sich sinnvoll zu beschäftigen
- Fähigkeit, mit anderen Menschen zu kommunizieren
- Richtiger Einsatz der Hilfsmittel.

Tab. 4.3 Eingeschränkte Hörfähigkeit aufgrund von Durchblutungsstörungen

Pflegediagnose Eingeschränkte Hörfähigkeit aufgrund von Durchblutungsstörungen		**Pflegetherapie** Maßnahmen als „strukturierter Tagesplan" ➤ Abb. 2.3 und ➤ Abb. 2.4	
Probleme	**Ressourcen**	**Ziele**	**Maßnahmen**
Kann ohne Hörgerät nicht hören	• Trägt beidseits Hörgeräte • Hört mit Hörgerät	• Kann hören und am sozialen Leben teilhaben	• Hörgeräte im Rahmen der morgendlichen Körperpflege bereitstellen (VÜ) • Von vorne ansprechen, Blickkontakt • Deutlich sprechen
Kann das Hörgerät nicht selbstständig warten	• Setzt Hörgerät selbstständig ein	• Kann hören und am sozialen Leben teilhaben	• Hörgerät 1-mal tägl. reinigen (VÜ) • Batteriewechsel bei Bedarf (VÜ)

€: Erhöhter Zeitaufwand wegen teilweiser Kommunikationseinschränkung
LF 1.3 Pflege alter Menschen mit eingeschränkter Funktion von Sinnesorganen

4.1.4 Eingeschränktes Tast- und Berührungsempfinden

Eingeschränkte Fähigkeit, Berührungs- oder Temperaturreize wahrzunehmen und mit entsprechenden Reaktionen zu beantworten.

NANDA: „Sensory/Perceptual Alterations – Specify Kinesthetic, tactile"
Taxonomie 1 R: 7.2 – Wahrnehmen
Taxonomie 2: 00122 – Perzeption/Kognition, Wahrnehmung/Perzeption

Mögliche Ursachen

- Neurologische Erkrankungen, z. B. Apoplexie, multiple Sklerose, Querschnittslähmungen
- Psychosen
- Störungen der Hautdurchblutung.

Symptome

- Körperhaltung und Muskeltonus sind verändert
- Berührungs-, Druck-, Temperatur- und Schmerzempfindlichkeit sind gestört
- Wärme- und Kälte werden nicht adäquat empfunden.

Der alte Mensch
- berichtet über Missempfindungen, z. B. Taubheit, Kribbeln
- hat kein Gefühl für die Lage eines Körperteils im Bett oder im Raum
- vernachlässigt den betroffenen Körperteil.

Pflegediagnostik – Assessment

Erstbeurteilung und Dokumentation

Fragen klären:
- Ist es durch Missempfindungen schon häufig zu Verletzungen gekommen?
- Bei welchen täglichen Aktivitäten kommt es zu Einschränkungen?
- Wie umfangreich ist der Hilfebedarf bei den verschiedenen täglichen Aktivitäten?

Beobachten und beurteilen von:
- Missempfindungen in Händen und an Körperteilen
- Reaktionen auf Druck, Berührung, Wärme und Kälte
- Gefahren, denen der alte Mensch durch die Einschränkung ausgesetzt ist.

Ziele und Beurteilungskriterien zur Überprüfung der Wirksamkeit der Pflege

- Selbstständigkeit kann erhalten werden
- Gefahren sind eingeschränkt.

Der alte Mensch
- erhält angemessene Unterstützung und akzeptiert diese
- hat keine Hautveränderungen und -verletzungen
- setzt geeignete Möglichkeiten und Hilfsmittel zur Stimulation ein
- arbeitet aktiv an einer Verbesserung der Wahrnehmungsfähigkeit mit.

Pflegetherapie

Voraussetzungen

- Alle Verrichtungen von der Seite des wahrnehmungsbeeinträchtigten Körperteils aus vornehmen
- Wohnraumgestaltung mit dem alten Menschen entsprechend der Beeinträchtigung organisieren.

Hilfestellungen

- Hilfestellungen bei den Lebensaktivitäten, die durch die Einschränkung der Wahrnehmung nicht mehr selbstständig durchgeführt werden können, z. B. beim Aufstehen und zu Bett gehen, beim Waschen, An- und Auskleiden, beim Essen und Trinken, genau aufführen (z. B. Transfer Bett – Waschbecken mit Rollstuhl)
- Bei der Körperpflege von der gesunden zur kranken Seite hin waschen, raue Materialien verwenden
- Vor Gefahren schützen, z. B. vor heißen Getränken, heißem Wasser
- Anbieten von Stimulation, z. B. durch Kirschkernsäckchen, Igelbälle.

Information, Beratung, Anleitung

- Über Verhaltensweisen zum Schutz vor Verletzungen beraten
- Über eigene Möglichkeiten, z. B. Selbstmassage, und mögliche Hilfsmittel zur Stimulation des Tastsinns beraten
- Bei Schmerzen und Missempfindungen über Möglichkeiten zur Linderung beraten
- Zur selbstständigen Lebensführung beraten und anleiten
- Information über Selbsthilfegruppen und weitere Hilfsdienste zur Unterstützung.

Laufende Beobachtung, Beurteilung und Dokumentation

- Haut auf Veränderungen
- Schmerzen
- Auswirkungen auf die täglichen Aktivitäten.

Tab. 4.4 Eingeschränkter Tastsinn aufgrund von Multipler Sklerose

Pflegediagnose Eingeschränkter Tastsinn aufgrund von Multipler Sklerose		**Pflegetherapie** Maßnahmen als „strukturierter Tagesplan" ➤ Abb. 2.3 und ➤ Abb. 2.4	
Probleme	**Ressourcen**	**Ziele**	**Maßnahmen**
Missempfindungen durch Taubheit, Pelzigkeit und Kribbeln in Händen und Füßen mit Verletzungsgefahr, Sturzgefahr, und eingeschränkter Selbstpflege	• Kann sich äußern • Kann sehen und hören • Benützt Haltegriffe beim Gehen • Hat Igelball und Kirschkernsäckchen und nutzt diese zur Stimulation	• Erkennt Gefahren und kann sich schützen • Stimuliert Wahrnehmung	Gefahren mindern durch • Wassertemperaturkontrolle • Sturzprophylaxe ➤ 4.10.1 • Anleiten zum Schutz vor Verletzung ➤ 4.10.2 • Unterstützung bei eingeschränkter Selbstpflege ➤ 4.4.7, ➤ 4.5.5, ➤ 4.6.2, ➤ 4.6.3 • Igelball und Kirschkernsäckchen bereitlegen (TÜ)

Mitarbeit bei ärztlicher Diagnostik und Therapie

- Medikamente beschaffen, bereitstellen und verabreichen
- Erwünschte und unerwünschte Wirkungen der Medikamente beobachten und erfassen.

€: Erhöhter Zeitaufwand für Anleitung wegen Kommunikationseinschränkung
LF 1.3 Pflege alter Menschen mit eingeschränkter Funktion von Sinnesorganen

4.1.5 Halbseitige Vernachlässigung (Neglect)

Fehlende Integration einer Körperseite in das Körperbild mit Vernachlässigung dieser Körperseite

NANDA: „Unilateral Neglect"
Taxonomie 1 R: 7.2.1.1 – Wahrnehmen
Taxonomie 2: 00123 – Perzeption/Kognition, Aufmerksamkeit

Mögliche Ursachen

- Neurologische Erkrankungen, z. B. Apoplexie
- Arterielle Durchblutungsstörungen, zentral
- Körperbildstörung (➢ 4.9.2)
- Eingeschränkte Beweglichkeit (➢ 4.2.1)
- Sehstörungen, auf der betroffenen Seite (➢ 4.1.2)
- Mangelnde Motivation, z. B. durch Lebenskrisen, psychiatrische Erkrankungen.

Symptome

- Selbstversorgungsdefizite bei den täglichen Aktivitäten, z. B. bei der Körperpflege (➢ 4.6.2), beim An- und Auskleiden (➢ 4.6.3)
- Betrachtet die betroffene Körperseite nicht als eigenes Körperteil
- Vermeidet jeglichen Kontakt mit der betroffenen Körperhälfte, z. B. anschauen, berühren
- Ignoriert Gegenstände, Aktivitäten und Berührungen auf der betroffenen Seite.

Pflegediagnostik – Assessment

Erstbeurteilung und Dokumentation

Fragen klären:
- Welche Bedeutung hatte die betroffene Seite im Leben des hilfsbedürftigen Menschen?
- Wo erlebt der betroffene Mensch seine Körpermitte?
- Welche Erkrankungen führen zu dieser Vernachlässigung?
- Sind Beweglichkeit (➢ 4.2.1) oder Sinnesorgane eingeschränkt (➢ 4.1)?

- Welche Einschränkungen im täglichen Leben sind mit der Vernachlässigung verbunden?
- Welche Gefährdungen sind mit der Vernachlässigung verbunden?
- Hat der Betroffene das erforderliche Wissen, die erforderliche Handlungskompetenz und Wachheit sowie den entsprechenden Antrieb zur Mitarbeit an der Integration des betroffenen Körperteiles in das Körperschema?
- Welche Fähigkeiten helfen ihm, die Lebensaktivitäten wieder selbstständig oder teilweise selbstständig zu bewältigen?
- Gibt es Angehörige, die den Betroffenen unterstützen können?
- Welche Hilfsmittel werden benützt?
- Welche Hilfsmittel wären zur Wiedererlangung der Selbstständigkeit erforderlich?
- Welchen Hilfebedarf äußert der betroffene Mensch?

Beobachten und beurteilen von:
- Wahrnehmung der betroffenen Seite durch den alten Menschen
- Motivation des Betroffenen.

Ziele und Beurteilungskriterien zur Überprüfung der Wirksamkeit der Pflege

Der alte Mensch
- akzeptiert die veränderte Wahrnehmung
- arbeitet an Übungen zur vergleichenden Wahrnehmung aktiv mit
- kann die Selbstständigkeit in den Lebensaktivitäten steigern
- erleidet keine Gesundheitsschäden
- erkennt Ursachen und Gefahren und ist an deren Behebung beteiligt
- kennt Hilfsangebote und Hilfsmittel und nimmt sie in Anspruch.

Pflegetherapie

Voraussetzungen

- Selbstständigkeit und Selbstbestimmung wird von allen Seiten gefördert
- Unterstützung ist dem Grad der Selbstständigkeit angepasst
- Begleitung und Unterstützung bei Einschränkungen ist gewährleistet.

Hilfestellungen

- Helfendes Gespräch
- Hilfsmittel beschaffen und bereitstellen, z. B. raue Waschlappen, Igelball, Spiegel
- Übungsplan erstellen und Unterstützung sichern, z. B. Bereitstellung der Materialien
- Positionierungs- und Bewegungsplan bei eingeschränkter Beweglichkeit, z. B. Kopf mit Kissen unterstützen
- Unterstützung bei Einschränkungen in den Lebensaktivitäten
- Kontakt zu hilfsbereiten Angehörigen und anderen Bezugspersonen vermitteln.

Information, Beratung, Anleitung

- Beratendes Gespräch

- Zur Mitwirkung bei den Lebensaktivitäten und der Haushaltsführung beraten und anleiten
- Über Hilfsmittel informieren und zur Nutzung anleiten
- Zur Gefahrenvermeidung beraten und anleiten
- Über Beratungs- und Hilfeangebote informieren, z. B. Selbsthilfegruppen.

Laufende Beobachtung, Beurteilung und Dokumentation

- Beweglichkeit, Muskeltonus
- Körperhaltung
- Hautzustand an der betroffenen Seite
- Fähigkeiten und Möglichkeiten zur Selbstversorgung und aktiven Mitarbeit
- Annahme von Beratungs- und Hilfsangeboten
- Betroffene Körperseite.

Tab. 4.5 Neglect aufgrund Hemiplegie rechts

Pflegediagnose Neglect aufgrund Hemiplegie rechts		**Pflegetherapie** Maßnahmen als „strukturierter Tagesplan" ➤ Abb. 2.3 und ➤ Abb. 2.4	
Probleme	**Ressourcen**	**Ziele**	**Maßnahmen**
Nimmt Berührungsreize rechts nicht wahr	• Kann rechte Seite mit linker Seite stimulieren	• Nimmt rechte Körperhälfte wieder wahr	• Alle Verrichtungen über rechte Seite • Stimulation der rechten Seite mit Igelball und rauem Waschlappen (U, A, TÜ) • Körperpflege von der linken Seite zur rechten Seite, Mitte betonen
Dreht Kopf zur linken Seite und blickt nach links: Gefahr der Spastik		• Kopf liegt entspannt und in der Mitte	• Kopf auf der linken Seite mit Kissen unterstützen (VÜ)
Sieht Gegenstände auf der rechten Seite nicht	• Sieht Gegenstände auf der linken Seite und kann sie sicher greifen	• Kann Rufanlage betätigen	• Getränke und auf Notrufgerät auf rechte Seite platzieren

€: Erhöhter Zeitaufwand für Anleitung und Sicherung wegen Bewegungseinschränkung und Basaler Stimualtion®
LF 1.3 Unterstützung alter Menschen bei präventiven und rehabilitativen Maßnahmen

4.1.6 Wissensdefizit

Ein Fehlen oder Mangel an Informationen, die erforderlich wären, um eigene Gesundheitsprobleme zu verstehen und sinnvoll zu handeln

NANDA: „Knowledge deficient"
Taxonomie 1 R: 8.1.1 – Wissen
Taxonomie 2: 00126 – Perzeption/Kognition, Kognition

Mögliche Ursachen

- Wissensdefizite über eigene Gesundheitsprobleme
- Verwirrtheit (➢ 4.12.5, ➢ 4.12.6), Demenz
- Veränderte Wachheit, z. B. Apathie, Somnolenz
- Störungen des Wahrnehmens, z. B. Veränderungen oder Erkrankungen der Sinnesorgane (➢ 4.1)
- Keine Möglichkeit, sich selbst zu informieren
- Keine Möglichkeit, geeignete Informationen zu bekommen
- Mangelndes Interesse an Informationen.

Symptome

Der alte Mensch
- äußert gesundheitliche Probleme, die aus Sicht der Pflegenden durch Information gemindert und gelöst werden könnten
- bittet um Information
- zeigt Äußerungen, die auf mangelnde Information hinweisen
- zeigt Verhaltensweisen, die auf mangelnde Information hinweisen
- zeigt trotz erforderlicher manueller und kognitiver Fähigkeiten Probleme bei der Durchführung von Handlungen.

Pflegediagnostik – Assessment

Erstbeurteilung und Dokumentation

Fragen klären:
- Welches Interesse hatte und hat der alte Mensch an Informationen über Gesundheitsprobleme?
- Ist er in der Lage, Informationen zu verstehen, aufzunehmen und zu verarbeiten?
- Welche Probleme äußert der alte Mensch, die aus der Sicht der Pflegenden durch Information zu lösen wären?
- Welche pflegerischen Maßnahmen erfordern eine eingehendere Information?
- Welche Informationen sind erforderlich, damit der Mensch seine gesundheitlichen Probleme versteht und aktiv an deren Bewältigung mitarbeiten kann?
- Welche Fähigkeiten helfen ihm, um sich selbst zu informieren?
- Welchen Hilfebedarf äußert der alte Mensch?

Beobachten und beurteilen von:
- Bewusstseinszustand
- Sinnesorganen
- Sprachverständnis
- kognitiven Fähigkeiten
- Erinnerungsvermögen.

Ziele und Beurteilungskriterien zur Überprüfung der Wirksamkeit

Der alte Mensch
- zeigt Interesse an Informationen
- kennt und benennt seinen Informationsbedarf
- kennt Möglichkeiten, um sich selbst zu informieren
- erhält angemessene Informationen und versteht diese
- kann aufgrund der Informationen angemessen auf gesundheitliche Probleme reagieren.

Pflegetherapie

Voraussetzungen

- Kognitive Fähigkeit des Betroffenen
- Bereitschaft zur Selbstständigkeit und Selbstbestimmung
- Informationsquellen sind vorhanden und können genutzt werden
- Bereitschaft zur Mitarbeit im Pflegeprozess.

Hilfestellungen

- Wissen über eigene gesundheitliche Probleme und deren Minderung ermitteln
- Bereitstellen von Informationsmaterial
- Auf Hilfe durch Dritte hinweisen.

Information, Beratung, Anleitung

- Über mögliche Ursachen und Zusammenhänge des Gesundheitsproblems informieren
- Über Lösungsmöglichkeiten des Gesundheitsproblems und mögliche Selbsthilfe informieren
- Über das Erkennen und Beseitigen von Komplikationen und Gefahren beraten
- Über Verhalten im Notfall informieren
- Zur selbstständigen Durchführung der erforderlichen Maßnahme anleiten
- Zur Mithilfe bei der Durchführung der Maßnahme anleiten
- Über weitere Informationsquellen informieren
- Weitere Informationsmöglichkeiten bereitstellen
- Über Selbsthilfegruppen informieren
- Über Mithilfemöglichkeiten der Angehörigen informieren.

Laufende Beobachtung, Beurteilung und Dokumentation

- Äußerung von Gesundheitsproblemen, die durch Information zu mindern sind
- Befinden, Bewusstsein, Verhalten, kognitive Fähigkeiten
- Fähigkeit und Motivation zur aktiven Mitarbeit am Pflegeprozess.

€: Erhöhter Zeitaufwand für häufiges und zusätzliches Informieren und Beraten der Angehörigen
LF 1.3 Unterstützung alter Menschen bei präventiven und rehabilitativen Maßnahmen

Tab. 4.6 Wissensdefizit des Pflegebedürftigen und der Angehörigen aufgrund nicht bekannter Informationsquellen und teilweise fehlender Möglichkeiten, sich selbst zu informieren

Pflegediagnose Wissensdefizit des Pflegebedürftigen und der Angehörigen aufgrund nicht bekannter Informationsquellen und teilweise fehlender Möglichkeiten, sich selbst zu informieren		**Pflegetherapie** Maßnahmen als „strukturierter Tagesplan" ➢ Abb. 2.3 und ➢ Abb. 2.4	
Probleme	**Ressourcen**	**Ziele**	**Maßnahmen**
Bittet während Handlungen immer wieder um Aufklärung – fragt häufig, wo er ist und was passiert	• Pflegebedürftiger Mensch und Angehörige sind gegenüber Informationen aufgeschlossen	• Pflegebedürftiger und pflegende Angehörige kennen Informations-, Anlauf- und Vermittlungsstellen, Selbsthilfegruppen, • und können vorhandene Hilfsmittel fachgerecht einsetzen	• Information des pflegebedürftigen Menschen und der Angehörigen über Informationsquellen, z. B. Internet, Apothekenzeitschrift, Vorträge, Selbsthilfegruppen • Beratung der Angehörigen über Hilfen und richtigen Umgang mit dem erkrankten Menschen • Anleiten zum Umgang mit Hilfsmitteln
Handlungen müssen oft unterbrochen werden; Informationen werden wegen Verwirrtheit schnell vergessen	• Pflegebedürftiger nimmt Informationen vorübergehend auf	• Pflegebedürftiger Mensch zeigt sich über erforderliche Handlungen und Situation informiert	• Information vor und während jeder Maßnahme • Informationen zur Situation unterstützen, z. B. durch Hinweis auf Bilder der Angehörigen im Zimmer

4.2 Pflegediagnosen im Bereich „Sich bewegen"

4.2.1 Eingeschränkte Beweglichkeit

Eingeschränkte Fähigkeit oder völlige Unfähigkeit, sich zu bewegen, mit Beeinträchtigung der Teilnahme am gesellschaftlichen Leben, der Sicherheit und der Selbstversorgung.

NANDA: „Impaired physical mobility"
Taxonomie 1 R: 6.1.1.1 – Sich bewegen
Taxonomie 2: 00085 – Aktivität/Ruhe, Aktivität/Bewegung

Mögliche Ursachen

- Schmerzen (➢ 4.12.1), Ruhigstellung durch z. B. Fixierung, Verbände, Infusionen
- Aus therapeutischen Gründen ärztlich angeordnete Bettruhe
- Beeinträchtigung des Bewegungsapparates durch körperliche Erkrankungen, z. B. Herz-Kreislauf-Erkrankungen, bei Atemnot oder Fieber sowie bei neurologischen Erkrankungen

- Kraftlosigkeit, Schwäche
- Bewusstlosigkeit, apallisches Syndrom
- Psychische Störungen und Erkrankungen, z. B. Verwirrtheit, Angst, Depression.

Symptome

- Bewegung ist erschwert, unsicher oder verlangsamt, kann jedoch mit Hilfsmitteln, z. B. Gehhilfen, Rollstuhl, selbstständig erfolgen
- Für Bewegung, z. B. Drehen im Bett, Gehübungen, ist Anleitung und Überwachung notwendig
- Zur Bewegung ist ständige personelle Hilfe notwendig, z. B.:
  - im Bett unfähig, sich von einer Seite zur anderen zu drehen oder hoch zu rutschen
  - bei allen Transfers von Bett zum Rollstuhl, Nachtstuhl, Stuhl oder in die Dusche, Badewanne auf Hilfe angewiesen
- Kraftlosigkeit und muskuläre Schwäche
- Fehlende Gelenkbeweglichkeit, Kontrakturen
- Muskelschmerzen und -verhärtungen, Spastik
- Eingeschränkte Selbstständigkeit bei den täglichen Aktivitäten.

Pflegediagnostik – Assessment

Erstbeurteilung und Dokumentation

Fragen klären:
- Hatte der alte Mensch in seinem Leben Freude an Bewegung?
- Durch welche Erkrankung ist die Bewegung eingeschränkt?
- Welche Hilfsmittel sind vorhanden oder werden benötigt?
- Bei welchen Aktivitäten im täglichen Leben ist Hilfebedarf erforderlich?
- Wie umfangreich ist der Hilfebedarf?
- Klagt der alte Mensch über Schmerzen bei den Bewegungen?
- Inwieweit hindern ihn die Schmerzen bei der aktiven Mitarbeit?
- Wie motiviert ist er?
- Ist die Umgebung geeignet, ihn bei der Selbstständigkeit zu unterstützen?

Beobachten und beurteilen von:
- Gefährdungen für Folgeerkrankungen anhand von Skalen, z. B. mit Hilfe der Braden- oder Atemskala
- Beweglichkeit der Gelenke, Gestik, Haltung, Gang, Muskelkraft, Muskelspannung.

Ziele und Beurteilungskriterien zur Überprüfung der Wirksamkeit der Pflege

- Gefährdete Körperregionen sind konsequent druckentlastet
- Gelenke sind frei und in physiologischer Stellung gelagert.

Der alte Mensch
- bekommt angemessene Unterstützung und akzeptiert diese
- äußert Schmerzerleichterung und Muskelentspannung
- entwickelt keine Komplikationen und Folgeerkrankungen, z. B. Dekubitus, Kontrakturen, Pneumonie, Thrombose

- behält seine vorhandene Beweglichkeit
- arbeitet an einer Verbesserung der Beweglichkeit mit
- führt selbstständig Bewegungsübungen durch
- kann alle Lebensaktivitäten, insbesondere Toilettengang und damit verbundene Aktivitäten, selbstständig oder bedingt selbstständig durchführen
- benutzt Hilfsmittel richtig
- ist über Möglichkeiten zur Mitarbeit informiert.

Pflegetherapie

Voraussetzungen

- Tagesablaufplan ist erstellt, der die geistigen und körperlichen Ressourcen des alten Menschen sowie dessen Bewegungsbedürfnis einbezieht, jedoch eine Überforderung ausschließt
- Der alte Mensch ist mobilisiert, denn Mobilisation ist die beste Prophylaxe gegen Dekubitus, Thrombose, Kontraktur und Pneumonie
- Hilfestellung ist dem Grad der Beeinträchtigung anpasst
- Umgebung ist zum Erhalten oder Fördern der Beweglichkeit und zum Vermeiden von Gefahren gestaltet, z. B. durch Haltegriffe, Orientierungshilfen
- Physikalische Therapie/Ergotherapie ist einbezogen und wird nach Anleitung durch den/die ErgotherapeutIn durchgeführt.

Hilfestellungen

- Der alte Mensch wird ermuntert, sich zu bewegen, spazieren zu gehen, an der Gymnastik teilzunehmen
- Unterstützung bei allen Transfers (Bett zu Rollstuhl, Toilettenstuhl, Stuhl und umgekehrt), bei Bedarf die genaue Durchführung des Transfers sowie des Hilfsmittels aufführen, z. B. am Bettrand aufsitzen lassen, mit kinästhetischem Knietransfer in Rollstuhl setzen
- Hilfestellung wird gegeben bei anderen Lebensaktivitäten, die aufgrund der eingeschränkten Beweglichkeit noch nicht selbstständig durchgeführt werden können, z. B. beim Essen und Trinken, bei der Ausscheidung, beim Aus- und Ankleiden, der Intim- und Händehygiene
- Individuellen Bewegungsplan erstellen, der Mikropositionierungen, -bewegungen, Positionierungen, Transfers und Mobilisation sowie Positionierungshilfsmittel beinhaltet
- Bei aktiven Bewegungsübungen Hilfestellung geben
- Bei nicht möglicher Eigenbewegung des Betroffenen passive Bewegungsübungen in Absprache mit dem/der PhysiotherapeutIn durchführen
- Gehübungen nach Möglichkeit 6-mal am Tag.

Information, Beratung, Anleitung

- Zu aktiven Übungen anleiten, um Gelenke des Betroffenen beweglich zu halten, z. B.:
  - Hände/Füße im Kreis bewegen
  - Finger/Zehen einkrallen, lockern
  - Beine aufstellen und strecken
  - Arme strecken, anwinkeln
- Zu isometrischen Übungen zur Stärkung der Muskelkraft anregen, z. B.
  - Handflächen aneinander drücken

  - Knie gegeneinander drücken
  - Knie mit Händen zusammenhalten und gegen Widerstand auseinander drücken, Fußsohlen gegen Widerstand drücken
  - Gummiband mit Armen, Beinen, Händen auseinander ziehen
- Zu Entspannungsübungen und Bewegungsspielen anleiten
- Fachärztlichen und fachtherapeutischen Hilfebedarf prüfen, z. B. physikalische Therapie, Ergotherapie, über Hilfsmöglichkeiten informieren
- Über Möglichkeiten der Schmerzlinderung informieren, beraten
- Zur Mithilfe beim Bewegen im Bett und bei Positionierungen anleiten
- Zur selbstständigen Positionierung anregen
- Über geeignete Hilfsmittel und Wege zu deren Beschaffung beraten
- Zum Umgang mit Hilfsmitteln anleiten
- Zur Mithilfe beim Transfer und beim Toilettengang anleiten
- Zum richtigen Stehen und Gehen anleiten
- Über ausgewogene, den Bewegungseinschränkungen angepasste Ernährung beraten.

Laufende Beobachtung, Beurteilung und Dokumentation

- Beweglichkeit der Gelenke
- Schmerzen

Tab. 4.7 Eingeschränkte Beweglichkeit aufgrund von Schwäche und Kraftlosigkeit

Pflegediagnose Eingeschränkte Beweglichkeit aufgrund von Schwäche und Kraftlosigkeit		**Pflegetherapie** Maßnahmen als „strukturierter Tagesplan" ➤ Abb. 2.3 und ➤ Abb. 2.4	
Probleme	**Ressourcen**	**Ziele**	**Maßnahmen**
Kann sich im Bett nicht selbstständig bewegen, dadurch Gefahr von Dekubitus	• Mikrobewegungen sind bei Anleitung möglich • Antidekubitusmatratze ist vorhanden und eingesetzt	• Haut bleibt Intakt	• Einschätzung des Dekubitusrisikos mittels Skala (VÜ) • Funktion der Antidekubitusmatratze überprüfen (VÜ) • Positionierungs- und Bewegungsplan erstellen und entsprechend positionieren und bewegen, z. B. stdl. zu Mikrobewegungen anleiten, 2-stdl. Lagewechsel, Scherkräfte meiden (VÜ) • Dekubitusgefährdete Stellen bei der Körperpflege und ggf. beim Lagewechsel beobachten (VÜ) • Hautpflege oder Hautschutz (VÜ)
Gefahr von Kontrakturen		• Gelenke sind schmerzfrei beweglich	• Alle Gelenke beim Lagewechsel und bei der Körperpflege schonend bewegen
Gefahr von Thrombose	• Bewegt Fuß nach Aufforderung auf und ab	• Bewegt Füße bei jeder Umpositionierung	• Bei jeder Umpositionierung zur Bewegung der Füße auffordern (A)
Gefahr von Pneumonie		• Atmet tief und ungehindert, hustet Sekret ab	• In Rückenlage V-A-T-Positionierung für ca. 10 Min. (TÜ) • Taschentücher bereitlegen (TÜ)

- Angst
- Haltung, Gang, Muskelkraft, Muskelspannung
- Bereitschaft zur aktiven Mitarbeit, Motivation
- Gefährdungen für Folgeerkrankungen, z. B. mit Hilfe der Braden- oder Atemskala (in festgelegtem Rhythmus ermitteln).

Mitarbeit bei ärztlicher Diagnostik und Therapie

- Medikamente beschaffen, bereitstellen, verabreichen
- Erwünschte und unerwünschte Wirkungen der Medikamente beobachten und erfassen
- Antithrombosestrümpfe anziehen
- Kompressionsverband (in der Regel nach Pütter)
- Begleitung zur ärztlich angeordneten Krankengymnastik.

€: Erhöhter Zeitaufwand bei Anleitung und langsamen Bewegungen
LF 1.3 Unterstützung alter Menschen bei präventiven und rehabilitativen Maßnahmen

Expertenstandard: Dekubitusprophylaxe in der Pflege

4.2.2 Gefahr einer eingeschränkten Beweglichkeit

Gefahr der eingeschränkten Fähigkeit oder völligen Unfähigkeit, sich zu bewegen mit Beeinträchtigung der Teilnahme am gesellschaftlichen Leben, der Sicherheit und der Selbstversorgung.

NANDA: „Risk for Disuse Syndrome“
Taxonomie 1 R: 1.6.1.5 – Austauschen (➤ Tab. 1.1)
Taxonomie 2: 00040 – Aktivität/Ruhe, Aktivität/Bewegung

Mögliche Ursachen – Risikofaktoren

- Körperliche Erkrankungen
- Gelegenheit zum Bewegen fehlt
- Psychische Erkrankungen, z. B. Depression
- Alterungsbedingte nachlassende Lebensenergie
- Müdigkeit, Benommenheit
- Altersbedingter Muskelabbau
- Sterbeprozess
- Mangelernährung (➤ 4.4.1), Flüssigkeitsmangel (➤ 4.4.5)
- Kraftlosigkeit
- Taumeln, Zittern
- Angst vor Stürzen
- Bewegung ist nur mühsam möglich
- Schmerzen
- Desinteresse an der Umgebung.

Symptome

Eine mögliche Gefährdung kann nicht mit Symptomen belegt werden, da das Problem noch nicht aufgetreten ist und die Pflegemaßnahmen eine Prävention bezwecken.

Pflegediagnostik – Assessment

Erstbeurteilung und Dokumentation

Fragen klären:
- Welche Ursache liegt der verminderten Mobilität zugrunde?
- Welche Aktivitäten im Tagesverlauf können noch selbstständig durchgeführt werden?
- Bei welchen Aktivitäten braucht der alte Mensch Hilfe?
- Wie umfangreich ist der Hilfebedarf?
- Wann, auf den Tagesablauf bezogen, fühlt er sich in seinen Bewegungen am sichersten?
- Wie kann er seine Kräfte im Tagesverlauf einteilen?
- Welche Möglichkeiten hat er zur Kräftegewinnung und Mobilitätsverbesserung?
- Welche Hilfsmittel sind vorhanden oder werden benötigt?

Beobachten und beurteilen von:
- Mimik
- Gestik
- Haltung
- Beweglichkeit
- Muskeltonus
- ängstlichen Reaktionen im Zusammenhang mit der Bewegung.

Ziele und Beurteilungskriterien zur Überprüfung der Wirksamkeit der Pflege

Der alte Mensch
- äußert, dass er sich vom Personal angenommen und akzeptiert fühlt
- wendet im Rahmen seiner Möglichkeiten Maßnahmen zur Wiedergewinnung seiner Kräfte und Beweglichkeit an
- bewahrt seine vorhandene Beweglichkeit
- zeigt keine Folgeschäden wie Kontraktur, Dekubitus, Thrombose
- äußert und zeigt, dass er sich sicher fühlt.

Pflegetherapie

Voraussetzungen

Tagesablaufplan ist erstellt, der die geistigen und körperlichen Ressourcen des alten Menschen einbezieht, jedoch eine Überforderung ausschließt.

Hilfestellungen

- Hilfestellungen bei den Lebensaktivitäten, die aufgrund der Ursachen der Bewegungseinschränkung noch nicht oder nicht mehr selbstständig durchgeführt werden können, z. B. beim Aufstehen und zu Bett gehen, beim An- und Auskleiden, beim Essen und Trinken, beim Gang zur Toilette, genau aufführen; dabei den Transfer, z. B. vom Bett zum Waschbecken, und die Hilfsmittelbenutzung dafür genau beschreiben
- Hilfsmittel, z. B. Stuhl/Rollator, während Aktivitäten für Ruhepausen bereitstellen
- Ernährungsplan erstellen
- Beim Wahrnehmen von Aktivitäten, z. B. Beschäftigungsangeboten, unterstützen
- Sturzprophylaxe durchführen.

Information, Beratung, Anleitung

- Zur Durchführung von Übungen zur Kräftigung der Muskulatur anleiten, z. B. 2-mal täglich isometrische Übungen nach Empfehlung des/der PhysiotherapeutIn
- Motivieren, eigene Interessen zu erhalten
- Besorgungsmöglichkeiten von Hilfsmitteln aufzeigen
- Zur Benutzung von Hilfsmitteln anleiten.

Tab. 4.8 Gefahr einer eingeschränkten Beweglichkeit aufgrund von Schmerzen durch Tumormetastasen in der Wirbelsäule

Pflegediagnose Gefahr einer eingeschränkten Beweglichkeit aufgrund von Schmerzen durch Tumormetastasen in der Wirbelsäule		**Pflegetherapie** Maßnahmen als „strukturierter Tagesplan" ➢ Abb. 2.3 und ➢ Abb. 2.4	
Probleme	**Ressourcen**	**Ziele**	**Maßnahmen**
Schonhaltung durch Tumorschmerzen	• Führt bei Anleitung Bewegungsübungen durch	• Lebensqualität bleibt erhalten • Nimmt verordnete Schmerzmedikamente ein	• Schmerztagebuch führen (VÜ) • Verabreichung der verordneten Medikamente (VÜ)
Gefahr von Dekubitus, Pneumonie, Kontraktur, Thrombose und Stürzen	• Ist motiviert mitzuarbeiten	• Entwickelt keine Komplikationen, wie Dekubitus, Pneumonie, Kontrakturen und Thrombose • Stürzt nicht	• Dekubitusprophylaxe: Mobilisation nach Bewegungsplan (VÜ) • Pneumonieprophylaxe: Atemstimulierende Einreibung 2-mal tägl. • Thromboseprophylaxe: Pütterverband anlegen • Kontrakturenprophylaxe: alle großen Gelenke, Hand-, Ellenbogen- und Schultergelenk sowie Fuß-, Knie- und Hüftgelenk 2–3-mal tägl. durchbewegen • Sturzprophylaxe: Mobilisationstraining: Training von Konzentration, Koordination, Motorik, Muskulatur und Gleichgewicht anbieten

Laufende Beobachtung, Beurteilung und Dokumentation

- Aktivitäten, die im Tagesverlauf nicht mehr ohne fremde Hilfe durchgeführt werden können
- Aussagen zum Gefühl der Kraftlosigkeit
- Hautzustand
- Schmerzen
- Beweglichkeit der Gelenke
- Motivation zu Aktivitäten
- Benutzung der Hilfsmittel.

Mitarbeit bei ärztlicher Diagnostik und Therapie

- Medikamente beschaffen, bereitstellen, verabreichen
- Erwünschte und unerwünschte Wirkungen der Medikamente beobachten und erfassen.

€: Erhöhter Zeitaufwand für Anleitung wegen Kommunikationseinschränkung
LF 1.3 Unterstützung alter Menschen bei präventiven und rehabilitativen Maßnahmen

Expertenstandards: Dekubitusprophylaxe in der Pflege, Sturzprophylaxe in der Pflege, Schmerzmanagement in der Pflege

4.2.3 Gefahr von Hautschädigung – Dekubitusgefahr

Gefahr einer Schädigung der Haut mit der Gefahr von Infektion und Schädigung des darunterliegenden Gewebes

NANDA: „Risk for Impaired Skin Integrity"
Taxonomie 1 R : 1.6.2.1.2.2 – Austauschen (➤ Tab. 1.1)
Taxonomie 2: 00047 – Sicherheit/Schutz, Körperverletzung

Mögliche Ursachen

- Körperliche Erkrankungen, z. B. Herz-Kreislauf- oder Gefäßerkrankungen, Erkrankungen des Bewegungsapparates, neurologische Erkrankungen, Diabetes mellitus
- Psychische Erkrankungen, z. B. Depression
- Kraftlosigkeit
- Schmerzen (➤ 4.12.1)
- Mangelnde Motivation zur selbstständigen Bewegung
- Eingeschränkte Beweglichkeit (➤ 4.2.1)
- Eingeschränktes Tast- und Berührungsempfinden (➤ 4.1.4)
- Untergewicht (➤ 4.4.1)
- Übergewicht (➤ 4.4.2)
- Flüssigkeitsmangel (➤ 4.4.4)
- Flüssigkeitsansammlung im Gewebe (➤ 4.4.6)
- Veränderung der Hautbeschaffenheit

- Inkontinenz (➤ 4.5.3, ➤ 4.5.4)
- Wissensdefizit hinsichtlich Entstehungsbedingungen für eine Hautschädigung
- Nebenwirkung von Medikamenten, z. B. Herz-Kreislauf-Medikamente
- Umgebungsbedingte Ursachen, z. B. harter Untergrund, Aufliegen auf Fremdkörpern.

Symptome

Eine mögliche Gefährdung kann nicht mit Symptomen belegt werden, da das Problem noch nicht aufgetreten ist und die Pflegemaßnahmen eine Prävention bezwecken.

Pflegediagnostik – Assessment

Erstbeurteilung und Dokumentation

- Bei allen Menschen, die druckgefährdete Körperstellen nicht selbstständig entlasten können oder die unter Störungen des Berührungs- und Tastempfindens leiden, muss nach dem nationalen Dekubitus-Standard das Dekubitusrisiko mit einer **Risiko-Einschätzungsskala,** z. B. Braden-Skala, eingeschätzt werden; die Erstbeurteilung ist 1 bis 2 Stunden nach der Aufnahme durchzuführen
- Skalen dienen als Hilfsmittel, ersetzen aber nicht die klinische Beurteilung durch die Pflegefachkraft.

Ziele und Beurteilungskriterien zur Überprüfung der Wirksamkeit der Pflege

- Intakte Haut.

Der alte Mensch

- kennt Faktoren, die bei ihm zu einer Hautschädigung führen können
- erhält Unterstützung durch individuelle Maßnahmen zur Förderung der Beweglichkeit und nutzt diese
- arbeitet im Rahmen seiner Möglichkeiten aktiv an der Dekubitusprophylaxe mit.

Pflegetherapie

Voraussetzungen

- Zuwendung und Gesprächsbereitschaft von Seiten des Pflegerpersonals
- Reduzieren von ursächlichen Faktoren, z. B. Inkontinenz, Flüssigkeitsmangel, Unterernährung.

Hilfestellungen

- Erstellen eines individuellen Bewegungsplans
- Bereitstellen von Materialien zur regelmäßigen Druckentlastung
- Hilfestellung beim Lagewechsel und Bewegen nach Plan
- Übernahme des Lagewechsels und Bewegens nach Plan.

Information, Beratung, Anleitung

- Informationen über Dekubitusgefährdung und prophylaktische Maßnahmen sind allen an der Versorgung Beteiligten bekannt
- Gespräch zu Faktoren, welche die Beweglichkeit beeinflussen
- Informieren und beraten des Betroffenen selbst und/oder seiner Angehörigen über
  - Möglichkeiten zur Verbesserung der eigenen Beweglichkeit
  - Hilfsmittel zur Druckentlastung
  - sonstige Hilfen zur Verbesserung der Hautbeschaffenheit, wie z. B. Hautpflege, Ernährung und Flüssigkeitsaufnahme
  - Auswirkungen von Erkrankungen, z. B. Diabetes mellitus oder Gefäßerkrankungen, Inkontinenz, auf das Dekubitusrisiko
  - Auswirkungen von Medikamenten auf das Dekubitusrisiko, z. B. Sedativa
- sowie anleiten
  - zur Verbesserung der Beweglichkeit durch isometrische Muskelübungen
  - zur Hautselbstbeurteilung mittels Spiegel bei Betroffenen, die hierzu in der Lage sind, z. B. Rollstuhlfahrern.

Laufende Beobachtung, Beurteilung und Dokumentation

- Befinden
- Kontrolle der druckgefährdeten Hautbezirke in vorher festgelegten zeitlichen Abständen, z. B. bei jedem Umpositionieren, täglich 2-mal
- Beweglichkeit und mögliche Ursachen für eingeschränkte Beweglichkeit (➤ 4.2.1).

Tab. 4.9 Gefahr von Dekubitus aufgrund von eingeschränkter Beweglichkeit

Pflegediagnose Gefahr von Dekubitus aufgrund von eingeschränkter Beweglichkeit		**Pflegetherapie** Maßnahmen als „strukturierter Tagesplan" ➤ Abb. 2.3 und ➤ Abb. 2.4	
Probleme	**Ressourcen**	**Ziele**	**Maßnahmen**
Kann sich im Bett und Rollstuhl nicht selbstständig positionieren		• Intakte Haut: • Gefährdete Hautbezirke sind durch Mikrobewegungen und -positionierungen kontinuierlich entlastet	• Einschätzen der Dekubitusgefahr mittels Skala • Positionierung und Bewegung entsprechend Plan • Antidekubitusmatratze • Beobachten gefährdeter Hautpartien bei jedem Umpositionieren
Rutscht häufig im Bett oder im Rollstuhl herunter	• Arbeitet bei Anleitung mit	• Scherkräfte werden vermieden	• Schonendes nach oben Bewegen nach den Grundsätzen der Kinästhetik®
	• Hat gepflegte Haut	• Gepflegte Haut bleibt erhalten	• Hautpflege mit W/O-Produkten • Ernährungsplan – Protokoll • Flüssigkeitszufuhr nach Plan – Protokoll

LF 1.3 Unterstützung alter Menschen bei präventiven und rehabilitativen Maßnahmen

Expertenstandard: Dekubitusprophylaxe in der Pflege

4.3 Pflegediagnosen im Bereich „Vitale Funktionen des Lebens aufrechterhalten"

Wichtig

Bei Pflegediagnosen im Bereich „Vitale Funktionen des Lebens aufrechterhalten" handelt es sich in der Regel um akute Situationen, die in erster Linie ärztlicher Behandlung bedürfen. Die geplante Pflege durch Pflegefachkräfte ist abhängig von Pflegediagnosen in anderen Bereichen.

4.3.1 Fieber

Erhöhung der Körperkerntemperatur über 38,0 °C.

NANDA: „Hyperthermia"
Taxonomie 1 R: 1.2.2.3 – Austauschen (➤ Tab. 1.1)
Taxonomie 2: 00007 – Sicherheit/Schutz, Temperaturregulation

Mögliche Ursachen

- Infektionen, Entzündungen
- Flüssigkeitsmangel, Dehydratation.

Symptome

- Kalte Extremitäten beim Fieberanstieg
- Frösteln bis Schüttelfrost
- Schwitzen, Hitzegefühl
- Gerötete, erwärmte Haut
- Erhöhte Atemfrequenz, Tachykardie
- Durstgefühl
- Unruhe, Bewusstseinsveränderungen, Verwirrtheit, Schwäche.

Pflegediagnostik – Assessment

Erstbeurteilung und Dokumentation

Fragen klären:
- Welche Ursachen liegen dem Fieber zugrunde?
- Wie fühlt sich der alte Mensch?
- Welcher Hilfebedarf ist erforderlich?
- Wie orientiert ist er?
- Liegt Schüttelfrost vor?

Beobachten und beurteilen von:
- Flüssigkeitsein- und -ausfuhr
- Temperatur und Vitalzeichen (Puls, Blutdruck, Atmung)
- Hautbeschaffenheit.

Ziele und Beurteilungskriterien zur Überprüfung der Wirksamkeit der Pflege

- Temperatur und Vitalzeichen bleiben im Normbereich
- Aktivitäten entsprechen dem Ruhebedürfnis
- Folgeschäden werden vermieden
- Äußerung von Wohlbefinden
- Ernährung und Flüssigkeitsaufnahme erfolgen angemessen.

Pflegetherapie

Voraussetzungen

- Solange die Körpertemperatur erhöht ist, wird eine bestehende, handlungsorientierte Pflegeplanung angepasst; es erfolgt die Beschreibung des Zustandes entweder über den Bericht oder ein eigens dafür angelegtes Blatt „angepasster Pflegeplan"; der Hilfebedarf bei den Aktivitäten des täglichen Lebens richtet sich individuell nach dem Befinden des alten Menschen
- Der alte Mensch darf nicht zu früh mobilisiert bzw. körperlich belastet werden.

Hilfestellungen

- Laufende Temperaturkontrollen
- Bettruhe ermöglichen
- Positionierung: individuellen Bewegungsplan erstellen, nach Plan umpositionieren und Umpositionierung dokumentieren: z. B. Rückenlage, 30°-Rechts- und Linksseiten- oder Dehnpositionierung, z. B. A-, V- oder T-Positionierung zur Pneumonieprophylaxe
- Flüssigkeit anbieten und motivieren, so viel wie möglich zu trinken.

Bei Bedarf:
- Bei Frieren (Fieberanstieg) zusätzlich warme Decken, Wärmflasche anbieten
- Bei Schwitzen (Fieberabfall) ersetzen der warmen Decke durch dünne Laken
- Häufige, aber schonende Waschungen zur Erfrischung anbieten, durchführen
- Wäsche- und Bettwäschewechsel durchführen

- Wunschkost anbieten.

Handelt es sich um zentrales Fieber, wird die Pflegediagnose „Fieber“ als Ursache bei allen weiteren Pflegediagnosen, die sich durch die Einschränkung der Aktivitäten des täglichen Lebens ergeben, aufgeführt. Es können dann in dieser Pflegeplanung z. B. folgende Pflegediagnosen zu finden sein: „Eingeschränkte Beweglichkeit“ mit Gefahr von Dekubitus, Pneumonie und Thrombose, „Selbstversorgungsdefizit (SVD) bei der Körperpflege“, „SVD An- und Auskleiden“, „SVD Ausscheiden“ und „SVD Ernährung“.

Information, Beratung, Anleitung

- Über die Notwendigkeit der Bettruhe und erhöhten Flüssigkeitszufuhr informieren
- Über notwendige Therapie- und Pflegemaßnahmen informieren
- Zu Aktivitäten zur Vermeidung von Folgekrankheiten anleiten, z. B. Atemübungen, Bewegungsübungen.

Laufende Beobachtung, Beurteilung und Dokumentation

- Vitalwerte (Temperatur, Puls, Blutdruck, Atmung)
- Flüssigkeitshaushalt
- Aktivitäten und ihre selbstständige Wiederaufnahme im Tagesverlauf.

Mitarbeit bei ärztlicher Diagnostik und Therapie

- Wadenwickel anlegen
- Medikamente beschaffen, bereitstellen, verabreichen
- Erwünschte und unerwünschte Wirkungen der Medikamente beobachten und erfassen.

4.3.2 Eingeschränkte Herzleistung

Zustand, bei dem es aufgrund verminderter Leistungsfähigkeit des Herzens zu Störungen der Vitalfunktionen und zu Einschränkungen in den Lebensaktivitäten kommt.

NANDA: „Decreased Cardiac Output“
Taxonomie 1 R: 1.4.2.1 – Austauschen (➢ Tab. 1.1)
Taxonomie 2: 00029 – Aktivität/Ruhe, kardiovaskuläre-pulmonale Reaktionen

Mögliche Ursachen

- Herzerkrankungen, Erkrankungen anderer Organe, z. B. Lunge, Leber, Nieren
- Elektrolytstörungen
- Medikamentennebenwirkungen, z. B. Digitalisüberdosierung.

Symptome

- Tachykardie, Herzrhythmusstörungen
- Dyspnoe

- Hustenreiz
- Zyanose zuerst bei Belastung, später auch in Ruhe
- Verwirrtheit, Demenz
- Benommenheit, Schwindel, Schwäche, Müdigkeit, Unruhe
- Vorübergehende Sprachstörungen
- Nykturie und Ödeme
- Blutdruckschwankungen, Hypertonie
- „Stauungsgefühl" im Bauchraum, Obstipation (➢ 4.5.1), Appetitlosigkeit.

Pflegediagnostik – Assessment

Erstbeurteilung und Dokumentation

Fragen klären:
- Welche Ursache liegt der eingeschränkten Herzleistung zugrunde?
- Bei welchen Aktivitäten im täglichen Leben ist Hilfebedarf erforderlich?
- Welche Hilfsmittel sind vorhanden oder werden benötigt, z. B. Gehhilfen, Positionierungshilfen?
- Inwieweit ist die Umgebung geeignet, die Selbstständigkeit zu fördern?
- Sind Anordnungen durch den Arzt zu beachten?

Beobachten und beurteilen von:
- Gefährdungen für Folgeerkrankungen, z. B. mit Hilfe der Braden- oder Atemskala
- Puls, Blutdruck und Atmung
- Flüssigkeitsbilanz
- Gewicht
- psychischer Verfassung.

Ziele und Beurteilungskriterien zur Überprüfung der Wirksamkeit der Pflege

Der alte Mensch
- äußert Wohlbefinden verbal/nonverbal durch Mimik, Gestik
- äußert, Linderung der Beschwerden zu empfinden
- erhält angemessene Unterstützung und akzeptiert diese
- plant seinen Alltag entsprechend seiner Möglichkeiten
- zeigt keine Gewichtszunahme, Ödeme und Zeichen von Überbelastung
- hat keine Atemnot
- entwickelt keine Komplikationen
- bleibt selbstständig
- hält die Empfehlungen zu Diät, Medikation und Aktivität ein.

Pflegetherapie

Voraussetzungen

- Der Tagesablauf ist strukturiert
- Verordnete Diät wird eingehalten.

Hilfestellungen

- Hilfestellung bei Lebensaktivitäten, die aufgrund der eingeschränkten Herzleistung nicht selbstständig durchgeführt werden können, z. B. Aufstehen und zu Bett gehen, Körperpflege, An- und Auskleiden, Essen und Trinken, Gang zur Toilette einschließlich Transfer
- Bei Bettlägerigkeit alle Prophylaxen durchführen (➤ 4.2.1)
- Täglich Puls- und Blutdruckkontrollen durchführen, evtl. vor, während und nach der Aktivität
- Gewichtskontrollen durchführen, Häufigkeit nach Schwere der Erkrankung, mind. 1-mal wöchentlich
- Flüssigkeitsprotokoll erstellen – Bilanzierung der Flüssigkeitsmengen, bei Ödemen Negativbilanz anstreben
- Entlastende Positionierungen, z. B. bei Atemnot nach Wunsch Oberkörper hoch positionieren
- Hilfsmittel zur Erleichterung bei Beschwerden anbieten, z. B. Gehhilfen, Positionierungshilfen, Inhalation
- Tagesplan erstellen, welcher der Belastungsfähigkeit und den Wünschen entspricht.

Information, Beratung, Anleitung

- Entlastende und ablenkende Gespräche anbieten
- Über Hilfen zur Bewältigung informieren und im Umgang damit anleiten, z. B. Inhalationsgerät, Gehhilfen, Positionierungshilfen, Krankengymnastik, Ernährungsberatung
- Zur Gestaltung des Alltags beraten, um übermäßige körperliche Anstrengungen zu vermeiden
- Über Möglichkeit zur Reduktion von Übergewicht, z. B. durch Ernährung, Bewegung, beraten.

Laufende Beobachtung, Beurteilung und Dokumentation

- Herzfrequenz, -rhythmus
- Blutdruck
- Ein- und Ausfuhr
- Gewicht
- Äußerungen des alten Menschen
- Bewusstseinslage und Orientierung.

Mitarbeit bei ärztlicher Diagnostik und Therapie

- Medikamente beschaffen, bereitstellen, verabreichen
- Erwünschte und unerwünschte Wirkungen der Medikamente beobachten und erfassen
- Sauerstoffverabreichung ausführen.

LF 1.3 Pflege alter Menschen mit akuten und chronischen Erkrankungen

Tab. 4.10 Eingeschränkte Herzleistung als Folge einer Hypertonie

Pflegediagnose Eingeschränkte Herzleistung als Folge einer Hypertonie		**Pflegetherapie** Maßnahmen als „strukturierter Tagesplan" ➤ Abb. 2.3 und ➤ Abb. 2.4	
Probleme	**Ressourcen**	**Ziele**	**Maßnahmen**
Schwindel, Ohrensausen, Kopfschmerz und Müdigkeit nach Aktivitäten	• Ist motiviert mitzuarbeiten	• Kann wieder Aktivitäten beschwerdefrei durchführen	• Beratendes Gespräch zur Vermeidung von Risikofaktoren der Hypertonie • Blutdruck und Pulskontrollen durchführen (VÜ) • Angepasstes körperliches Training, Ruhe und Erholung, Gymnastik mit Arzt und KG absprechen • Bei Schwindelzustand Übung abbrechen • Verabreichen der verordneten Medikamente (VÜ')

4.3.3 Durchblutungsstörung arteriell (peripher)

Verengung der peripheren arteriellen Strombahnen, die zur reduzierten Versorgung mit Sauerstoff und Nährstoffen in den Geweben der Extremitäten führt.

NANDA: „Ineffektive Tissue Perfusion" – Specify Type: Peripheral
Taxonomie 1 R: 1.4.1.1 – Austauschen (➤ Tab. 1.1)
Taxonomie 2: 00024 – Aktivität/Ruhe, kardiovaskuläre-pulmonale Reaktionen

Mögliche Ursachen

- Arteriosklerose
- Arterielle Gefäßverschlüsse (Embolie)
- Herz-Kreislauferkrankungen
- Positionierungsschäden, z. B. durch Druckbelastung.

Symptome

- Schmerzen in den Beinen in Ruhe
- Schmerzen bei Belastung der Beine, deutlich z. B. durch intermittierendes Hinken
- Kalte, blasse Extremitäten
- Gefühllosigkeit bis Lähmung
- Fehlendes Tast- und Temperaturempfinden
- Schlecht heilende Wunden an den Extremitäten (Nekrose, Gangrän)
- Fehlende oder schwer tastbare Pulse an den betroffenen Körperteilen.

Pflegediagnostik – Assessment

Erstbeurteilung und Dokumentation

Fragen klären:
- Welche Ursachen liegen zugrunde?
- Kann der alte Mensch das Gefühl in seinen Beinen beschreiben?
- Hat der alte Mensch Schmerzen?
- Benötigt der alte Mensch Hilfsmittel, z. B. für die Positionierung?
- Welche Möglichkeiten hat er zur Schmerzbewältigung?
- Nimmt der alte Mensch Medikamente?

Beobachten und beurteilen von:
- Hautfarbe, -zustand und Sensibilität an betroffenen Körperteilen
- Durchblutung der Extremität (Beinpulse)
- Wärme
- Verletzungen
- Belastbarkeit
- Unterstützungsbedarf.

Ziele und Beurteilungskriterien zur Überprüfung der Wirksamkeit der Pflege

Der alte Mensch
- kennt Maßnahmen, um die Durchblutung zu verbessern und wendet sie an
- hält die Empfehlungen ein
- äußert Schmerzlinderung
- erleidet keine Folgeschäden und zusätzliche Verletzungen.

Pflegetherapie

Voraussetzungen

- Eindeutige Klärung, dass es sich um eine arteriell bedingte Störung handelt, nicht um eine venöse
- Wissen bei Mitarbeitern und Helfenden, dass
  - Schmerzen häufig die Wade betreffen, Gewebeläsionen den Fuß
  - Verletzungsgefahr erhöht ist, z. B. beim Nägel schneiden
  - Empfindungsvermögen herabgesetzt sein kann und somit z. B. Hitze und Kälteeinwirkungen (durch Wärmflasche oder Heizkissen o. Ä.) zu Schäden führen können
- Unmittelbare Information des Arztes über jede Wunde.

Hilfestellungen

- Beine tief positionieren
- Extremität warm halten, z. B. wollene Socken anziehen
- Extremität vor Druck und Blutdrosselung schützen:
  - bequeme Schuhe

- keine Kniestrümpfe
- keine Socken mit engen Bündchen
- evtl. Bettdeckenheber
- Durchblutungsfördernde Übungen möglichst 6-mal am Tag, jede Übung 10-mal wiederholen
  - den Fuß strecken und anziehen
  - Fuß aus dem Fußgelenk ein- und auswärts kreisen lassen
  - Zehen locker bewegen
  - die aufgestellten Füße von der Ferse zur Spitze und zurück zur Ferse abrollen
- Zu Spaziergängen auffordern, bei Bedarf Begleitung anbieten.

Information, Beratung, Anleitung

- Über Vorsichtsmaßnahmen beraten, z. B. bei Anwendung von Wärmflasche oder Heizkissen
- Über Bewältigungsstrategien und Hilfsmittel informieren, z. B. Gehhilfen
- Anleitung zu durchblutungsfördernden Übungen
- Über Durchblutung verschlechternde Handlungen, z. B. Rauchen, aufklären und bei dem Versuch der Entwöhnung oder Verminderung Halt und Unterstützung bieten und Verständnis für Entzugserscheinungen zeigen.

Laufende Beobachtung, Beurteilung und Dokumentation

- Extremität auf Durchblutung (Beinpulse)
- Wärme
- Sensibilität
- Verletzungen
- Schmerzen
- Blutdruck.

Mitarbeit bei ärztlicher Diagnostik und Therapie

- Wundversorgung bei Ulzera oder Gangrän
- Medikamente beschaffen, bereitstellen, verabreichen
- Erwünschte und unerwünschte Wirkungen der Medikamente beobachten und erfassen.

LF 1.3 Pflege alter Menschen mit akuten und chronischen Erkrankungen

Tab. 4.11 Durchblutungsstörung arteriell (peripher) auf Grund pAVK

Pflegediagnose Durchblutungsstörung arteriell (peripher) auf Grund PAVK		**Pflegetherapie** Maßnahmen als „strukturierter Tagesplan" ➤ Abb. 2.3 und ➤ Abb. 2.4	
Probleme	**Ressourcen**	**Ziele**	**Maßnahmen**
Hautschädigung am rechten Schienbein	• Ist zur Kommunikation fähig, kann zu Mithilfe angleitet werden	• Wunde heilt ohne zusätzliche Infektion	• Beintiefpositionierung (B) • Warme Socken anziehen (VÜ) • 2-mal tägl. Durchblutung fördernde Übungen (A): • Fuß strecken und anziehen • Fuß aus dem Fußgelenk ein- und auswärts kreisen • Zehen locker bewegen • aufgestellte Füße von der Ferse zur Spitze und zurück zur Ferse abrollen • Täglicher Verbandswechsel nach Arztanordnung (VÜ)

4.3.4 Durchblutungsstörung venös

Erweiterung oder Entzündung **oberflächlicher** venöser Gefäße – vorwiegend der unteren Extremitäten – mit Abflussbehinderung oder Verschluss tiefer venöser Gefäße durch Gerinnsel mit erhöhtem Risiko einer Embolie.

NANDA: „Ineffektive Tissue Perfusion" – Specify Type: Peripheral
Taxonomie 1 R: 1.4.1.1 – Austauschen (➤ Tab. 1.1)
Taxonomie 2: 00024 – Aktivität/Ruhe, kardiovaskuläre-pulmonale Reaktionen

Mögliche Ursachen

- Bewegungseinschränkung, z. B. bei Bettlägerigkeit, Lähmungen
- Venöse Gefäßschäden, z. B. durch Klappenschwäche, Entzündungen, Verletzungen
- Strömungsverlangsamung, z. B. bei Ruhigstellung, Blutverdickung, Flüssigkeitsmangel
- Herz-Kreislauf-Erkrankungen.

Symptome bei Stauung und Entzündung oberflächlicher Venen

Stauungszeichen
- Geschlängelte, gestaute Venen an Innenseiten der Ober- und Unterschenkel
- Spannungsgefühl, Schwere und Schmerzen im betroffenen Bein
- Nächtliche Muskelkrämpfe
- Schwellung der Beine.

Entzündungszeichen
- Haut gerötet und erwärmt
- Schwellung und Schmerzen in der Extremität

- Schmerzhafte, tastbare, derbe Venenstränge und Knoten
- Schüttelfrost, Fieber.

Symptome beim Verschluss tiefer Bein- oder Beckenvenen

- Schwere, Spannungsgefühl in dem betroffenen Bein
- Belastungsabhängiger Fußsohlenschmerz, Wadenschmerz
- Ziehender Schmerz entlang der Vene
- Schmerz beim Beklopfen der Fußsohle und der Wade
- Haut ist bläulich-rot, warm, glänzend
- Schwellung des Beines, Knöchelödem
- Gestörtes Allgemeinbefinden, mäßiges Fieber.

Pflegediagnostik – Assessment

Erstbeurteilung und Dokumentation

Fragen klären:
- Welche Ursachen liegen zugrunde?
- Machen dem alten Menschen seine gestauten Venen an der Innenseite der Ober- oder Unterschenkel Beschwerden?
- Wenn ja, welche?
- Ist der alte Mensch dadurch in seiner Bewegungsfähigkeit eingeschränkt?
- Wenn ja, welche Unterstützung benötigt er?
- Benötigt der alte Mensch Hilfsmittel, z. B. Kompressionsstrümpfe?
- Hat er Schmerzen?

Beobachten und beurteilen von:
- Körpertemperatur
- Haut (Farbe, Spannung, Temperatur)
- Fußpulse
- Umfangszunahme der Extremität.

Ziele und Beurteilungskriterien zur Überprüfung der Wirksamkeit der Pflege

Der alte Mensch
- führt Aktivitäten im Rahmen seiner Möglichkeiten und Bedürfnisse selbstständig aus
- kennt präventive und therapeutischen Maßnahmen und hält sie ein
- erleidet keine Folgeschäden
- äußert, Linderung der Beschwerden zu empfinden.

Pflegetherapie

Voraussetzungen

- Zeichen einer Thrombose sind den Mitarbeitern bekannt
- Diagnose des Arztes, ob es sich um eine Stauung, Thrombose oder oberflächliche Entzündung handelt.

Hilfestellungen

- Beim Auftreten von Fußsohlenschmerz, Wadenschmerz, Schmerzen im Verlauf der Venen, Rötung der oberflächlichen Venen, Beinschwellung wird sofort der Arzt informiert
- Salbenverbände und Alkoholumschläge werden nicht gleichzeitig angewendet, da Salbe die Hautporen verstopft und so die Verdunstungskälte des Alkohols nicht wirken kann
- Hilfestellung bei Lebensaktivitäten, die aufgrund der eingeschränkten Herzleistung nicht selbstständig durchgeführt werden können, z. B. Aufstehen und zu Bett gehen, Körperpflege, An- und Auskleiden, Essen und Trinken, Gang zur Toilette einschließlich Transfer.

Bei oberflächlich gestauten Venen (Varizen)

- Alten Menschen zum Gehen ermuntern
- 3- bis 4-mal täglich oberflächliche Venen herzwärts ausstreichen, zuerst Oberschenkel, dann Unterschenkel, abschließend Oberschenkel in Verbindung mit dem Waschen oder Positionieren
- Fußübungen 2-mal täglich durchführen lassen
- Jede Übung 10-mal wiederholen:
  - Zehen einkrallen, spreizen, lockern im Wechsel
  - Fußkreisen, Füße anziehen und strecken
  - Zum Gehen und zu Fußübungen ermuntern, z. B. isometrisches Muskeltraining, Radeln am Bewegungstrainer, Beine anziehen und strecken, Beine gestreckt anheben, kreisen und ablegen, Pedaltreten
  - Beine aufstellen und das Gesäß anheben und ablegen
- Beim Liegen oder Sitzen die Beine erhöht positionieren.

Bei Entzündung

- Bei frisch festgestellten Entzündungszeichen Arztbesuch veranlassen
- Ärztliche Anordnungen ausführen, z. B.:
  - Bein hoch positionieren
  - Kühlung
  - Kompressionstherapie.

Bei Thrombose

- Bei frisch festgestellten Thrombosezeichen Notarzt rufen
- Bis zum Eintreffen des Arztes sofortige Ruhigstellung und Bettruhe
- Weitere Anordnungen während der Behandlung der Thrombose befolgen:
  - Ruhigstellung und Bettruhe, nach Anordnung des Arztes
  - Bettende hoch stellen
  - Anstrengungen vermeiden (z. B. beim Stuhlgang)
- Bei bestehender Thrombose auf Anzeichen einer Embolie achten und im Falle solcher Symptome sofort den Notarzt alarmieren und mit Sofortmaßnahmen beginnen.

Information, Beratung, Anleitung

Nach Erfordernis:
- Über Grund der Ruhigstellung informieren
- Über Bewegungsübungen informieren und dazu anleiten
- Über erforderliche Kompression informieren und dazu anleiten
- Information über Hilfsmittel zur Unterstützung, z. B. Bewegungstrainer, Kompressionsstrümpfe.

Laufende Beobachtung, Beurteilung und Dokumentation

- Körpertemperatur
- Haut (Farbe, Spannung, Temperatur)
- Fußpulse
- Umfangszunahme der Extremität
- Schmerzen
- Anzeichen einer Embolie.

Mitarbeit bei ärztlicher Diagnostik und Therapie

- Blutgerinnungshemmende Medikamente verabreichen
- Antithrombosestrümpfe
- Medikamente beschaffen, bereitstellen, verabreichen
- Erwünschte und unerwünschte Wirkungen der Medikamente beobachten und erfassen.

LF 1.3 Pflege alter Menschen mit akuten und chronischen Erkrankungen

Tab. 4.12 Durchblutungsstörung venös aufgrund von Bewegungseinschränkung bei Bettlägerigkeit

Pflegediagnose Durchblutungsstörung venös aufgrund von Bewegungseinschränkung bei Bettlägerigkeit		**Pflegetherapie** Maßnahmen als „strukturierter Tagesplan" ➤ Abb. 2.3 und ➤ Abb. 2.4	
Probleme	**Ressourcen**	**Ziele**	**Maßnahmen**
Ziehender Schmerz entlang der Vene und schmerzhafte Schwellung mit Überwärmung und Umfangzunahme des rechten Beines	• Ist zur Kommunikation fähig und versteht alle Mitteilungen	• Entwickelt keine Embolie	• Ruhigstellung und Hochpositionierung des rechten Beines • Absolute Bettruhe • 2-mal tägl. zu Atemübungen anleiten (A) • Anleiten, alle Gelenke 2–3-mal vorsichtig zu bewegen (A) • Vorerst keine Umpositionierung und Mobilisation • Anleitung zur 2–3-stdl. Druckentlastung des Gesäßes (A) • Beinumfang täglich an derselben Stelle messen (VÜ) • Verordnungen nach Arztanordnung durchführen, z. B. Kompressionsverband (VÜ)

4.3.5 Atemnot

Erschwerte Atmung mit Behinderung der Ein- oder Ausatmung. Beeinträchtigung der Teilnahme am gesellschaftlichen Leben, der Sicherheit und der Selbstversorgung.

NANDA: „Ineffective breathing pattern“
Taxonomie 1 R: 1.5.1.3 – Austauschen/Atmung
Taxonomie 2: 00032 – Aktivität/Ruhe, kardiovaskuläre-pulmonale Reaktionen

Mögliche Ursachen

- Lungenerkrankungen, akut oder chronisch
- Herz-Kreislauf-Erkrankungen, akut oder chronisch
- Schmerzen durch Verletzungen
- Medikamente, z. B. Sedativa, Psychopharmaka, Schmerzmittel
- Zentrale Störungen (z. B. Hirnblutungen)
- Sterbeprozess
- Überanstrengung.

Symptome

- Kurzatmigkeit und Beschwerden beim Ein- und Ausatmen
- Husten und Atemgeräusche
- Veränderungen der Atemtiefe
- Veränderung der Atemfrequenz
- Veränderung des Atemrhythmus
- Dyspnoe, Tachypnoe, Sputum
- Zyanose
- Schwäche, Kraftlosigkeit
- Schmerzen beim Atmen
- Unruhe, Erstickungs- und Todesangst
- Verstärkter Gebrauch der Atemhilfsmuskulatur, Nasenflügel, Lippenbremse.

Pflegediagnostik – Assessment

Erstbeurteilung und Dokumentation

Fragen klären:
- Welche Ursache liegt der Atemnot (erschwerten Atmung) zugrunde?
- Inwieweit führt Angst zu Erregung und Anspannung und verstärkt somit die Atemnot?
- Leidet der alte Mensch dabei unter Schmerzen?
- Welcher Hilfebedarf ist erforderlich?
- Wie umfangreich ist der Hilfebedarf?
- Welche Hilfsmittel, z. B. Inhalator, Sauerstoffgerät, und Positionierungshilfsmittel werden benötigt?

- Kann der alte Mensch die Geräte selbst bedienen?
- Sind Anordnungen durch den Arzt zu beachten?

Beobachten und beurteilen von:

- Atmung (evtl. mit Atemskala):
  - Frequenz
  - Rhythmus
  - Tiefe
  - Geräusche
- Husten
- Sputum.

Ziele und Beurteilungskriterien zur Überprüfung der Wirksamkeit der Pflege

Der alte Mensch

- äußert Wohlbefinden und berichtet, dass er sich erholt fühlt
- führt seine täglichen Verrichtungen im Rahmen seiner Möglichkeiten und Leistungsfähigkeit durch.

Pflegetherapie

Voraussetzungen

- Alle Mitarbeiter kennen die Gefahr der Atemdepression bei der Anwendung von Schlaf- und Beruhigungsmitteln
- Der alte Mensch fühlt sich in seiner Umgebung wohl und hat keine Angst.

Hilfestellungen

- Hilfestellung bei Lebensaktivitäten, die aufgrund der eingeschränkten Herzleistung nicht selbstständig durchgeführt werden können, z. B. Aufstehen und zu Bett gehen, Körperpflege, An- und Auskleiden, Essen und Trinken, Gang zur Toilette, einschließlich Transfer
- Nach Absprache mit dem Betroffenen Gerüche und Aromen anwenden, welche die Atmung anregen
- Atemunterstützende Positionierungen, z. B. Oberkörperhoch-, seitliche Dehnpositionierung nach Wunsch
- Atemstimulierende Einreibungen 5–8 Zyklen (mind. 2-mal pro Schicht)
  - Betroffenen zum Singen anregen (trainiert die Atmung), wenn er dies möchte
  - Atemübungen, z. B. tiefes Aus- und Einatmen, Watte wegblasen, möglichst 6-mal am Tag
  - Zur Schleimlösung Flüssigkeitszufuhr nach Plan, dabei schleimlösende Tees anbieten
- Raumluft befeuchten, Raumluftbefeuchter desinfizieren und auffüllen
- Unterstützung beim Abhusten (anleiten, Taschentücher oder Ähnliches bereitstellen)
- Begleiten und beaufsichtigen beim Spaziergang an frischer Luft

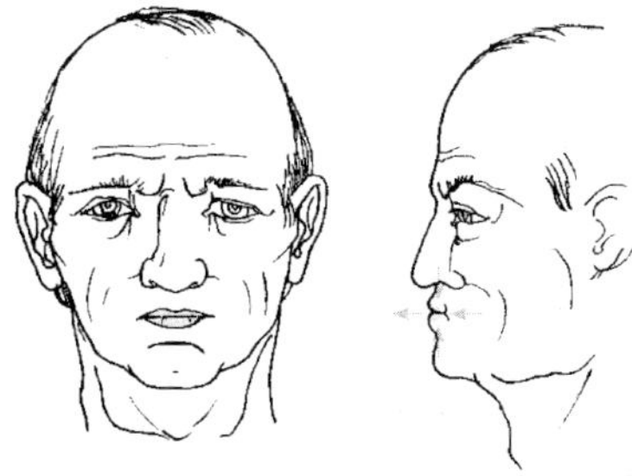

Abb. 4.2 Lippenbremse. [L215]

- Bei akuter Atemnot:
  - Ununterbrochene Nähe der/des AltenpflegerIn
  - Frischluftzufuhr
  - Oberkörper hoch positionieren
  - Beengende Kleidung öffnen
- Ausführen ärztlicher Verordnungen
- Atemtechniken zur Reduktion der Atemwegsverengung üben, z. B. Lippenbremse (durch die locker aufeinander liegenden Lippen geräuschlos ausatmen), gähnend einatmen, langsam einatmen und kurz die Luft anhalten
- Zu atemerleichternden Haltungen anleiten, z. B. Kutschersitz oder in sitzender Haltung die Unterarme auf den Tisch legen, um so die Funktion der Atemhilfsmuskulatur zu unterstützen
- Zu Inhalation, Atemtraining mit Hilfsmitteln wie SMI Trainer, z. B. Mediflow®, anleiten
- Umgang mit Spray üben.

Laufende Beobachtung, Beurteilung und Dokumentation

- Atmung: Frequenz, Rhythmus, Tiefe, Geräusche
- Sputum: Menge, Beschaffenheit, Geruch
- Husten
- Psychische Verfassung.

Mitarbeit bei ärztlicher Diagnostik und Therapie

- Medikamente beschaffen, bereitstellen, verabreichen
- Erwünschte und unerwünschte Wirkungen der Medikamente beobachten und erfassen
- Inhalieren lassen
- Sekret absaugen
- Mit Hilfsmitteln (z. B. Atemtrainer [Mediflow®], Wasserschloss) Atemtraining durchführen
- Verabreichen von Sauerstoff.

€: Zusätzlicher Zeitaufwand für menschliche Nähe und Begleitung, da Atemnot als lebensbedrohlich empfunden wird; engmaschige Beobachtung erforderlich, da starke Schmerzmittel atemdepressiv wirken.
LF 1.3 Pflege und Begleitung schwerstkranker alter Menschen

Tab. 4.13 Atemnot aufgrund der Verengung der oberen Luftwege bedingt durch ein Bronchialkarzinom

Pflegediagnose Atemnot aufgrund der Verengung der oberen Luftwege bedingt durch ein Bronchialkarzinom		**Pflegetherapie** Maßnahmen als „strukturierter Tagesplan" ➤ Abb. 2.3 und ➤ Abb. 2.4	
Probleme	**Ressourcen**	**Ziele**	**Maßnahmen**
Schmerzen, Angst und Husten bei allen Aktivitäten des täglichen Lebens	• Ist zur Kommunikation fähig, kann zu Mithilfe angleitet werden	• Führt seine täglichen Verrichtungen im Rahmen seiner Möglichkeiten und Leistungsfähigkeit durch	• Bei allen Aktivitäten Zeit lassen, Hilfestellung immer dem Bedarf anpassen • Atmungserleichternde Positionierungen nach Plan • Sauerstoffgabe nach Ärztlicher Verordnung

4.3.6 Eingeschränkte Selbstreinigungsfunktion der Atemwege

Unfähigkeit zur wirkungsvollen Entfernung von Sekret aus den Atemwegen.

NANDA: „Ineffective Airway Clearance"
Taxonomie 1 R: 1.5.1.2 – Austauschen/Atmung
Taxonomie 2: 00031 – Sicherheit/Schutz, Körperverletzung

Mögliche Ursachen

- Erkrankungen der Atemwege mit erhöhter Schleimbildung, z. B. Bronchitis, Asthma, Tracheotomie
- Herz-Kreislauf-Erkrankungen
- Schmerzen im Brust- oder Bauchbereich mit flacher Atmung
- Immobilität mit flacher Atmung
- Schwäche, z. B. durch Sedierung.

Symptome

Der alte Mensch
- hat Atemgeräusche, wie Rasseln, Brodeln, Pfeifen, Giemen
- kann Sekret aus den oberen Atemwegen (Rachenraum) nicht selbstständig entfernen
- kann Sekret aus den unteren Atemwegen (Bronchien) nicht angemessen abhusten
- hat verschleimte Atemwege.

Pflegediagnostik – Assessment

Erstbeurteilung und Dokumentation

Fragen klären:
- Bei welchen Aktivitäten im Tagesverlauf wird Hilfe benötigt?
- Wie umfangreich ist der Hilfebedarf?
- Welche Hilfsmittel sind vorhanden oder werden benötigt, z. B. Sauerstoffgerät, Inhalator, Absauggerät, Sputumbecher und Positionierungshilfsmittel?
- Sind Anordnungen durch den Arzt zu beachten?
- Klagt der alte Mensch beim Abhusten oder Absaugen über Schmerzen?

Beobachten und beurteilen von:
- Atmung
  - Frequenz
  - Rhythmus
  - Tiefe
  - Geräusche
- Sputumveränderungen.

Ziele und Beurteilungskriterien zur Überprüfung der Wirksamkeit der Pflege

Der alte Mensch
- hat freie Atemwege
- hustet sein Sekret effektiv ab
- erhält angemessene Unterstützung beim Abhusten und bei Verrichtungen des täglichen Lebens
- empfindet Erleichterung beim Atmen und Abhusten
- führt seine täglichen Verrichtungen im Rahmen seiner Möglichkeiten und Leistungsfähigkeit durch
- erleidet keine Folgeschäden, z. B. Aspiration oder Pneumonie
- kennt Techniken zum Abhusten und Atemübungen und kann diese einsetzen
- nutzt Hilfsmittel angemessen.

Pflegetherapie

Voraussetzungen

- Hygienische Voraussetzungen für den Umgang mit Sputum sind vorhanden (z. B. Handschuhe immer vor Ort)
- Kenntnisse über atmungserleichternde Maßnahmen sind bei den Mitarbeitern vorhanden.

Hilfestellungen

Nach Bedarf:
- Atemerleichternde Positionierungen: Oberkörperhoch-, seitliche Dehn- oder A-, V-, T-Positionierungen; durch die Dehnpositionierung wird der Brustkorb vom Gewicht des Schultergürtels entlastet, um so einen optimalen Einsatz der inspiratorischen Atemhilfsmuskulatur zu ermöglichen; dabei wird jedoch beachtet, dass der alte Mensch nicht mehr so gelenkig ist und eine Dehnung individuell anzupassen ist
- Raumluft befeuchten, Raumluftbefeuchter desinfizieren und auffüllen
- Atemstimulierende Einreibungen 5–8 Zyklen (nach Möglichkeit 6-mal am Tag)
- Unterstützung beim Abhusten (Hände auf den Brustkorb)
- Flüssigkeitseinfuhr nach Plan
- Schleimlösende Tees anbieten (z. B. Huflattich, Spitzwegerich)
- Sorgfältige Mundhygiene ermöglichen.

Information, Beratung, Anleitung

- Zum Abhusten anleiten
- Atemtechniken üben
- Zu atemunterstützenden Haltungen und Positionierungen anleiten.

Laufende Beobachtung, Beurteilung und Dokumentation

- Atmung
  - Frequenz
  - Rhythmus

  - Tiefe
  - Geräusche
- Sputum
  - Menge
  - Geruch
  - Beschaffenheit
- Schmerzäußerungen
- Psychische Verfassung.

Mitarbeit bei ärztlicher Diagnostik und Therapie

- Vibrationsbehandlung
- Inhalieren lassen
- Sekret absaugen
- Medikamente beschaffen, bereitstellen und verabreichen
- Erwünschte und unerwünschte Wirkungen der Medikamente beobachten und erfassen.

LF 1.3 Pflege alter Menschen mit akuten und chronischen Erkrankungen

Tab. 4.14 Eingeschränkte Selbstreinigungsfähigkeit der Atemwege aufgrund von Schwäche, Kraftlosigkeit

Pflegediagnose Eingeschränkte Selbstreinigungsfähigkeit der Atemwege aufgrund von Schwäche, Kraftlosigkeit		**Pflegetherapie** Maßnahmen als „strukturierter Tagesplan" ➤ Abb. 2.3 und ➤ Abb. 2.4	
Probleme	**Ressourcen**	**Ziele**	**Maßnahmen**
Schleim kann nicht abgehustet werden	• Geistig orientiert • Versteht alle Anleitungen	• Hat freie Atemwege • Schleim (Sekret) kann leicht abgehustet werden	• Anfeuchten der Atemluft (VÜ) • Schleimlösende Tees anbieten (Trinkprotokoll führen) • Atemstimulierende Einreibung 4-mal tägl. pro Schicht 2-mal (VÜ) • Zum richtigen Abhusten anleiten (A) • Sputumbecher, Zellstoff und Abwurf bereitstellen (VÜ) • Sputum beobachten • Mundpflege durchführen (TÜ) • Gabe der verordneten Medikamente (VÜ) • Inhalation nach Arztanordnung • Evtl. oral absaugen

4.3.7 Gestörte Wärmeregulation

Zustand, bei dem die normale Körpertemperatur nicht aufrecht erhalten werden kann (sie schwankt zwischen Hypothermie und Hyperthermie).

NANDA: „Ineffective Thermoregulation"
Taxonomie 1 R: 1.2.2.4 – Austauschen/Sicherheit (➤ Tab. 1.1)
Taxonomie 2: 000008 – Sicherheit/Schutz, Thermoregulation

Mögliche Ursachen

- Fortgeschrittenes Alter
- Schwankende Umgebungstemperatur
- Ungeeignete Kleidung für die entsprechenden Temperaturen
- Inaktivität, Überlastung
- Unterernährung und Dehydratation
- Neurologische Störungen
- Verwirrtheitszustand
- Schock
- Schädigung der Wärmeregulationszentren im Hypothalamus
- Sterbeprozess.

Symptome

Der alte Mensch
- klagt über Frieren oder Schwitzen
- hat schwankende Körpertemperaturen.

Pflegediagnostik – Assessment

Erstbeurteilung und Dokumentation

Fragen klären:
- Welche Ursachen liegen der gestörten Wärmeregulation zugrunde?
- Welcher Hilfebedarf ist erforderlich?
- Welche Hilfsmittel werden benötigt?
- Sind Anordnungen durch den Arzt zu beachten?
- Entspricht die Kleidung den klimatischen Verhältnissen.

Beobachten und beurteilen von:
- Körpertemperatur
- Frieren und Schwitzen.

Ziele und Beurteilungskriterien zur Überprüfung der Wirksamkeit der Pflege

Der alte Mensch
- äußert Wohlbefinden, er friert oder schwitzt nicht
- hat eine trockene und warme Haut
- kann die Körpertemperatur im Normbereich halten.

Pflegetherapie

Voraussetzungen

- Die Ursache für die Regulationsstörung ist geklärt
- Die Kleidung entspricht den klimatischen Verhältnissen.

Hilfestellungen

Bei Unterkühlung:
- Notarzt verständigen
- Sofortmaßnahmen einleiten, z. B.:
  - bei starker Unterkühlung nur auf ausdrückliche ärztliche Anordnung hin bewegen
  - warm zudecken, Wärmezufuhr durch angewärmte Decken, warmes Bett (Vorsicht: bei starker Unterkühlung darf nur von zentral nach peripher erwärmt werden!)
  - bei Ansprechbarkeit in einem warmen Raum langsam erwärmen
  - Vitalzeichenüberwachung
  - warme Getränke anbieten (nur bei vollem Bewusstsein)
  - bei Bewusstlosigkeit und erhaltener Atmung stabile Seitenlage bis zum Eintreffen des Notarztes.

Bei dauerhafter Regulationsstörung nach Bedarf:
- Hilfestellung für angepasste Kleidung, z. B. bereitlegen entsprechender Kleidung und unterstützen beim An- oder Auskleiden
- Vermeidung von äußerer Wärmezufuhr
- Vermeidung von Sonnenbestrahlung
- Vermeidung von kühler Umgebung
- Angepasste Nahrungs- und Flüssigkeitszufuhr.

Information, Beratung, Anleitung

- Information und Anleitung zum Vermeiden von Unterkühlungen oder Überwärmung.

Laufende Beobachtung, Beurteilung und Dokumentation

- Äußerungen des alten Menschen
- Vitalwerte
  - Temperatur
  - Puls
  - Blutdruck
  - Atmung
- Bewusstseinslage und Orientierung.

Mitarbeit bei ärztlicher Diagnostik und Therapie

- Sehr langsam erwärmen
- Medikamente beschaffen, bereitstellen, verabreichen
- Erwünschte und unerwünschte Wirkungen der Medikamente beobachten und erfassen
- Sauerstoff verabreichen.

Tab. 4.15 Gestörte Wärmeregulation aufgrund hohen Alters

Pflegediagnose Gestörte Wärmeregulation aufgrund hohen Alters		**Pflegetherapie** Maßnahmen als „strukturierter Tagesplan" ➤ Abb. 2.3 und ➤ Abb. 2.4	
Probleme	**Ressourcen**	**Ziele**	**Maßnahmen**
Klagt über kalte Extremitäten, Frieren insgesamt	• Ist bereit, aktiv mitzuarbeiten	• Äußert Wohlbefinden	• Bei der Kleidung darauf achten, dass immer ein langärmeliges Unterhemd und „Leibchen" unter dem Pullover getragen werden • Kanne mit heißem Hagenbuttentee bereitstellen • Auf Wunsch Wärmflasche bereitstellen

LF 1.3 Pflegerelevante Grundlagen, insbesondere der Anatomie, Physiologie, Geriatrie, Gerontopsychiatrie, Psychologie, Arzneimittelkunde, Hygiene und Ernährungslehre

4.4 Pflegediagnosen im Bereich „Essen und Trinken"

4.4.1 Untergewicht

Die tägliche Nährstoffaufnahme entspricht nicht dem Energiebedarf des Körpers, es kommt zur Gewichtsabnahme.

NANDA: „Imbalanced Nutrition: Less than Body Requirements"
Taxonomie 1 R: 1.1.2.2 – Austauschen/Ernährung (➤ Tab. 1.1)
Taxonomie 2: 00002 – Ernährung

Mögliche Ursachen

- Appetitlosigkeit
- Unzureichende Nahrungszufuhr
- Verdauungs- und Ernährungsstörungen, Unverträglichkeiten
- Erschwertes Kauen, z. B. durch Zahnkaries, schlecht sitzende oder fehlende Zahnprothesen
- Entzündung der Mundschleimhaut
- Vorlieben, Abneigungen

- Verändertes, fehlendes Geschmacksempfinden
- Unzureichende Möglichkeit, sich Nahrung zu beschaffen oder zuzubereiten
- Wissensdefizit über den täglichen Nährstoffbedarf
- Körperliche Erkrankungen, z. B. Tumoren, Erkrankungen des Magen-Darm-Traktes
- Psychische Erkrankungen, z. B. Depression
- Verwirrtheit
- Fehlendes Interesse am Essen.

Symptome

- Unzureichender Ernährungs- und Allgemeinzustand
- Tief liegende Augen, hervorstehende Knochen, fehlende Fettpolster
- Körpergewicht entspricht nicht der Körpergröße (Body-Mass-Index, BMI < 18,5)
- Schwächegefühl und Erschöpfung.

Pflegediagnostik – Assessment

Erstbeurteilung und Dokumentation

Fragen klären:
- Welche Ursache liegt dem Untergewicht zugrunde?
- Welche Lieblingsspeisen und Lieblingsgetränke hat der alte Mensch?
- Wurden die Mahlzeiten bisher regelmäßig und mit Appetit eingenommen?
- Kann der alte Mensch in Verbindung mit dem Essen Aussagen machen bzgl. Übelkeit und Erbrechen?
- Kennt er seinen Nährstoffbedarf?
- Gibt es Schluckprobleme?
- Gibt es Probleme mit den Zahnprothesen?
- Welche Hilfsmittel, z. B. Esshilfen, sind vorhanden oder werden benötigt?

Beobachten und beurteilen von:
- Gewicht
- Essverhalten (z. B. der alte Mensch isst mehr in Gesellschaft).

Ziele und Beurteilungskriterien zur Überprüfung der Wirksamkeit der Pflege

Der alte Mensch
- erhält erforderliche Unterstützung und kann sie akzeptieren
- hat einen angemessenen Ernährungs- und Kräftezustand
- versteht erforderliche Maßnahmen
- nimmt nicht an Gewicht ab
- hat Appetit und fühlt sich kräftiger
- nimmt nach Erfordernis an Gewicht zu
- kann die angebotenen Speisen und Getränke vertragen und essen
- erleidet keine Folgeschäden
- isst die ihm angebotenen Speisen.

Pflegetherapie

Voraussetzungen

- Umgebung, in der die Mahlzeiten eingenommen werden, ist ansprechend gestaltet, denn das Auge isst mit
- Bequeme Sitzhaltung wird eingenommen
- Auf warmes Essen und ruhige Atmosphäre wird geachtet
- Auf Wünsche nach bestimmten Nahrungsmitteln kann eingegangen werden.

Hilfestellungen

- Unterstützung bei der Nahrungsaufnahme und -zubereitung anbieten.

Bei Bedarf:

- Händehygiene ermöglichen
- Essen mundgerecht vorbereiten
- Essen eingeben
- Hilfsmittel zum Essen und Trinken einsetzen
- Mundpflege vor und nach der Nahrungsaufnahme anbieten, durchführen
- Wunschkost anbieten
- Fünf bis sechs kleinere Mahlzeiten über den Tag verteilt anbieten (Plan erstellen).

Information, Beratung, Anleitung

- Über Nährstoffbedarf informieren und über Kost- und Ernährungsformen beraten
- Zu erforderlichen Maßnahmen informieren
- Bei der Nahrungsaufnahme anleiten, z. B. durch Handführung.

Laufende Beobachtung, Beurteilung und Dokumentation

- Appetit
- Aufgenommene Nahrungsmenge
- Unverträglichkeiten von Nahrungsmitteln
- Gewicht wöchentlich mind. 1-mal kontrollieren.

Mitarbeit bei ärztlicher Diagnostik und Therapie

- Nahrungsergänzung durch hochkalorische Kost
- Verabreichung von Sondenkost.

Tab. 4.16 Untergewicht aufgrund von falscher Ernährung und Schluckbeschwerden nach Vergrößerung der Struma

Pflegediagnose Untergewicht aufgrund von falscher Ernährung und Schluckbeschwerden nach Vergrößerung der Struma		**Pflegetherapie** Maßnahmen als „strukturierter Tagesplan" ➤ Abb. 2.3 und ➤ Abb. 2.4	
Probleme	**Ressourcen**	**Ziele**	**Maßnahmen**
Fühlt sich schwach und erschöpft, BMI < 18,5	• Kann Wünsche äußern • Ist zur Mitarbeit bereit	• Erlangt zu einem festgelegten Zeitpunkt sein normales Körpergewicht wieder	• Beobachten, welche Nahrungsmittel ohne Schwierigkeiten gegessen werden können • Kostform umändern auf passierte Kost • Bis zum Erreichen der Normalkost evtl. „Astronautenkost" anbieten • Regelmäßige Gewichtskontrollen durchführen

LF 1.3 Pflegerelevante Grundlagen, insbesondere der Anatomie, Physiologie, Geriatrie, Gerontopsychiatrie, Psychologie, Arzneimittelkunde, Hygiene und Ernährungslehre

4.4.2 Übergewicht

Erhöhtes Körpergewicht im Verhältnis zur Körpergröße mit Gefahren für die Gesundheit.

NANDA: „Imbalanced Nutrition: More than Body requirements"
Taxonomie 1 R: 1.1.2.3 – Austauschen (➤ Tab. 1.1)
Taxonomie 2: 00003 – Ernährung

Mögliche Ursachen

- Nahrungsaufnahme entspricht nicht dem Bedarf, Fehl- oder Überernährung, z. B. zu viel, zu oft, zu fett, zu süß
- Gesteigerter Appetit
- Eingeschränkte Beweglichkeit, Bewegungsmangel
- Einseitige Ernährungsgewohnheit, Vorlieben
- Hormonelle Störungen
- Erkrankungen, z. B. Ödeme, Aszites.

Symptome

Körpergewicht des alten Menschen liegt nach der Broca-Formel mit 10 bis 20% über dem Idealgewicht (BMI > 26)

- Übermäßige Fettpolster
- Belastungszeichen bei Anstrengung, z. B. Dyspnoe, Husten, Gesichtsrötung, Schwitzen
- Körperliche Schwäche.

Pflegediagnostik – Assessment

Erstbeurteilung und Dokumentation

Fragen klären:
- Welche Ursache liegt dem Übergewicht zugrunde?
- Welche Lieblingsspeisen und Lieblingsgetränke hat der alte Mensch?
- Wie umfangreich ist der Hilfebedarf?
- Hat der alte Mensch Kenntnisse über besonders fettreiche Nahrungsmittel?
- Welche Ess- und Trinkgewohnheiten hat er?

Beobachten und beurteilen von:
- Häufigkeit und Zusammensetzung der täglichen Mahlzeiten ermitteln
- Appetit beobachten
- Gewicht ermitteln und nach BMI (Body-Mass-Index) beurteilen.

Ziele und Beurteilungskriterien zur Überprüfung der Wirksamkeit der Pflege

Der alte Mensch
- erhält erforderliche Unterstützung, z. B. bei der Auswahl, der Beschaffenheit und Menge der Nahrung, und akzeptiert diese
- zeigt Veränderungen in den Essgewohnheiten
- hat einen angemessenen Ernährungs- und Kräftezustand
- versteht erforderliche Maßnahmen
- nimmt nach Erfordernis an Gewicht ab
- äußert Wohlbefinden
- kann die ihm angebotenen Speisen und Getränke vertragen und essen
- erleidet keine Folgeschäden
- ist körperlich angemessen aktiv, z. B. durch Spaziergänge oder Gymnastik.

Pflegetherapie

Voraussetzungen

- Die Mitarbeiter wissen,
  - dass Essenswünsche und Essverhalten im Alter jahrelang geprägt sind
  - die Diät wichtig ist, aber nicht der einzige Bestandteil zur Fettreduktion, sondern dass Bewegung genauso wichtig ist
- Der alte Mensch ist motiviert abzunehmen.

Hilfestellungen

- Gemeinsame
  - Analyse der Ess- und Trinkgewohnheiten
  - Planung der Reduktionskost
  - Planung, um die körperliche Aktivität zu steigern, z. B. durch Spaziergang oder Gymnastik
- Eingetretene Erfolge loben.

Information, Beratung, Anleitung

- Über Vorteile und Möglichkeiten der Gewichtsreduktion informieren
- Über therapeutische Hilfe beraten, z. B. Ernährungsberatung
- Beratung zur ansprechenden Kleidung und Gestaltung des Outfits
- Über Nährstoffbedarf informieren und über Kost- und Ernährungsformen beraten.

Laufende Beobachtung, Beurteilung und Dokumentation

- Essverhalten
- Gewichtskontrolle, mindestens 1-mal wöchentlich
- Appetit.

Tab. 4.17 Übergewicht aufgrund von eingeschränkter Beweglichkeit bedingt durch Bluthochdruck

Pflegediagnose Übergewicht aufgrund von eingeschränkter Beweglichkeit bedingt durch Bluthochdruck		**Pflegetherapie** Maßnahmen als „strukturierter Tagesplan" ➢ Abb. 2.3 und ➢ Abb. 2.4	
Probleme	**Ressourcen**	**Ziele**	**Maßnahmen**
Übermäßige Fettposter und Belastungszeichen, wie Dyspnoe, schon bei geringer Anstrengung	• Ist an einer Gewichtsreduktion und körperlicher Aktivität interessiert	• Äußert Wohlbefinden • Erreicht sein Idealgewicht zu einem gemeinsam festgelegten Zeitpunkt	• Analyse der Ess- und Trinkgewohnheiten (A) • Zu Fragen der Gewichtsreduktion beraten • Angepasstes körperliches Training nach Plan mit Arzt und KG absprechen (A) • Reduktionskost planen • Regelmäßige Gewichtskontrollen durchführen (TÜ)

LF 1.3 Pflegerelevante Grundlagen, insbesondere der Anatomie, Physiologie, Geriatrie, Gerontopsychiatrie, Psychologie, Arzneimittelkunde, Hygiene und Ernährungslehre

4.4.3 Irritationen der Mundschleimhaut

Veränderungen der Schleimhäute in der Mundhöhle mit Schmerzen und Schluckbeschwerden.

NANDA: „Impaired Oral Mucos Membrane"
Taxonomie 1 R: 1.6.2.1.1 – Austauschen (➢ Tab. 1.1)

Taxonomie 2: Sicherheit/Schutz, Körperverletzung – 00045

Mögliche Ursachen

- Unterernährung, Flüssigkeitsdefizit
- Nahrungskarenz
- Ernährung über Magensonde
- Mangelnder Speichelfluss
- Mundatmung
- Unzureichende Mundhygiene
- Nebenwirkungen von Medikamenten, z. B. Psychopharmaka.

Symptome

- Schmerzen oder unangenehmes Gefühl im Mund und beim Schlucken
- Schluckbeschwerden
- Zunge ist belegt, trocken, rissig
- Lippen sind trocken, rissig
- Verminderter Speichelfluss, Mundgeruch
- Mundschleimhaut:
  - Bläschen
  - Beläge
  - Blutungen
  - Ulzerationen.

Pflegediagnostik – Assessment

Erstbeurteilung und Dokumentation

Fragen klären:
- Welche Ursachen liegen der veränderten Mundschleimhaut zugrunde?
- Kann der alte Mensch trotz der Veränderungen im Mund essen und trinken?
- Klagt er dabei über Schmerzen?
- Wird Hilfe benötigt?
- Wie umfangreich ist der Hilfebedarf?

Beobachten und beurteilen von:
- Zustand der Mundschleimhaut
- Zustand der Zunge
- Sitz der Zahnprothese (Inspektion mit Taschenlampe).

Ziele und Beurteilungskriterien zur Überprüfung der Wirksamkeit der Pflege

Der alte Mensch
- erhält angemessene Unterstützung bei der Mund- und Zahnpflege sowie der Nahrungsaufnahme

- empfindet Erleichterung seiner Beschwerden
- hat eine feuchte, rosa und intakte Mundschleimhaut
- kann besser schlucken
- kann die tägliche Mund- und Zahnpflege im Rahmen seiner Möglichkeiten selbstständig durchführen
- kennt Möglichkeiten der Mundpflege und gesunden Ernährung, um die Mundschleimhaut intakt zu halten
- äußert Wohlbefinden und Schmerzfreiheit.

Pflegetherapie

Voraussetzungen

- Ursache ist bekannt und wird soweit wie möglich ausgeschaltet, z. B. Anpassung der Zahnprothese.

Hilfestellungen

- Nahrungsmittel sind entsprechend anpasst, z. B. weiche und milde Speisen
- Scharf gewürzte Nahrungsmittel und extreme Temperaturen werden vermieden
- Eventuell für eine erhöhte Luftfeuchtigkeit mit Hilfe eines Verneblers oder Luftbefeuchters sorgen
- Kontrolle der Mundhöhle auf wunde Stellen, Verletzungen und/oder Blutungen vor jeder Mundpflege
- Mundpflege vor und nach jedem Essen und vor dem Schlafengehen mit Mundpflegeset:
  - Weiche Bürste oder Tupfer zur Reinigung von Zähnen und Zunge
  - Lösung nach Arztanordnung
  - Mittel zur Befeuchtung von Lippen und Mundhöhle, z. B. künstlicher Speichel, Butter
- Flüssigkeitseinfuhr (mind. 30 ml pro kg/Körpergewicht) nach Plan bereitstellen, verabreichen
- Luftbefeuchtung.

Information, Beratung, Anleitung

- Zur adäquaten Mundpflege anleiten.

Laufende Beobachtung, Beurteilung und Dokumentation

- Mundschleimhaut
- Zunge
- Sitz der Zahnprothese
- Schluckbeschwerden und Schmerzäußerungen.

Mitarbeit bei ärztlicher Diagnostik und Therapie

- Medikamente beschaffen, bereitstellen, verabreichen
- Erwünschte und unerwünschte Wirkungen der Medikamente beobachten und erfassen, z. B. bei hoher Neuroleptikadosierung
- Spezielle Mundpflege mit Lösung nach Arztverordnung durchführen
- Inhalation.

Tab. 4.18 Irritationen der Mundschleimhaut aufgrund von Ernährung über PEG-Sonde bedingt durch Alter und geschwächtem Allgemeinzustand

Pflegediagnose Irritationen der Mundschleimhaut aufgrund von Ernährung über PEG-Sonde bedingt durch Alter und geschwächtem Allgemeinzustand		**Pflegetherapie** Maßnahmen als „strukturierter Tagesplan" ➤ Abb. 2.3 und ➤ Abb. 2.4	
Probleme	**Ressourcen**	**Ziele**	**Maßnahmen**
Lippen sind rissig, trocken, Zunge ist belegt und ebenfalls rissig und trocken mit Mundgeruch	• Äußert nonverbal Wohlbefinden durch Mimik	• Intakte Mundschleimhaut	• Spezielle Mundpflege mind. alle 4 Stunden und nach Bedarf durchführen (VÜ) mit: • Salbeitee und • künstlichem Speichel

LF 1.3 Pflege alter Menschen mit akuten und chronischen Erkrankungen

4.4.4 Gefahr von Flüssigkeitsmangel

Gefahr von Flüssigkeitsmangel im Organismus durch Flüssigkeitsverlust oder unzureichende Flüssigkeitszufuhr.

NANDA: „Risk for Imbalanced Fluid Volume"
Taxonomie 1 R: 1.4.1.2 – Austauschen (➤ Tab. 1.1)
Taxonomie 2: 00025 – Ernährung, Hydratation

Mögliche Ursachen/Risikofaktoren

- Mangelndes Durstgefühl
- Trockene Schleimhäute
- Mundgeruch
- Kraftlosigkeit
- Wissensdefizit bezüglich des Flüssigkeitsbedarfs
- Vermehrte Harnausscheidung, z. B. bei erhöhtem Blutzuckerwert (Diabetes mellitus)
- Entwässernde Medikamente (Diuretika)
- Erhöhter Flüssigkeitsbedarf, z. B. bei Fieber (➤ 4.3.1)
- Flüssigkeitsverlust durch Erbrechen, Diarrhö
- Schluckstörungen (➤ 4.4.8)
- Verwirrtheit (➤ 4.12.5, ➤ 4.12.6)
- Körperliche Einschränkungen, die das Trinken erschweren.

Symptome

Eine mögliche Gefährdung kann nicht mit Symptomen belegt werden, da das Problem noch nicht aufgetreten ist und die Pflegemaßnahmen eine Prävention bezwecken.

Pflegediagnostik – Assessment

Erstbeurteilung und Dokumentation

Fragen klären:
- Welche Ursachen liegen der Gefahr des Flüssigkeitsmangels zugrunde?
- Welches Lieblingsgetränk hat der ältere Mensch?
- Welche Hilfsmittel sind vorhanden oder werden benötigt?
- Welche Art von Hilfe wird benötigt?
- Wie häufig muss diese Hilfe geleistet werden?
- Wie orientiert ist der alte Mensch?

Beobachten und beurteilen von:
- Flüssigkeitseinfuhr und -ausfuhr
- Ausscheidungen (Stuhl, Urin)
- Hautzustand und den Zustand der Schleimhäute.

Ziele und Beurteilungskriterien zur Überprüfung der Wirksamkeit der Pflege

Der alte Mensch
- nimmt Flüssigkeit entsprechend seinem Flüssigkeitsbedarf zu sich

Beispiel zum Errechnen des Flüssigkeitsbedarfs:

die ersten 10 kg Körpergewicht 100 ml	10×100	= 1000 ml
die zweiten 10 kg Körpergewicht 50 ml	10×50	= 500 ml
jedes weitere kg Körpergewicht 15 ml	50×15	= 750 ml
Gesamtbedarf bei 70 kg Körpergewicht		2250 ml

- benutzt erforderliche Hilfsmittel
- hat feuchte Mundschleimhaut und gepflegte Lippen
- ist orientiert und äußert, sich kräftig zu fühlen
- verträgt die ihm angebotenen Getränke
- erleidet keine Folgeschäden.

Pflegetherapie

Voraussetzungen

- Wünsche und Bedürfnisse können bei der Getränkebereitstellung berücksichtigt werden
- Der alte Mensch hat keine Trinkmengenbeschränkung aufgrund einer Erkrankung.

Hilfestellungen

- Flüssigkeitseinfuhrplan erstellen
- Wunschgetränke anbieten, in Reichweite stellen, aufmuntern zur regelmäßigen Einnahme
- Hilfsmittel zum Trinken nach Bedarf bereitstellen, z. B. Trinkbecher mit Deckel

- Mundpflege nach Erfordernis anbieten, durchführen, unterstützen
- Lippenpflege nach Erfordernis anbieten, durchführen unterstützen.

Information, Beratung, Anleitung

- Über Gefahren eines Flüssigkeitsdefizits aufklären
- Den alten Menschen über geeignete Hilfsmittel informieren und in der Benutzung anleiten.

Laufende Beobachtung, Beurteilung und Dokumentation

- Flüssigkeitseinfuhr
- Orientierung
- Hautturgor und Zustand der Schleimhäute
- Ausscheidungen (Stuhl und Urin).

Mitarbeit bei ärztlicher Diagnostik und Therapie

- Flüssigkeitszufuhr über Magensonde oder PEG
- Verabreichen und überwachen von Infusionen (subkutan, intravenös).

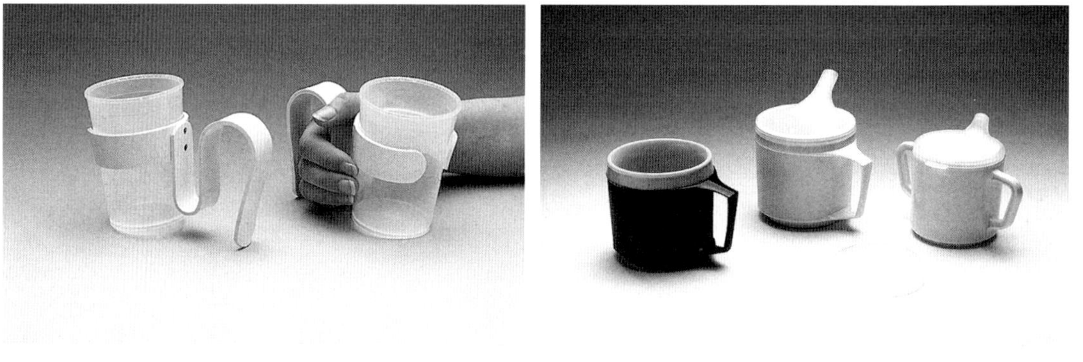

Abb. 4.3 Beispiel für Trinkhilfen. [V143]

Tab. 4.19 Gefahr von Flüssigkeitsmangel aufgrund von Schluckbeschwerden

Pflegediagnose Gefahr von Flüssigkeitsmangel aufgrund von Schluckbeschwerden		**Pflegetherapie** Maßnahmen als „strukturierter Tagesplan" ➤ Abb. 2.3 und ➤ Abb. 2.4	
Probleme	**Ressourcen**	**Ziele**	**Maßnahmen**
Trockene Schleimhäute	• Ist zur Kommunikation fähig • Kann zur Mithilfe angeleitet werden	• Flüssigkeitszufuhr entspricht dem Bedarf	• Trinkprotokoll erstellen (VÜ) • Alle Getränke angedickt eingeben (VÜ oder TÜ)

LF 1.3 Pflege alter Menschen bei präventiven und rehabilitativen Maßnahmen

4.4.5 Flüssigkeitsmangel

Flüssigkeitsmangel im Organismus durch Flüssigkeitsverlust oder unzureichende Flüssigkeitszufuhr.

NANDA: „Fluid volume deficient"
Taxonomie 1 R: 1.4.1.2.2.1 – Austauschen (➤ Tab. 1.1)
Taxonomie 2: 00027 – Flüssigkeitshaushalt

Mögliche Ursachen

- Mangelndes Durstgefühl
- Wissensdefizit bezüglich des Flüssigkeitsbedarfs
- Vermehrte Harnausscheidung, z. B. bei erhöhtem Blutzuckerwert (Diabetes mellitus) oder entwässernden Medikamenten
- Erhöhter Flüssigkeitsbedarf, z. B. bei Fieber (➤ 4.3.1)
- Flüssigkeitsverlust durch Erbrechen, Diarrhö
- Schluckstörungen (➤ 4.4.8)
- Verwirrtheit
- Körperliche Einschränkungen, die das Trinken erschweren.

Symptome

- Rissige Lippen
- Raue, borkige Zunge
- Erschwertes Sprechen
- Verminderter Spannungszustand der Haut
- „Stehende" Hautfalten
- Niedriger Blutdruck, schneller Puls
- Verminderte Urinausscheidung
- Tief liegende Augen
- Trockene Schleimhäute
- Schwäche, Müdigkeit und Benommenheit
- Eingeschränkte Orientierung
- Gewichtsverlust.

Pflegediagnostik – Assessment

Erstbeurteilung und Dokumentation

Fragen klären:
- Welche Ursachen liegen dem Flüssigkeitsmangel zugrunde?
- Welches Lieblingsgetränk hat der ältere Mensch?
- Welche Hilfsmittel sind vorhanden oder werden benötigt?
- Wie viel Hilfe wird benötigt?
- Wie gestaltet sich der Hilfebedarf?
- Wie orientiert ist der alte Mensch?

Beobachten und beurteilen von:
- Flüssigkeitseinfuhr und -ausfuhr
- Ausscheidungen (Stuhl, Urin)
- Puls- und Blutdruckkontrolle
- Hautzustand und Zustand der Schleimhäute.

Ziele und Beurteilungskriterien zur Überprüfung der Wirksamkeit der Pflege

Der alte Mensch
- erhält erforderliche Unterstützung und kann sie akzeptieren
- nimmt Flüssigkeit entsprechend seinem Flüssigkeitsbedarf zu sich

Beispiel zum Errechnen des Flüssigkeitsbedarfs ➤ 4.4.4

Hinweis: in der Nahrung enthaltene Flüssigkeit kann nur geschätzt werden, daher:
- **vereinfachte Formel** zur Feststellung des Flüssigkeitsbedarfs:

30 ml/kg Körpergewicht oder:
- mindestens 1500 ml trinken
- hat keinen Durst oder Zeichen von Dehydratation
- ist orientiert und äußert, sich kräftiger zu fühlen
- verträgt die ihm angebotenen Getränke
- erleidet keine Folgeschäden.

Pflegetherapie

Voraussetzungen

- Flüssigkeitsmangel wurde erkannt
- Flüssigkeitsmangel kann durch orale Aufnahme beseitigt werden oder es besteht eine Arztanordnung zur parenteralen Flüssigkeitszufuhr.

Hilfestellungen

- Flüssigkeitseinfuhrplan erstellen
- Wunschgetränke anbieten, in Reichweite stellen, aufmuntern zur regelmäßigen Einnahme
- Hilfsmittel zum Trinken nach Bedarf anbieten, z. B. Trinkbecher mit Deckel

- Kontrolle der Mundhöhle im Hinblick auf wunde Stellen, Verletzungen und/oder Blutungen vor jeder Mundpflege
- Mundpflege anbieten, durchführen
- Hautpflege anbieten, durchführen
- Bei Bedarf wird eine erhöhte Luftfeuchtigkeit mit Hilfe eines Verneblers oder Luftbefeuchters gewährleistet
- Verwirrte Menschen zur Flüssigkeitseinnahme anleiten, auffordern
- Flüssigkeit bei Schluckbeschwerden oder Verweigerung von Trinken angedickt anbieten.

Information, Beratung, Anleitung

- Über Gefahren eines Flüssigkeitsdefizits aufklären
- Den alten Menschen über geeignete Hilfsmittel informieren und in der Benutzung anleiten.

Laufende Beobachtung, Beurteilung und Dokumentation

- Flüssigkeitseinfuhr
- Orientierung
- Hautturgor und Zustand der Schleimhäute
- Ausscheidungen (Stuhl und Urin).

Mitarbeit bei ärztlicher Diagnostik und Therapie

- Verabreichen und überwachen von Infusionen (subkutan (s. c.), intravenös) und/oder
- Sondenernährung.

Tab. 4.20 Flüssigkeitsmangel aufgrund von mangelndem Durstgefühl

Pflegediagnose Flüssigkeitsmangel aufgrund von mangelndem Durstgefühl		**Pflegetherapie** Maßnahmen als „strukturierter Tagesplan" ➤ Abb. 2.3 und ➤ Abb. 2.4	
Probleme	**Ressourcen**	**Ziele**	**Maßnahmen**
Verminderte Urinausscheidung, rissige Lippen, borkige, raue Zunge, trockene Schleimhäute	• Lässt sich zum Trinken motivieren	• Flüssigkeitszufuhr entspricht dem Bedarf = 2250 ml bei 70 kg	• Trinkprotokoll erstellen, Wunschgetränke anbieten • Bei Bedarf s. c.-Infusion nach ärztl. Verordnung

LF 1.3 Pflegerelevante Grundlagen, insbesondere der Anatomie, Physiologie, Geriatrie, Gerontopsychiatrie, Psychologie, Arzneimittelkunde, Hygiene und Ernährungslehre

4.4.6 Flüssigkeitsansammlung im Gewebe

Zustand, bei dem es lokal oder auf den ganzen Körper bezogen zu übermäßigen wässrigen Flüssigkeitsansammlungen im Gewebe kommt.

NANDA: „Excess Fluid Volume"
Taxonomie 1 R: 1.4.1.2.1 – Austauschen (➤ Tab. 1.1)
Taxonomie 2: 00026 – Ernährung/Flüssigkeitshaushalt

Mögliche Ursachen

- Eingeschränkte Herzleistung, z. B. bei Herzinsuffizienz
- Eiweißmangel durch
  - erhöhte Eiweißausscheidung, z. B. bei chronischer Niereninsuffizienz
  - verringerte Eiweißbildung bei Lebererkrankungen, z. B. Leberzirrhose
  - auszehrende Erkrankungen, z. B. Kachexie bei Krebserkrankungen
- Allergien
- Lymphödem durch Abflussbehinderung der Lymphflüssigkeit, z. B. nach Brust- und Lymphknotenentfernung bei Mammakarzinom
- Schilddrüsenunterfunktion (Myxödem).

Symptome

- Ödeme an den Fußknöcheln („dicke Beine"), bei Bettruhe im Kreuzbeinbereich bei Rechtsherzinsuffizienz, in der Lunge bei Linksherzinsuffizienz, im lockeren Bindegewebe, z. B. an den Augenlidern bei Nierenerkrankungen
- Zunahme des Leibesumfangs bei Wasseransammlung in der Bauchhöhle (Aszites)
- Gewichtszunahme
- Verminderte Harnausscheidung (Oligurie), Nykturie
- Dyspnoe und Atemgeräusche (Rasseln) bei Lungenödem.

Pflegediagnostik – Assessment

Erstbeurteilung und Dokumentation

Fragen klären:
- Welche Ursache liegt zugrunde?
- Welcher Hilfebedarf ist erforderlich?
- Wie umfangreich ist der Hilfebedarf?

Beobachten und beurteilen von:
- Flüssigkeitsbilanz
- Vitalzeichen
- Gewicht
- Atemgeräuschen
- Hautturgor
- Bewusstsein.

Ziele und Beurteilungskriterien zur Überprüfung der Wirksamkeit der Pflege

Der alte Mensch
- scheidet angemessene Mengen Urin aus

- sein Gewicht normalisiert sich, die Ödeme nehmen ab
- sein Puls und Blutdruck sind im Normbereich
- ist zur Person, Umgebung und Zeit orientiert
- ist beschwerdefrei
- führt seine täglichen Aktivitäten selbstständig oder mit angemessener Unterstützung durch.

Pflegetherapie

Voraussetzungen

Alle Mitarbeiter wissen, dass
- bei Zeichen von Flüssigkeitseinlagerungen der Arzt informiert wird
- sich bei starker Einlagerung ein Lungenödem entwickeln kann und damit eine Notfallsituation entstehen kann
- es zu Schlafstörungen aufgrund Nykturie kommen kann
- eine schnelle Ödemausschwemmung (mehr als 500 g täglich) die Thrombosegefahr erhöhen kann
- eine schnelle Ödemausschwemmung zu Kreislaufproblemen führen kann.

Hilfestellungen

- Täglich Blutdruck messen
- Täglich Gewicht kontrollieren
- Einfuhr- und Ausscheidungsprotokoll führen, Trinkmenge nach Verordnung
- Bei Atemnot Oberkörperhoch- und Beintiefpositionierung
- Folgeschäden verhindern durch das Erstellen eines individuellen Bewegungsplans. Jede Übung 5–8-mal wiederholen:
  - Aktive Übungen, um Gelenke zu bewegen, z. B. Hände/Füße im Kreis bewegen, Finger/Zehen einkrallen, lockern, Beine aufstellen und strecken, Arme strecken, anwinkeln
  - Fußsohlen mehrmals täglich gegen Widerstand drücken und loslassen
  - Isometrische Übungen zur Stärkung der Muskelkraft, z. B. Handflächen aneinander drücken, Knie gegeneinander drücken, Knie mit Händen zusammenhalten und gegen Widerstand auseinander drücken, Fußsohlen gegen Widerstand drücken, Gummiband mit Armen, Beinen, Händen auseinander ziehen
  - Gehübungen mehrmals am Tag
- Folgeschäden verhindern durch individuellen Positionierungsplan und dokumentieren der Umpositionierungen, z. B. Rückenlage, 30-Rechts- und Linksseiten- oder Dehnungspositionierungen, z. B. A-, V- oder T-Positionierung zur Pneumonieprophylaxe
- Oberflächliche Venen herzwärts ausstreichen, zuerst Oberschenkel, dann Unterschenkel, abschließend Oberschenkel 3–4-mal täglich
- Hautpflege durchführen (lassen)
- Bei Einhaltung von Diät, intakte Mundschleimhaut erhalten
- Mundpflege anbieten, durchführen
- Bei Arztanordnung Kochsalzzufuhr beschränken, dafür Speisen mit Kräutern gut würzen
- Bei Atemnot alle Maßnahmen in Ruhe vornehmen, beim alten Menschen bleiben, beruhigen, psychische Betreuung
- Unterstützung nach Bedarf bei täglichen Verrichtungen anbieten; Vorsicht bei Überanstrengung, Ruhepausen einlegen.

Information, Beratung, Anleitung

- Information und Beratung bei der Ernährung je nach verursachender Erkrankung (Arztrücksprache).
- Informieren, dass Diuretika morgens eingenommen werden, um die Nachtruhe durch die harntreibende Wirkung nicht zu stören.

Laufende Beobachtung, Beurteilung und Dokumentation

- Flüssigkeitsbilanz
- Ödeme
- Orientierung
- Gewicht
- Puls, Blutdruck
- Atmung.

Mitarbeit bei ärztlicher Diagnostik und Therapie

- Kompressionstherapie (Material, Technik und Dauer)
- Medikamente beschaffen, bereitstellen, verabreichen
- Erwünschte und unerwünschte Wirkungen der Medikamente beobachten und erfassen.

Tab. 4.21 Flüssigkeitsansammlung im Gewebe aufgrund von Rechtsherzinsuffizienz

Pflegediagnose Flüssigkeitsansammlung im Gewebe aufgrund von Rechtsherzinsuffizienz		**Pflegetherapie** Maßnahmen als „strukturierter Tagesplan" ➢ Abb. 2.3 und ➢ Abb. 2.4	
Probleme	**Ressourcen**	**Ziele**	**Maßnahmen**
Ödeme an beiden Fußknöcheln, Schlafstörung durch nächtliches Wasserlassen (Nykturie)	• Ist zur Kommunikation fähig • Kann zu Mithilfe angleitet werden	• Führt seine täglichen Aktivitäten selbstständig oder mit angemessener Unterstützung durch	• Täglich Blutdruck messen • Individuellen Bewegungsplan erstellen • Hautpflege durchführen • Oberflächliche Venen herzwärts ausstreichen • Gabe der verordneten Medikamente

LF 1.3 Pflege alter Menschen mit akuten und chronischen Erkrankungen

4.4.7 Selbstversorgungsdefizit bei der Ernährung

Beeinträchtigte Fähigkeit, Getränke und Nahrungsmittel selbstständig zu beschaffen, zuzubereiten und zu sich zu nehmen.

NANDA: „Feeding Self – Care Deficit"
Taxonomie 1 R: 6.5.1 – Essen
Taxonomie 2: 00102 – Essen

Mögliche Ursachen

- Bettruhe
- Körperliche oder geistige Unfähigkeit, sich Nahrung zu beschaffen, diese zuzubereiten und zu sich zu nehmen
- Psychische Erkrankungen, fehlende Motivation, Verwirrtheit (➤ 4.12.5, ➤ 4.12.6)
- Schmerzen (➤ 4.12.1)
- Fehlende Hilfsmittel, z. B. Ess- und Trinkhilfen, Brille, Gehhilfen.

Symptome

- Unfähigkeit, die Nahrung zu beschaffen, zuzubereiten, zu zerkleinern und zu sich zu nehmen
- Unfähigkeit, Getränke zu beschaffen, vorzubereiten und zu sich zu nehmen
- Unzureichender Ernährungs- und Kräftezustand, eingeschränkte Beweglichkeit (➤ 4.2.1)
- Teilnahmslosigkeit
- Hunger, Durst
- Zeichen von Flüssigkeitsmangel (➤ 4.4.4)und Untergewicht (➤ 4.4.1).

Pflegediagnostik – Assessment

Erstbeurteilung und Dokumentation

Fragen klären:
- Welche Ursachen liegen dem Selbstversorgungsdefizit zugrunde?
- Welche Ernährungsgewohnheiten hat der alte Mensch?
- Welcher Hilfebedarf ist erforderlich?
- Wie umfangreich ist der Hilfebedarf?
- Welche Hilfsmittel sind vorhanden oder werden benötigt?
- Welches sind seine Lieblingsspeisen und Lieblingsgetränke?
- Welche Hilfsmittel werden benötigt, um leichter essen und trinken zu können?
- Klagt er dabei über Schmerzen?
- Wie motiviert und orientiert ist er?

Beobachten und beurteilen von:
- Gewicht
- Motivation zu essen und zu trinken.

Ziele und Beurteilungskriterien zur Überprüfung der Wirksamkeit der Pflege

Der alte Mensch
- Versorgt sich selbstständig mit Nahrung
- Bereitet Nahrung selbstständig zu
- Nimmt seine Nahrung selbstständig zu sich
- Hat erforderliche Hilfsmittel, um seine Selbstständigkeit zu erhalten oder wiederzuerlangen
- Kann korrekt mit Hilfsmitteln umgehen
- Erhält erforderliche personelle Unterstützung und akzeptiert sie

- Hat einen angemessenen Kräfte- und Ernährungszustand
- Äußert Zufriedenheit im Hinblick auf seine Ernährung
- Hat sein erwünschtes Körpergewicht
- Nimmt Nahrung entsprechend seinem Energiebedarf zu sich
  - Männer: 0,0491 × kg Körpergewicht + 2,46 × 239 = kcal Grundumsatz/Tag × 1,5 bei leichter Aktivität (bei vollständiger Immobilität Grundumsatz/Tag = G ×1,2; bei mittlerer Aktivität, z. B. Gartenarbeit = G × 1,75)
  - Frauen: 0,0377 × kg Körpergewicht + 2,75 × 239 = kcal Grundumsatz/Tag × 1,5 bei leichter Aktivität (bei vollständiger Immobilität Grundumsatz/Tag = G ×1,2; bei mittlerer Aktivität, z. B. Gartenarbeit = G × 1,75)
- Vereinfachte Formel zur Feststellung des Energiebedarfs:

30 kcal/kg Körpergewicht = bei 70 kg, ca. 2100 kcal.

- kann korrekt mit Hilfsmitteln umgehen.

Hinweis: „Insgesamt ist darauf hinzuweisen, dass alle genannten Schätzungen des Energiebedarfs lediglich der groben Orientierung dienen können, da enorme individuelle Unterschiede bestehen können. Insbesondere demente Menschen mit einem gesteigerten Bewegungsdrang haben einen deutlich erhöhten Energiebedarf. Ein praktischer Ansatz zur Beurteilung des Energiebedarfs eines Individuums besteht daher darin, unter kontrollierten Bedingungen die aufgenommene Energiemenge derart anzupassen, dass das Körpergewicht bei üblicher Aktivität konstant bleibt bzw. das wünschenswerte Körpergewicht erreicht wird. Regelmäßige Gewichtskontrollen bieten daher einen Anhaltspunkt dafür, inwieweit die aufgenommene Energiemenge dem individuellen Bedarf entspricht." (Volkert 1997)

Pflegetherapie

Voraussetzungen

- Eine Auswahlmöglichkeit der Nahrungsmittel ist vorhanden
- Lebenslange Essgewohnheiten sind ermittelt und können beachtet werden
- Es besteht die Möglichkeit, dass fünf bis sechs kleine Mahlzeiten eingenommen werden können (anstatt nur drei große)
- Zum Essen und Trinken geeignete Sitzmöglichkeiten sind vorhanden
- Spezielles, auf die Einschränkung angepasstes Geschirr und Essbesteck ist vorhanden.

Hilfestellungen

- Ernährungsplan erstellen
- Zimmer vor Mahlzeiten lüften
- Unterstützung bei der Nahrungszubereitung und -aufnahme anbieten.

Bei Bedarf:

- Händehygiene ermöglichen, Kleidungsschutz umlegen
- Essen mundgerecht vorbereiten
- Essen eingeben
- Hilfsmittel zum Essen und Trinken einsetzen
- Händehygiene und Mundpflege vor und nach der Nahrungsaufnahme ermöglichen
- Flüssigkeitseinfuhr laut Plan.

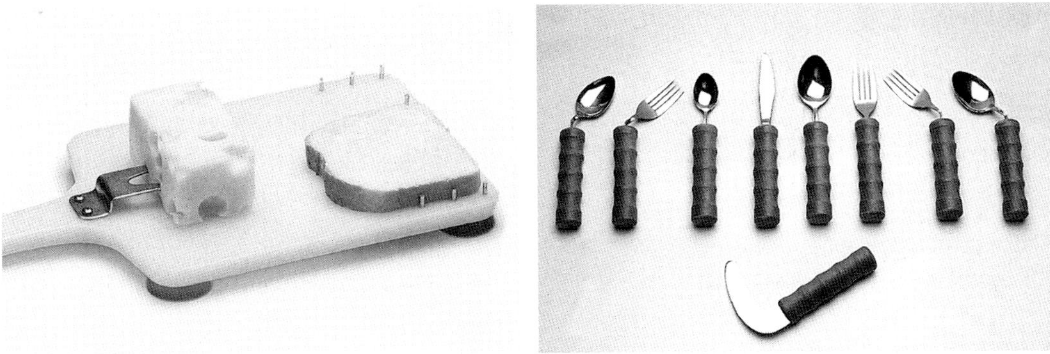

Abb. 4.4 Beispiele für Esshilfen. [V143]

Information, Beratung, Anleitung

- Über zuliefernde Dienste im ambulanten Bereich informieren
- Zum Zubereiten der Nahrung beraten und anleiten
- Zum Gebrauch von Hilfsmitteln beraten und anleiten.

Laufende Beobachtung, Beurteilung und Dokumentation

- Gewicht
- Orientierung

Tab. 4.22 Selbstversorgungsdefizit bei der Ernährung aufgrund von Hemiparese rechts

Pflegediagnose Selbstversorgungsdefizit bei der Ernährung aufgrund von Hemiparese rechts		**Pflegetherapie** Maßnahmen als „strukturierter Tagesplan" ➤ Abb. 2.3 und ➤ Abb. 2.4	
Probleme	**Ressourcen**	**Ziele**	**Maßnahmen**
Kann Essen nicht mundgerecht zubereiten und Getränk nicht vorbereiten	• Isst und trinkt selbstständig mit linker Hand und Hilfsmittel	• Erreichte Teilselbstständigkeit bleibt erhalten	• Unterstützung beim Essen und Trinken – Essen mundgerecht vorbereiten • Flüssigkeitseinfuhr laut Plan • Händehygiene und Mundpflege vor und nach der Nahrungsaufnahme ermöglichen

LF 1.3 Unterstützung alter Menschen bei der Selbstpflege

4.4.8 Schluckstörung

Zustand mit Gefahr der Aspiration, bei dem der alte Mensch nicht in der Lage ist, ungehindert zu schlucken, um Flüssigkeiten oder feste Nahrungsmittel zu sich zu nehmen.

NANDA: „Impaired Swallowing"
Taxonomie 1 R: 6.5.1.1 – Ernährung
Taxonomie 2: 00103 – Ernährung

Mögliche Ursachen

- Entzündliche Erkrankungen im Mund- und Rachenbereich
- Verletzungen im Mund-, Kiefer-, Zahnbereich, z. B. Frakturen
- Neurologische Erkrankungen, z. B. Schlaganfall, Morbus Parkinson, multiple Sklerose
- Entzündungen im Mund- und Rachenraum
- Erschöpfung, Müdigkeit
- Bewusstseinseinschränkung, Verwirrtheitszustände.

Symptome

- Speichel oder Essenreste fließen aus dem Mund
- Ansammlung von Speiseresten in den Backentaschen und am Gaumen
- Primitive Beiß- und Saugreflexe
- Mund wird nicht geöffnet, Essen und Trinken verweigert
- Häufiges Verschlucken, Husten und Würgen
- Schmerzen beim Schlucken.

Pflegediagnostik – Assessment

Erstbeurteilung und Dokumentation

Fragen klären:
- Welche Ursachen liegen der Schluckstörung zugrunde?
- Welche Nahrungsmittel werden ohne Probleme geschluckt?
- Klagt der alte Mensch dabei über Schmerzen?
- Welches sind die bevorzugten Nahrungsmittel?
- Welche Hilfsmittel werden benötigt, um leichter trinken und essen zu können?

Beobachten und beurteilen von:
- Mund- und Rachenraum
- Schluckakt und Atmung.

Ziele und Beurteilungskriterien zur Überprüfung der Wirksamkeit der Pflege

Der alte Mensch
- erhält erforderliche Unterstützung und kann diese akzeptieren
- nimmt ausreichend Nahrung und Flüssigkeit auf
- hält sein gewünschtes Körpergewicht
- erleidet keine Folgeschäden
- kann die angebotenen Speisen und Getränke schlucken.

Pflegetherapie

Voraussetzungen

- Alle Mitarbeiter sind über die Gefahr der Aspiration informiert und wissen über das Vorgehen bei einer Aspiration Bescheid
- Ausreichend Zeit steht den Mitarbeitern bei der Unterstützung der Nahrungsaufnahme zur Verfügung
- Möglichkeit der Zubereitung des Essens in der nötigen Konsistenz ist vorhanden
- Hilfsmittel stehen zur Verfügung
- Der Betroffene hat noch einen Schluckreflex.

Hilfestellungen

- Ernährungsplan erstellen
- Trinkversuche mit dickflüssigen Getränken und Strohhalm oder angedickten Getränken durchführen
- Dickflüssige Kost bevorzugen, z. B. Kartoffelbrei, püriertes Gemüse, Hackfleisch
- Mischung von Speisen unterschiedlicher Konsistenz meiden, denn sie erhöht die Gefahr des Verschluckens
- Säurehaltige Speisen bevorzugen, denn sie regen die Speichelproduktion an.

Bei Bedarf:
- Händehygiene ermöglichen
- Kleidungsschutz umlegen
- Unterstützung anbieten:
  - Für das Schlucken den alten Menschen in eine sitzende Körperhaltung bringen (Kopf ist leicht vorgebeugt)
  - Sitz der Zahnprothese prüfen
  - Nur wenig Nahrung auf den Löffel nehmen
  - Essen eingeben, d. h. halbvollen Löffel waagerecht in den geöffneten Mund schieben; Hilfe geben zum Schließen des Mundes – Unterkiefer vorsichtig gegen Oberkiefer drücken; mit der Hand vom Kinn abwärts den Hals entlang streichen, um den Schluckakt anzuregen
  - Nach jedem Bissen zum Nachschlucken auffordern, Kehlkopfbewegung beachten
  - Dokumentieren, mit welchem Hilfsmittel das Essen/Trinken eingegeben werden muss, z. B. nur mit kleinem Löffel/Trinkhalm, damit andere Mitarbeiter über die beste Form informiert sind
- Händehygiene und Mundpflege nach der Nahrungsaufnahme ermöglichen
- Auch bei teilweise selbstständiger Nahrungs- und Getränkeeinnahme anwesend bleiben (Aspirationsgefahr)
- Übungen zur Stimulation des Schluckreflexes, z. B. mit Zahnspiegel oder Löffelstiel, mit dem alten Menschen durchführen.

Information, Beratung, Anleitung

- Information des Betroffenen und seiner Kontaktpersonen über die geeignete Konsistenz von Speisen
- Anleitung des Betroffenen sowie Kontaktpersonen zur Unterstützung bei Ess- und Trinktraining.

Laufende Beobachtung, Beurteilung und Dokumentation

- Schluckakt
- Atmung
- Bewusstsein
- Gewicht.

Mitarbeit bei ärztlicher Diagnostik und Therapie

- Verabreichen von Sondenkost
- Verbandswechsel bei PEG.

Tab. 4.23 Schluckstörung aufgrund von Faszialisparese nach Apoplex

Pflegediagnose Schluckstörung aufgrund von Faszialisparese nach Apoplex		**Pflegetherapie** Maßnahmen als „strukturierter Tagesplan" ➢ Abb. 2.3 und ➢ Abb. 2.4	
Probleme	**Ressourcen**	**Ziele**	**Maßnahmen**
Verschluckt sich beim Trinken und beim Essen fester Nahrung	• Kann passierte Nahrung und angedickte Getränke schlucken	• Aspiration vermeiden	• Ernährungsplan erstellen (TÜ) • Trinkprotokoll anlegen Getränke andicken (VÜ) • Mund- und Händehygiene ermöglichen (TÜ) • Essen eingeben, auf sitzende Körperhaltung achten, mit halbvollem Löffel Essen eingeben und nach jedem Bissen zum Nachschlucken auffordern (VÜ)

€: Zeitmehrbedarf bedingt durch häufiges Verschlucken und Unterbrechen der Nahrungs- und Flüssigkeitsaufnahme
LF 1.3 Pflegerelevante Grundlagen, insbesondere nach Anatomie, Physiologie, Geriatrie, Gerontopsychiatrie, Psychologie, Arzneimittelkunde, Hygiene und Ernährungslehre

4.4.9 Beeinträchtigter Geruchs- und Geschmackssinn

Eingeschränkte oder fehlende Fähigkeit, Gerüche und Geschmack von Lebensmitteln wahrzunehmen und gefährliche Lebensmittel oder Stoffe am Geruch oder Geschmack zu erkennen.

NANDA: „Sensory Perceptual – Specify: gustatory"
Taxonomie 1 R: 7.2 – Wahrnehmen
Taxonomie 2: 00122 – Perzeption/Kognition, Wahrnehmung/Perzeption

Mögliche Ursachen

- Entzündliche Erkrankungen im Mund- und Rachenbereich
- Physiologische Veränderungen der Riechzellen im Alter
- Infektionen, z. B. Grippe, Virusinfektionen
- Verletzungen im Mund-, Kiefer-, Zahnbereich, z. B. Frakturen
- Neurologische Erkrankungen, z. B. Schlaganfall, Morbus Parkinson, multiple Sklerose
- Demenz
- Verminderte Durchblutung der Mundschleimhaut
- Tracheostoma
- Nebenwirkung von Medikamenten, z. B. blutdrucksenkende Medikamente.

Symptome

Der alte Mensch
- klagt, dass alles gleich schmeckt
- äußert, dass er nichts riechen kann
- verlangt nach stark gewürzten Speisen
- hat keinen Appetit und verliert Gewicht
- isst vermehrt Süßigkeiten und nimmt an Gewicht zu
- äußert keine Freude am Essen
- zeigt kein Interesse an geselligen Veranstaltungen, bei denen Essen oder Trinken eine Rolle spielt.

Pflegediagnostik – Assessment

Erstbeurteilung und Dokumentation

Fragen klären:
- Welche Ursachen liegen der Einschränkung zugrunde?
- Welche Gerüche, Geschmacksrichtungen (süß, sauer, salzig, bitter) werden noch wahrgenommen?
- Welche sind die bevorzugten Nahrungsmittel?

Beobachten und beurteilen von:
- Mund- und Rachenraum
- Gewicht.

Ziele und Beurteilungskriterien zur Überprüfung der Wirksamkeit der Pflege

Der alte Mensch
- nimmt ausreichend Nahrung und Flüssigkeit auf
- hält sein gewünschtes Körpergewicht
- erleidet keine Folgeschäden wie Gewichtsabnahme, Gewichtzunahme oder Vergiftungen.

Pflegetherapie

Voraussetzungen

- Mahlzeiten sind optisch ansprechend gestaltet und entsprechen den Wünschen und Bedürfnissen
- Bei Betroffenen, die zusätzlich desorientiert sind, dürfen sich keine Nahrungsmittel oder Stoffe, die verwechselt werden könnten, in der Umgebung befinden.

Hilfestellungen

- Lebensmittel, die noch Geschmack verursachen, bereitstellen oder bei Bedarf eingeben
- Bei Selbstversorgungsdefizit Unterstützung bei der Mundpflege
- Erwünschte Gewürze, Duftstoffe usw. bereitstellen.

Information, Beratung, Anleitung

- Zusammen mit dem alten Menschen Lebensmittel herausfinden, die den Geschmackssinn noch stimulieren können
- Über Gefahren, z. B. der Unterernährung durch Appetitmangel, aufklären.

Laufende Beobachtung, Beurteilung und Dokumentation

- Körpergewicht
- Flüssigkeitszufuhr
- Appetit.

Mitarbeit bei ärztlicher Diagnostik und Therapie

- Medikamente zur Infektionsbekämpfung beschaffen, bereitstellen, verabreichen
- Erwünschte und unerwünschte Wirkungen der Medikamente beobachten und erfassen.

Tab. 4.24 Beeinträchtigter Geruchs- und Geschmackssinn aufgrund von Demenz

Pflegediagnose Beeinträchtigter Geruchs- und Geschmackssinn aufgrund von Demenz		**Pflegetherapie** Maßnahmen als „strukturierter Tagesplan" ➤ Abb. 2.3 und ➤ Abb. 2.4	
Probleme	**Ressourcen**	**Ziele**	**Maßnahmen**
Klagt, dass alles gleich und oft bitter schmeckt, lehnt deshalb Mahlzeiten oft ab	• Kann ungehindert schlucken	• Nimmt Nahrung und Flüssigkeit entsprechend dem Bedarf zu sich	• Feste Bezugsperson die das Essen reicht • Essensanreichung, wenn nicht möglich, unterbrechen und zu späterem Zeitpunkt erneut probieren • Fingerfood anbieten

€: Zeitmehrbedarf bedingt durch immer wiederkehrende Versuche außerhalb der regulären Zeiten und Beachtung der Ernährung über Fingerfood
LF 1.3 Pflege alter Menschen mit eingeschränkter Funktion von Sinnesorganen

4.5 Pflegediagnosen im Bereich „Ausscheiden"

4.5.1 Obstipation

Verzögerte oder mangelhafte Darmentleerung mit harter Stuhlkonsistenz alle 3–4 Tage oder seltener.

NANDA: „Constipation"
Taxonomie 1 R: 1.3.1.1 – Austauschen (➤ Tab. 1.1)
Taxonomie 2: 00011 – Ausscheidung

Mögliche Ursachen

- Ballaststoffarme Kost, zu wenig Flüssigkeit
- Mangelnde Bewegung, Immobilität
- Unterdrückung des Defäkationsreizes
- Missbrauch von Abführmitteln
- Änderung der Lebensgewohnheiten, z. B. Zeit, Klima, Ernährung
- Fieberhafte Erkrankungen
- Erkrankungen der Analregion oder des Darms, z. B. Polypen, Tumoren
- Peristaltikstörungen
- Psychische Erkrankungen, z. B. Depression
- Medikamentennebenwirkungen, z. B. Antidepressiva, Opiate.

Symptome

- Verzögerte Darmentleerung
- Krampfartige Schmerzen bei der Entleerung
- Starkes Pressen zur Entleerung
- Geringe Stuhlmengen mit längeren Zeitabständen zwischen den Ausscheidungen
- Trockener, harter Stuhl
- Völlegefühl, Übelkeit, Druckgefühl im Bauchraum
- Geblähter Bauch
- Appetitlosigkeit, evtl. belegte Zunge.

Pflegediagnostik – Assessment

Erstbeurteilung und Dokumentation

Fragen klären:
- Welche Ursache liegt der Obstipation zugrunde?
- Klagt der alte Mensch über Schmerzen bei der Stuhlentleerung?
- Klagt er über Völlegefühl und Blähungen?
- In welchem Umfang ist Hilfebedarf erforderlich?
- Nimmt der alte Mensch Medikamente ein, die als Nebenwirkungen eine Obstipation zur Folge haben?
- Kam es zu Veränderungen bei den bisherigen Lebensgewohnheiten?

Beobachten und beurteilen von:
- Stuhl nach Menge, Häufigkeit und Beschaffenheit
- Appetit, Ernährungsgewohnheiten und Flüssigkeitszufuhr
- Orientierung.

Ziele und Beurteilungskriterien zur Überprüfung der Wirksamkeit der Pflege

Der alte Mensch
- kann Stuhl regelmäßig und beschwerdefrei absetzen
- erhält angemessene Unterstützung
- erleidet keine Komplikationen, z. B. Blutung, Ileus
- nimmt ballaststoffreiche Kost und genügend Flüssigkeit zu sich (30 ml/Körpergewicht)
- vermeidet den Gebrauch von Abführmitteln
- bewegt sich angemessen
- kennt Unterstützungsmöglichkeiten und nutzt diese.

Pflegetherapie

Voraussetzungen

- Gewohnheiten sind ermittelt, z. B. der Zeitpunkt des Toilettengangs
- Ruhe und Zeit zur Stuhlentleerung ist gewährleistet; Hektik und Stress wird vermieden
- Intimsphäre (Sichtschutz) beim Ausscheiden ist gewahrt
- Auf ein funktionstüchtiges, gut sitzendes Gebiss ist geachtet, da ballaststoffreiche Lebensmittel (Vollkornbrot, Obst, Gemüse) gut gekaut werden müssen.

Hilfestellungen

- Flüssigkeitseinfuhrplan erstellen und Flüssigkeit entsprechend verabreichen
- Bei quellenden Abführmitteln (Leinsamen, Granulate) auf ausreichende Flüssigkeitszufuhr achten
- Obstipierende Nahrungsmittel, z. B. Schokolade, Tee, vermeiden
- Ein Glas Wasser vor dem Frühstück bereitstellen oder bei Bedarf verabreichen, da dies den gastrokolischen Reflex fördert
- Regelmäßigen, pünktlichen Gang zur Toilette ermöglichen

- Hilfe zur Vermeidung von Beschwerden anbieten, z. B. regelmäßige Verabreichung von Leinsamen, Weizenkleie, Milchzucker
- Bauchmassage beim Waschen und nach Bedarf durchführen (in kleinen Kreisen entlang des Dickdarms von rechts unten nach rechts oben fahren, weiter entlang des Querkolons zum linken Oberbauch und weiter nach links unten), evtl. Öl verwenden.

Bei Bedarf:

- Begleiten auf Toilette mit Vor- und Nacharbeiten
- Unterstützen beim Gehen.

Information, Beratung, Anleitung

- Über Gefahren von Abführmitteln informieren
- Über Möglichkeiten therapeutischer Ernährungsberatung informieren
- Über obstipationsvermeidende Lebensweise informieren, z. B. Bewegung
- Zum Spazieren gehen anregen.

Laufende Beobachtung, Beurteilung und Dokumentation

- Stuhl bezüglich Menge, Häufigkeit und Beschaffenheit
- Ernährungsgewohnheiten und Flüssigkeitszufuhr
- Klagen über Schmerzen bei der Defäkation.

Mitarbeit bei ärztlicher Diagnostik und Therapie

- Klistier verabreichen
- Medikamente beschaffen, bereitstellen, verabreichen
- Erwünschte und unerwünschte Wirkungen der Medikamente beobachten und erfassen.

Tab. 4.25 Obstipation aufgrund von Immobilität

Pflegediagnose Obstipation aufgrund von Immobilität		**Pflegetherapie** Maßnahmen als „strukturierter Tagesplan" ➤ Abb. 2.3 und ➤ Abb. 2.4	
Probleme	**Ressourcen**	**Ziele**	**Maßnahmen**
Trockener, harter Stuhl; geblähter Bauch	• Geistig rege • Motiviert	• Kann weichen Stuhl absetzen	• Flüssigkeitsbedarf ermitteln ➤ 4.4.5 • Reichlich Flüssigkeit anbieten (VÜ), ein Glas Wasser vor dem Frühstück • Trinkprotokoll führen lassen (A) • Als Zwischenmahlzeit Joghurt mit Weizenkleie oder Müsli mit Obst und Weizenkleie anbieten • Informieren über obstipierende und abführende Nahrungsmittel • Zu Spaziergängen motivieren • Auf 2-mal/Wo. (z. B. Di. und Do.) Gymnastik hinweisen, begleiten • Bauchmassage während Körperpflege (A)

€: Erhöhter Zeitaufwand für Anleitung
LF 1.3 Pflege alter Menschen mit akuten und chronischen Erkrankungen

4.5.2 Diarrhö

Ungeformte, wässrige Stuhlausscheidung mehr als 3-mal täglich.

NANDA: „Diarrhea"
Taxonomie 1 R: Austauschen 1.3.1.2 (➤ Tab. 1.1)
Taxonomie 2: 00013 – Ausscheidung

Mögliche Ursachen

- Infektionen des Magen-Darmtraktes
- Nebenwirkungen von Medikamenten, z. B. Antibiotika
- Abführmittelgebrauch
- Erkrankungen des Verdauungstraktes, z. B. Divertikulose, Magenerkrankungen, Pankreatitis
- Angst, Stress
- Unverträglichkeit von Nahrungsmitteln, z. B. Lebensmittelvergiftungen, Allergien
- Kältereiz, kalte Getränke.

Symptome

- Krampfartige Schmerzen im Bauchraum
- Ungeformte, wässrige Stuhlausscheidung mehr als 3-mal pro Tag
- Darmgeräusche, verstärkte Darmmotorik
- Geblähter Bauch
- Starker Stuhldrang
- Appetitlosigkeit, Kraftlosigkeit.

Pflegediagnostik – Assessment

Erstbeurteilung und Dokumentation

Fragen klären:
- Welche Ursache liegt der Diarrhö zugrunde?
- Klagt der alte Mensch dabei über Schmerzen?
- Was hat er bisher dagegen getan?
- Gibt es Nahrungsmittel, die er nicht verträgt?

- Nimmt der alte Mensch Medikamente ein, die als Nebenwirkungen eine Diarrhö zur Folge haben?
- Kam es zu Veränderungen bei den bisherigen Lebensgewohnheiten?
- In welchem Umfang ist Hilfebedarf erforderlich?

Beobachten und beurteilen von:
- Menge, Häufigkeit und Beschaffenheit der Ausscheidungen
- Haut im Analbereich auf Veränderungen.

Ziele und Beurteilungskriterien zur Überprüfung der Wirksamkeit der Pflege

Der alte Mensch
- hat normale Stuhlausscheidung
- äußert, dass er den möglichen Zusammenhang zwischen Diarrhö und Angst oder Stress versteht
- erhält bedarfsgerechte Unterstützung beim Ausscheiden
- vermeidet unverträgliche Nahrungsmittel
- nimmt keine Abführmittel ein
- erleidet keine Folgeschäden.

Pflegetherapie

Voraussetzungen

- Intimsphäre (Sichtschutz) beim Ausscheiden ist gewahrt
- Toilette ist in angepasster Sitzhöhe, evtl. Toilettensitzerhöhung vorhanden
- Schnell zu öffnende Kleidung, die wieder leicht anzulegen ist, z. B. Hosen und Röcke mit Gummizug oder Klettverschlüssen
- Individuell gewählte Inkontinenzhilfsmittel sind vorhanden.

Hilfestellungen

- Für reichliche Flüssigkeitszufuhr sorgen, angemessene Getränke anbieten
- Angemessene Kost verabreichen, z. B. geriebene Äpfel, Bananen, Suppen, Salzstangen (Salziges, um Elektrolytverlust auszugleichen)
- Nachtstuhl und Glocke bei bewegungseingeschränkten alten Menschen bereitstellen.

Nach Bedarf:
- Beim Gang zur Toilette unterstützen
- Hilfe beim Gebrauch des Toilettenstuhls oder Steckbeckens
- Bei Intimpflege unterstützen
- Wäschepflege
- Inkontinenzhilfsmittel anlegen
- Händehygiene durchführen lassen
- Flüssigkeitseinfuhrplan erstellen und Flüssigkeit (z. B. Schwarztee, Cola) entsprechend verabreichen
- Obstipierende Nahrungsmittel, z. B. Äpfel, Bananen, Suppe, Salzstangen, verabreichen.

Laufende Beobachtung, Beurteilung und Dokumentation

- Massivität und Häufigkeit der Durchfälle
- Suche nach den Ursachen der Durchfälle, z. B. Nahrungsmittelunverträglichkeit
- Haut im Analbereich auf Veränderungen
- Ernährungsgewohnheiten und Flüssigkeitszufuhr
- Klagen über Schmerzen im Bauchraum
- Vitalzeichen
- Allgemeinzustand.

Information, Beratung, Anleitung

- Über die Notwendigkeit der ausreichenden Flüssigkeitszufuhr informieren
- Bei Durchfällen durch Nahrungsmittelunverträglichkeit beraten und Unverträglichkeitsliste erstellen
- Ggf. über Aufbewahrung und Verderblichkeit von Lebensmitteln informieren.

Mitarbeit bei ärztlicher Diagnostik und Therapie

- Feucht-warme Umschläge bei Schmerzen
- Medikamente beschaffen, bereitstellen, verabreichen
- Erwünschte und unerwünschte Wirkungen der Medikamente beobachten und erfassen.

Tab. 4.26 Diarrhö aufgrund von Divertikulose

Pflegediagnose Diarrhö aufgrund von Divertikulose		**Pflegetherapie** Maßnahmen als „strukturierter Tagesplan" ➤ Abb. 2.3 und ➤ Abb. 2.4	
Probleme	**Ressourcen**	**Ziele**	**Maßnahmen**
Wässerige Stuhlausscheidung	• Geht selbstständig zur Toilette	• Nimmt ausreichend Flüssigkeit zu sich • Normale Stuhlausscheidung	• Ja nach Wunsch Nahrungskarenz und reizarme Tees anbieten • Je nach Wunsch obstipierende Nahrungsmittel, z. B. Äpfel, Bananen, Salzstangen, anbieten

LF 1.3 Pflege alter Menschen mit akuten und chronischen Erkrankungen

4.5.3 Stuhlinkontinenz

Zustand, bei dem es zu unkontrolliertem Stuhlabgang kommt.

NANDA: „Bowel Incontinence"
Taxonomie 1 R: 1.3.1.3 – Austauschen (➤ Tab. 1.1)
Taxonomie 2: 000014 – Ausscheidung

Mögliche Ursachen

- Muskuläre Ursachen, z. B. mangelnde Verschlusskraft des Schließmuskels, Beckenbodensenkung, Überdehnung durch Obstipation, Erkrankungen
- Neurologische Erkrankungen, z. B. multiple Sklerose, Demenz, Querschnittslähmung
- Psychische Belastungen und Erkrankungen, z. B. Einweisung ins Altenheim, Angst, Psychosen
- Diarrhö, Infektionskrankheiten.

Symptome

- Kontrollverlust für Abgang von Stuhl und Winden
- Unfähigkeit, den Stuhldrang willkürlich zurückzuhalten.

Pflegetherapie – Assessment

Erstbeurteilung und Dokumentation

Fragen klären:
- Welche Ursache liegt der Stuhlinkontinenz zugrunde?
- Gibt es Wünsche bzgl. des Inkontinenzversorgungsmaterials, des Toilettenstuhls oder der Versorgung?
- Welche Gewohnheiten bei der Ausscheidung hat der alte Mensch?
- In welchem Umfang ist Hilfebedarf erforderlich?

Beobachten und beurteilen von:
- Eignung des Inkontinenzmaterials
- Hautzustand in der Analregion
- Orientierung.

Ziele und Beurteilungskriterien zur Überprüfung der Wirksamkeit der Pflege

Der alte Mensch
- wird angemessen überwacht und erleidet keine Haut- und anderen Folgeschäden
- erhält erforderliche Unterstützung und akzeptiert diese
- akzeptiert seine Einschränkung
- verbessert die Kontrolle über seine Ausscheidung im Rahmen seiner Möglichkeiten.

Pflegetherapie

Voraussetzungen

- Kennzeichnungshilfen für Toiletten sind vorhanden
- Die Wege zur Toilette sind hindernisfrei
- Intimsphäre (Sichtschutz) beim Ausscheiden kann gewahrt werden
- Toilette in angepasster Sitzhöhe, evtl. Toilettensitzerhöhung ist vorhanden

- Schnell zu öffnende Kleidung, die wieder leicht anzulegen ist, z. B. Hosen und Röcke mit Gummizug oder Klettverschlüssen, sind vorhanden
- Individuell gewählte Inkontinenzhilfsmittel sind vorhanden.

Hilfestellungen

- Haut schützen und pflegen, damit der natürliche Säure- und Fettschutzmantel erhalten bleibt
- Individuellen Toilettenrhythmus immer wieder überprüfen, gegebenenfalls ändern
- Reflektorische Darmentleerungen fördern; dies kann z. B. bei Querschnittsgelähmten erreicht werden, wenn zu bestimmten Zeiten der Analring mit dem behandschuhten Finger kreisend ca. 10 Minuten stimuliert wird
- Ballaststoffreiche, eiweißreiche, vitaminreiche Ernährung bereitstellen
- Unterstützung bei Bedarf:
  - beim Gang zur Toilette
  - beim Gebrauch des Toilettenstuhls oder Steckbeckens
  - bei der Intimpflege, nur mit Wasser oder mit Zusatz von pH-neutraler Waschlotion
  - durch Hautpflege mit W/O-Präparaten
  - beim Wäschewechsel
  - beim Anlegen von Inkontinenzhilfsmitteln
  - bei der Händehygiene
- Wenn es dem alten Menschen noch möglich ist, Hilfe beim Beckenboden- und Schließmuskeltraining, mind. 2-mal täglich: alten Menschen auffordern einzuatmen, Gesäß- und Beckenbodenmuskulatur zusammenpressen, die Spannung 5–10 Sek. halten und anschließend entspannen, 4- bis 6-mal wiederholen.
- Isolation vorbeugen, z. B. regelmäßig lüften und zu Aktivitäten ermuntern.

Information, Beratung, Anleitung

- Über Inkontinenzhilfsmittel und deren Anwendung informieren
- Über Darmtraining informieren und dazu anleiten
- Zum Gebrauch von Hilfsmitteln, z. B. Toilettenstuhl oder Steckbecken, anleiten
- Über therapeutische Unterstützungsangebote beraten
- Über geeignete Kleidung beraten
- Zu Beckenbodentraining anleiten.

Laufende Beobachtung, Beurteilung und Dokumentation

- Ausscheidung
- Hautveränderungen im Analbereich
- Psychische Verfassung, Orientierung und Bewusstseinslage
- Sozialkontakte, Wahrnehmung von Aktivitäten.

LF 1.3 Pflege alter Menschen mit akuten und chronischen Erkrankungen

Tab. 4.27 Stuhlinkontinenz aufgrund von apallischem Syndrom

Pflegediagnose Stuhlinkontinenz aufgrund von apallischem Syndrom		Pflegetherapie Maßnahmen als „strukturierter Tagesplan" ➤ Abb. 2.3 und ➤ Abb. 2.4	
Probleme	**Ressourcen**	**Ziele**	**Maßnahmen**
Kann Stuhl nicht willentlich zurückhalten	• Intakte Haut im Intimbereich	• Intakte Haut erhalten	• Wechsel der Inkontinenzhilfmittel nach Plan • Intimpflege mit pH-neutraler Waschlotion

4.5.4 Harninkontinenz (verschiedene Formen)

Unkontrollierter Urinabgang. Je nach Ursache verschiedene Formen: Stress-, Drang-, Reflex- und Überlaufinkontinenz sowie Harninkontinenz aufgrund psychosozialer Faktoren.

NANDA: „Stress Urinary Incontinence"
Taxonomie 1 R: 1.3.2.1.1 – Austauschen (➤ Tab. 1.1)
Taxonomie 2: 00017 – Ausscheidung
NANDA: „Reflex Urinary Incontinence"
Taxonomie 1 R: 1.3.2.1.2 – Austauschen
Taxonomie 2: 00018 – Ausscheidung
NANDA: „Urge Incontinence"
Taxonomie 1 R: 1.3.2.1.3 – Austauschen
Taxonomie 2: 00019 – Ausscheidung
NANDA: „Funktional Urinary Incontinence"
Taxonomie 1 R: 1.3.2.1.4 – Austauschen
Taxonomie 2: 00020 – Ausscheidung

Formen der Harninkontinenz

Die **NANDA – Einteilung** entspricht weitgehend der „medizinischen" Einteilung der Harninkontinenzen. Harninkontinenzen sind krankhafte Erscheinungen mit unterschiedlichen Ursachen und Symptomen, die in der Regel durch den Arzt diagnostiziert und behandelt werden sollten. Nachfolgend wurde der medizinischen Einteilung gefolgt.

Mögliche Ursachen bei Stressinkontinenz

- Unzureichender Blasenverschluss durch Muskelschwäche, z. B. durch Geburten, schwere körperliche Arbeit
- Drucksteigerung im Bauchraum durch Husten, Lachen, Heben oder Bücken
- Übergewicht.

Symptome bei Stressinkontinenz

- Abgang kleiner Urinmengen ohne Harndrang
- Urinabgang bei Husten, Pressen, Niesen und schwerem Heben
- Urinabgang beim Stehen, Bewegen, Aufstehen

- Urinabgang im Liegen.

Mögliche Ursachen bei Dranginkontinenz

- Neurologische Erkrankungen, z. B. bei Morbus Alzheimer, Apoplexie, Demenz
- Medikamente, z. B. Sedativa
- Reizung der Blasenschleimhaut oder ableitenden Harnwege, z. B. durch Blasenentzündung, Blasensteine, Tumor.

Symptome bei Dranginkontinenz

- Starker Harndrang, unfreiwilliger Urinabgang im Strahl
- Häufiges Wasserlassen auch nachts
- Brennen beim Wasserlassen.

Mögliche Ursachen bei Reflexinkontinenz

- Neurogene Störungen, z. B. bei multipler Sklerose, Querschnittslähmung.

Symptome bei Reflexinkontinenz

- Automatischer Urinabgang schon bei geringen Dehnungsreizen der Blase
- Fehlender Harndrang
- Restharn.

Mögliche Ursachen bei Überlaufinkontinenz

Einengung der Harnröhre, Urin kann nicht ungehindert abfließen, z. B. Prostataadenom, neurogene Störungen.

Symptome bei Überlaufinkontinenz

Kontinuierliches Harnträufeln ohne Harndrang.

Mögliche Ursachen bei Harninkontinenz aufgrund psychosozialer Faktoren

- Kein Vorliegen organischer Ursachen (Abklärung durch Arzt erforderlich)
- Psychische Belastungen, Krisen, z. B. Einweisung in Altenpflegeeinrichtung
- Alter Mensch findet die Toilette nicht oder erreicht sie nicht rechtzeitig
- Hilfsmittel sind nicht griffbereit
- Kleidung ist hinderlich
- Ungelöster Abhängigkeits-, Unabhängigkeitskonflikt (➤ 4.11.3).

Symptome bei Harninkontinenz aufgrund psychosozialer Faktoren

Unterschiedlich (➤ oben).

Formen gemäß Expertenstandard „Förderung der Harnkontinenz in der Pflege"

Bei fehlender Diagnose durch den Arzt, die Ärztin kann die Unterscheidung anhand folgender Symptome erfolgen.

Stress (Belastungs-) Inkontinenz

Unfreiwilliger Urinverlust synchron mit körperlicher Belastung einhergehend (z. B. Hustenstoß, Niesen). Es liegt eine Störung der Speicherfunktion der Harnblase vor.

Drang-Inkontinenz

Unfreiwilliger Urinverlust, der mit plötzlich auftretendem, nur schwer unterdrückbarem Harndrang einhergeht oder diesem unmittelbar vorausgeht. Es liegt eine Störung der Speicherfunktion der Harnblase vor.

Misch-Inkontinenz

Unfreiwilliger Urinverlust, der sowohl im Zusammenhang mit Harndrang als auch mit körperlicher Belastung auftritt. Es liegt eine Störung der Speicherfunktion der Harnblase vor.

Extraurethrale Inkontinenz

Beobachtbarer, ständiger Urinverlust über andere Kanäle als die Harnröhre (z. B. Blasen-Scheiden-Fistel). Es lieg eine Störung der Speicher- und Entleerungsfunktion der Harnblase vor.

Inkontinenz bei chronischer Harnretention

Unvollständige Blasenentleerung (Restharnbildung) mit und ohne unfreiwilligen Urinverlust. Die Harnblase kann nach dem Wasserlassen tastbar sein, ohne Schmerzen einhergehend. Es liegt eine Störung der Entleerungsfunktion vor.

Pflegediagnostik – Assessment

Erstbeurteilung und Dokumentation

Gemäß Expertenstandard „Förderung der Harnkontinenz in der Pflege" werden im Rahmen der pflegerischen Anamnese Risikofaktoren und Anzeichen einer Harninkontinenz ermittelt.

Fragen klären, je nach Inkontinenzform:

- Wird ungewollt Urin verloren, z. B. beim Husten, Lachen?
- Welche Ursache liegt zugrunde?
- Welche Gewohnheiten bei der Ausscheidung hat der alte Mensch?
- Wird häufig ein starker Harndrang verspürt?
- Wird ein Brennen beim Wasserlassen verspürt?
- Muss der alte Mensch pressen, um Wasser zu lassen?
- Welche Inkontinenzhilfsmittel werden benötigt?
- In welchem Umfang ist Hilfebedarf erforderlich?

Beobachten und beurteilen von:
- Menge und Häufigkeit der Ausscheidung mittels Miktionsprotokoll
- Hautzustand in der Analregion
- Veränderungen der Genitale
- Orientierung.
- Ein individuelles Kontinenzprofil wird festgelegt.

Ziele und Beurteilungskriterien zur Überprüfung der Wirksamkeit der Pflege

Der alte Mensch
- wird angemessen überwacht und erleidet keine Folgeschäden
- kennt die Ursachen und arbeitet an der Bewältigung mit
- erhält angemessene Unterstützung und akzeptiert diese
- akzeptiert seine Behinderung
- hat Hilfsmittel zur Verfügung und kann diese korrekt anwenden
- verbessert die Kontrolle über seine Ausscheidungen – angestrebtes Kontinenzprofil angeben
- hat trockene und saubere Kleidung und Bettwäsche
- erleidet keine Hautschädigung und äußert Wohlbefinden
- bewahrt seine Selbstachtung und Würde
- nimmt an gesellschaftlichen Aktivitäten teil
- trinkt genügend.

Pflegetherapie

Voraussetzungen

- Mitarbeiter wissen, dass nächtliche Akinese bei Morbus Parkinson, Herzinsuffizienz und Psychopharmaka nachts zu Inkontinenzproblemen führen können
- Kleidung ist den Bedürfnissen entsprechend vorhanden, z. B. Hosen zum schnellen Herunterziehen mit Gummizug
- Für angemessene Intimsphäre ist gesorgt
- Geländer und Haltegriffe auf dem Weg zur Toilette und in den Toiletten sind vorhanden
- Hilfen zur Toilettenbenutzung sind eingesetzt, z. B. Sitzerhöhung, Halterungen, Aufstehhilfen.

Hilfestellungen

Allgemeine Maßnahmen
- Trotz Inkontinenz trinken lassen, damit die Blase gut durchgespült wird; dadurch kann einem Keimwachstum vorgebeugt werden
- Flüssigkeit bilanzieren, damit eine ausreichende Flüssigkeitszufuhr von mind. 30 ml/kg Körpergewicht pro Tag gesichert ist
- Ernährung/Gewichtsreduktion anstreben
- Bewegung zur Kräftigung der Muskulatur, dadurch Gewinnung der Unabhängigkeit und Sicherheit
- Toilettengang regelmäßig einplanen und dabei unterstützen
- Männern evtl. Urinale anbieten, anpassen

- Unterstützung bei Bedarf:
  - Inkontinenzhilfsmittel wechseln
  - Intimpflege/Hautpflege durchführen
  - Händehygiene ermöglichen
  - Katheterpflege durchführen

Zusätzlich bei Dranginkontinenz:
- Fassungsvermögen der Blase durch Blasentraining kontinuierlich erhöhen
- Toilettentraining: Blasenentleerungszeiten durch individuellen Miktionsplan erfassen, um mit dem Toilettengang der ungewollten Blasenentleerung zuvorzukommen; erstellen eines Planes zum regelmäßigen Toilettengang im Zusammenhang mit dem Miktionsplan, anfangs ca. 2-stündlich, mit dem Ziel der Verlängerung der Intervalle auf 3–4 Stunden.

Zusätzlich bei Reflexinkontinenz:
- Blasenklopftraining, Beklopfen der Blasengegend in ca. 3-stündlichen Abständen, um einen Blasenentleerungreflex auszulösen
- Nach Arztanordnung Einmalkatheterisieren der Harnblase.

Zusätzlich bei Überlaufinkontinenz:
- Zur Unterstützung der Miktion ca. 2- bis 3-stündlich Bauchwandpresse
- Warme Handbäder anbieten
- Wasserhahn aufdrehen
- Nach Arztanordnung Einmalkatheterisieren der Harnblase.

Zusätzlich bei Inkontinenz aufgrund psychosozialer Faktoren und Umgebungsfaktoren:
- Verstärkte Zuwendung durch verlängertes Zuhören und Erfassen der hintergründigen Probleme, z. B. Verzweiflung, Einsamkeit, Trauer, ungelöster Abhängigkeits-/Unabhängigkeitskonflikt
- Bei Störungen der Orientierung Toiletten oder Wege zu den Toiletten kennzeichnen.

Information, Beratung, Anleitung

- Bei Gehbehinderungen, bei Störungen der Orientierung und Sinneswahrnehmung zum Gang zur Toilette, zum An- und Auskleiden und zur Intimpflege anleiten
- Den Betroffenen selbst und/oder seine Angehörigen über geeignete Mobilitätshilfsmittel, Inkontinenzhilfsmittel beraten
- Zum Umgang mit Hilfsmitteln anleiten
- Über Flüssigkeitsbilanzierung und die Notwendigkeit ausreichender Flüssigkeitszufuhr informieren
- Über geeignete Kleidung informieren
- Zum Verhaltenstraining beraten
- Über Möglichkeiten therapeutischer Hilfe informieren
- Über Wege zur Toilette informieren
- Zum selbstständigen Durchführen von Toilettentraining, Blasenkopftraining und weiteren unterstützenden Maßnahmen anleiten
- Über Selbsthilfegruppen informieren.

Laufende Beobachtung, Beurteilung und Dokumentation

- Menge und Häufigkeit der Ausscheidung
- Orientierung und Mobilität
- Hautzustand von Genital- und Gesäßbereich
- Psychische Verfassung
- Kleidung und Bettwäsche bzgl. Nässe
- Gesellschaftliche Aktivitäten.

Mitarbeit bei ärztlicher Diagnostik und Therapie

- Medikamente beschaffen, bereitstellen, verabreichen
- Erwünschte und unerwünschte Wirkungen der Medikamente beobachten und erfassen
- Nach Anordnung Einmalkatheterisierung durchführen, evtl. Restharn bestimmen.

Tab. 4.28 Harninkontinenz aufgrund von Schließmuskelinsuffizienz

Pflegediagnose Harninkontinenz aufgrund von Schließmuskelinsuffizienz		**Pflegetherapie** Maßnahmen als „strukturierter Tagesplan" ➤ Abb. 2.3 und ➤ Abb. 2.4	
Probleme	**Ressourcen**	**Ziele**	**Maßnahmen**
Unfreiwilliger Harnverlust mit personeller Unterstützung in der Versorgung (abhängig kompensierte Inkontinenz)	• Akzeptiert Inkontinenzhilfsmittel • Haut im Intimbereich intakt	• Abhängig erreichte Kontinenz • Intakte Haut	• Miktionsprotokoll führen • 3-stdl. Toilettengang • Bei Bedarf Inkontinenzhilfsmittel wechseln

€: Erhöhter Zeitaufwand für Anleitung wegen Kommunikationseinschränkung
LF 1.3 Pflege alter Menschen mit akuten und chronischen Erkrankungen

Expertenstandard: Förderung der Harnkontinenz in der Pflege

4.5.5 Selbstversorgungsdefizit bei der Ausscheidung

Beeinträchtigte Fähigkeit, Aktivitäten in Verbindung mit dem Ausscheiden durchzuführen.

NANDA: „Toileting Self-Care Deficit"
Taxonomie 1 R: 6.5.4 – Ausscheiden, Toilettenbenutzung
Taxonomie 2: Taxonomie 2: 00110 – Ausscheidung

Mögliche Ursachen

- Bettruhe
- Eingeschränkte Beweglichkeit (➤ 4.2.1)
- Verwirrtheit, Bewusstseinsveränderungen (➤ 4.12.5, ➤ 4.12.6)
- Eingeschränkte Sehfähigkeit (➤ 4.1.2)
- Psychische Erkrankungen, fehlende Motivation
- Schmerzen (➤ 4.12.1)
- Angst (➤ 4.12.2)
- Fehlende Hilfsmittel, z. B. Gehhilfen, Brille.

Symptome

- Der alte Mensch kann die Toilette, den Toilettenstuhl, das Steckbecken nicht erreichen oder selbstständig nutzen
- Er kann sich zum Ausscheiden nicht selbstständig aus- und ankleiden
- Er kann nach dem Toilettengang die Spülung nicht bedienen oder den Toilettenstuhl nicht entleeren
- Er kann die erforderlichen Hygienemaßnahmen nach dem Toilettengang nicht durchführen
- Er kann Stomabeutel oder Urinbeutel nicht selbstständig wechseln.

Pflegediagnostik – Assessment

Erstbeurteilung und Dokumentation

Fragen klären:
- Welche Ursache liegt zugrunde?
- Wie umfangreich ist der Hilfebedarf?
- Welche Hilfsmittel sind vorhanden oder werden benötigt?
- Welche Gewohnheiten beim Ausscheiden hat der alte Mensch?

Beobachten und beurteilen von:
- Schmerzen
- Beweglichkeit
- Psychischer Verfassung
- Orientierung.

Ziele und Beurteilungskriterien zur Überprüfung Wirksamkeit der Pflege

Der alte Mensch
- erhält erforderliche Hilfestellung und akzeptiert diese
- hat Hilfsmittel zur Verfügung und kann diese nutzen
- erleidet keine Folgeschäden
- kann Ausscheidungen und die damit verbunden Tätigkeiten mit Unterstützung durchführen.

Pflegetherapie

Voraussetzungen

- Für angemessene Intimsphäre ist gesorgt
- Umgebung ist entsprechend der Beeinträchtigung angepasst
- Hilfen bei der Toilettenbenutzung sind vorhanden, z. B. Sitzerhöhung, Halterungen, Aufstehhilfen
- Eine den Bedürfnissen entsprechende Kleidung ist vorhanden.

Hilfestellungen

- Toilettenplan erstellen
- Bei Störung der Orientierung Wege zu den Toiletten kennzeichnen

Bei Bedarf:
- Zur Toilette begleiten
- Hilfestellung bei der Benutzung von Steckbecken oder Toilettenstuhl
- Intimhygiene durchführen
- Händehygiene ermöglichen
- Stoma- oder Urinbeutel wechseln
- Hilfestellung beim Einlegen und Wechseln der Inkontinenzhilfsmittel.

Information, Beratung, Anleitung

- Bei Gehbehinderungen, bei Störungen der Orientierung und Sinneswahrnehmung zum Gang zur Toilette, zum An- und Auskleiden und zur Intimreinigung anleiten
- Über geeignete Mobilitätshilfsmittel beraten
- Zum Umgang mit Hilfsmitteln anleiten
- Über geeignete Kleidung informieren
- Über Möglichkeiten therapeutischer Hilfe, z. B. durch Physiotherapeuten, informieren
- Über Wege zur Toilette informieren.

Laufende Beobachtung, Beurteilung und Dokumentation

- Menge und Häufigkeit der Ausscheidung
- Psychische Verfassung
- Schmerzen
- Hautzustand.

Tab. 4.29 Selbstversorgungsdefizit bei der Ausscheidung aufgrund verlangsamter Beweglichkeit nachts

Pflegediagnose Selbstversorgungsdefizit bei der Ausscheidung aufgrund verlangsamter Beweglichkeit nachts		**Pflegetherapie** Maßnahmen als „strukturierter Tagesplan" ➤ Abb. 2.3 und ➤ Abb. 2.4	
Probleme	**Ressourcen**	**Ziele**	**Maßnahmen**
Häufig nächtlicher Urinabgang vor Erreichen der Toilette	• Tagsüber kontinent	• Trockene Kleidung, trockenes Bett • Kontinenz bleibt erhalten	• Abends Toilettenstuhl bereitstellen (VÜ) • Zur Sicherheit nachts Inkontinenzeinlagen anlegen, Bettschutz (TÜ) • In der Nasszelle kleines Nachtlicht anlassen • Tagsüber 2-stdl. Toilettengang unterstützen (U) • Leicht zu öffnende Kleidung empfehlen

LF 1.3 Unterstützung alter Menschen bei der Selbstpflege

4.6 Pflegediagnosen im Bereich „Sich waschen, kleiden und pflegen"

4.6.1 Hautschädigung

Zustand, bei dem es zur Schädigung der Hautoberfläche und des darunterliegenden Gewebes gekommen ist.

NANDA: „Impaired Skin Integrity"
Taxonomie 1 R: 1.6.2.1.2 – Austauschen
Taxonomie 2: 00046 – Sicherheit/Schutz, Körperverletzung

Mögliche Ursachen

- Erkrankungen, z. B. Durchblutungsstörungen (➤ 4.3.3 und ➤ 4.3.4)
- Äußere Ursachen, wie Feuchtigkeit, Druck, Scherkräfte, Sonneneinstrahlung
- Altersbedingte Hautveränderungen, z. B. trockene Haut
- Immobilität (Druck auf die Kapillaren des Gewebes)
- Verbrühung, Verbrennung, Unterkühlung
- Kontakt der Haut mit allergieauslösenden Stoffen, z. B. Kleidungsstücke, Kosmetika, Arzneimittel
- Infektionen, z. B. Herpes Zoster
- Chemotherapie, Bestrahlungen
- Verletzungen
- Operationen (Narben).

Symptome

- Rötung des betroffenen Hautbezirkes
- Blasenbildung
- Hautdefekte
- Zerstörung von Haut und darunterliegenden Gewebsschichten
- Schuppen und Auflagen auf der Haut
- Hautverfärbungen, Erhebungen, Juckreiz.

Pflegediagnostik – Assessment

Erstbeurteilung und Dokumentation

Fragen klären:
- Welche Ursachen liegen zugrunde?
- Um welche Art der Schädigung handelt es sich?
- Ist der alte Mensch in seiner Bewegung eingeschränkt?
- Welcher Hilfebedarf ist erforderlich?
- Wie umfangreich ist der Hilfebedarf?
- Welche Hilfsmittel sind vorhanden oder werden benötigt?

Beobachten und beurteilen von:
- Befinden
- Wundumfang, -tiefe und -phase (Wunde genau beschreiben, evtl. fotografieren)
- Orientierung
- Schmerzen
- Ernährungszustand
- Flüssigkeitshaushalt
- Hautbeschaffenheit
- Mobilität.

Ziele und Beurteilungskriterien zur Überprüfung der Wirksamkeit der Pflege

Der alte Mensch
- empfindet Besserung bzw. Linderung von Beschwerden, z. B. bei Schmerzen, Juckreiz
- erhält Unterstützung bei Maßnahmen zum Schutz der Haut
- erleidet keine Folgeschäden, z. B. Infektion
- kennt und vermeidet Ursachen, die zu Hautunverträglichkeiten führen, z. B. Nahrungsmittel, Kleidung, Waschmittel.
- Wunde heilt ab.

Pflegetherapie

Voraussetzungen

- Ein individueller, alltagsorientierter Maßnahmenplan liegt vor
- Alle Mitarbeiter kennen die Phasen der Wundheilung und können eine Wunde beschreiben
- Die koordinierten und aufeinander abgestimmten Maßnahmen sind fach- und sachgerecht umgesetzt.

Hilfestellungen

- Bei Hautpflege und -reinigung
- Erstellen eines Positionierungs- und Bewegungsplans
- Unterstützung bei oder Übernahme des Positionswechsels nach Plan
- Eiweiß- und vitaminreiche Kost anbieten
- Für ausgeglichenen Flüssigkeitshaushalt sorgen.

Information, Beratung, Anleitung

Den Betroffenen selbst und/oder seine Angehörigen:
- Über hygienische Verhaltensregeln informieren
- Zu individuellen Hautpflegemaßnahmen beraten und anleiten
- Evtl. zur selbstständigen Pflege von Wunden anleiten, z. B. Verbandwechsel
- Über Zusammenhänge von Hautzustand und Ernährung sowie Flüssigkeitsbedarf informieren, z. B. erhöhte Vitamin- und Eiweißzufuhr
- Zu günstiger Kleidung und Schuhwerk beraten
- Über die Ursache der Wunde und weitere Unterstützungsmöglichkeiten informieren.

Laufende Beobachtung, Beurteilung und Dokumentation

- Befinden
- Zustand und Veränderungen der Wunde
- Beweglichkeit
- Schmerzen.

Mitarbeit bei ärztlicher Diagnostik und Therapie

- Medikamente beschaffen, bereitstellen, verabreichen
- Erwünschte und unerwünschte Wirkungen der Medikamente beobachten und erfassen
- Ärztliche Verordnungen ausführen, z. B. Bäder, Kompressions- und Wundverbände
- Evtl. Wundabstrich, z. B. zur Feststellung, ob Wunde MRSA-besiedelt ist.

Tab. 4.30 Hautschädigung aufgrund von Varikosis

Pflegediagnose Hautschädigung aufgrund von Varikosis		**Pflegetherapie** Maßnahmen als „strukturierter Tagesplan" ➤ Abb. 2.3 und ➤ Abb. 2.4	
Probleme	**Ressourcen**	**Ziele**	**Maßnahmen**
Ulcus cruris an beiden Unterschenkeln	• Kann zur Mithilfe beim Verbandwechsel angeleitet werden	• Gewebeschädigung dehnt sich nicht weiter aus • Wundheilung	• Nach Absprache und ärztlicher Anordnung: • Verbandwechsel mit Wunddokumentation (VÜ) • Kompressionsverband anlegen (VÜ) • Beine beim Sitzen und Liegen hochpositionieren (U) • Bewegungsübungen: Zehen krallen – locker lassen, gestrecktes Bein leicht anheben, den Fuß kräftig strecken und anziehen, mehrmals abwechselnd in den Ballenstand heben und Fersen langsam senken (A, U)

€: Zeitmehrbedarf durch Behandlungspflege
LF 1.3 Pflege alter Menschen mit akuten und chronischen Erkrankungen
LF 1.5 Bei der medizinischen Diagnostik und Therapie mitwirken

Expertenstandard: Pflege von Menschen mit chronischen Wunden

4.6.2 Selbstversorgungsdefizit bei der Körperpflege

Unzureichende Fähigkeit, die Aktivitäten zur Körperpflege selbstständig durchzuführen.

NANDA: „Bathing/Hygiene Self Care Deficit“
Taxonomie 1 R : 6.5.2 – Körperpflege
Taxonomie 2: 00108 – Körperpflege

Mögliche Ursachen

- Eingeschränkte Beweglichkeit, z. B. Lähmungen, Gelenkerkrankungen
- Bettruhe
- Fehlende Hilfsmittel
- Unfähigkeit, Handlungsabläufe zu erfassen und zu koordinieren, z. B. durch Verwirrtheit (➢ 4.12.6), Demenz
- Psychische Erkrankungen, z. B. Depression
- Schmerzen (➢ 4.12.1)
- Angst (➢ 4.12.2)
- Sehstörungen (➢ 4.1.2).

Symptome

- Unfähigkeit, ans Waschbecken oder die Nasszelle zu gelangen
- Unfähigkeit, den Körper vollständig oder teilweise, z. B. Rücken, Beine, Intimbereich, selbstständig zu waschen
- Unfähigkeit, sich Waschwasser zu beschaffen und die Temperatur zu kontrollieren
- Ungepflegter Haut- und Allgemeinzustand
- Hautschädigungen (➢ 4.6.1)
- Verletzungen, Juckreiz
- Mundgeruch
- Körpergeruch
- Ungepflegte Haare, Zeh- und Fingernägel
- Hautparasiten, z. B. Läuse.

Pflegediagnostik – Assessment

Erstbeurteilung und Dokumentation

Fragen klären:
- Welche Ursachen liegen zugrunde?
- Ist der alte Mensch in seiner Bewegung eingeschränkt?
- Welcher Hilfebedarf ist erforderlich?
- Wie umfangreich ist der Hilfebedarf?
- Hat er Wünsche und Gewohnheiten bzgl. der Körperpflege?
- Welche Hilfsmittel sind vorhanden oder werden benötigt?

Beobachten und beurteilen von:
- Hautbeschaffenheit, z. B. Feuchtigkeitszustand, Kratzspuren
- Befinden
- Orientierung
- Schmerzen.

Ziele und Beurteilungskriterien zur Überprüfung der Wirksamkeit der Pflege

Der alte Mensch
- erhält erforderliche Unterstützung und akzeptiert diese
- fühlt sich in seiner Selbstständigkeit unterstützt
- ist gepflegt und sauber
- äußert verbal Wohlbefinden
- äußert nonverbal Wohlbefinden durch Mimik, Gestik
- erleidet keine Folgeschäden
- kann sich mit Unterstützung selbst pflegen
- kann z. B. wieder Oberschenkel und Intimbereich selbstständig waschen
- kann mit Hilfsmitteln umgehen.

Pflegetherapie

Voraussetzungen

- Die Intimsphäre ist gewahrt
- Die Mitarbeiter kennen die Wünsche und Gewohnheiten alter Menschen
- Selbstständigkeit und Selbstbestimmung im Rahmen der Möglichkeiten der Einrichtung sind gegeben.

Hilfestellungen

- Die Körperpflege mit dem jeweiligen Hilfebedarf entsprechen aufführen, z. B.:
  - völlige Übernahme der Ganzkörperwäsche im Bett
  - völlige Übernahme des Waschens von Rücken, Beinen und Intimbereich im Bett, den Rest der Körperpflege übernimmt der alte Mensch selbstständig am Waschbecken
  - bei der Rasur
  - Haare kämmen
  - Haare waschen (Häufigkeit, Besonderheiten aufführen)
- Hilfsmittel nach Bedarf beschaffen, bereitstellen.

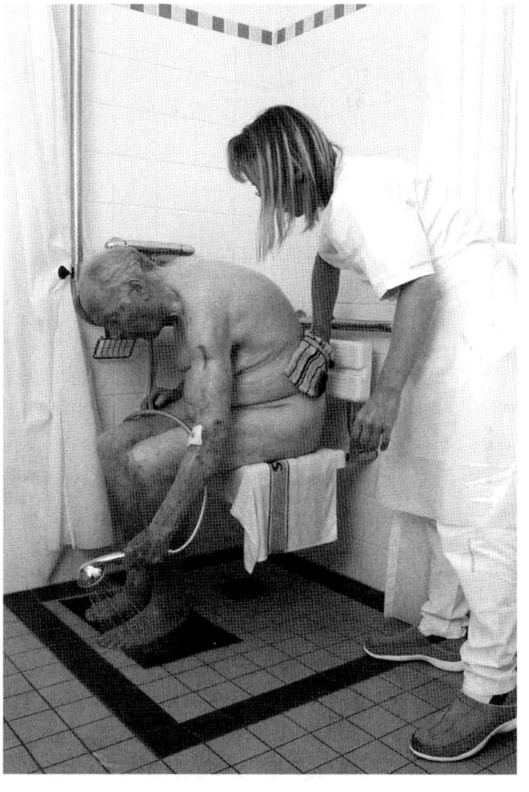

Abb. 4.5 Hilfestellung beim Waschen des Rückens. [K115]

Information, Beratung, Anleitung

- Zur selbstständigen Durchführung der Körperpflege anleiten
- Über mögliche Hilfsmittel zur Körperpflege und Wege der Beschaffung beraten
- Zum sinnvollen Gebrauch von Hilfsmitteln anleiten.

Laufende Beobachtung, Beurteilung und Dokumentation

- Befinden
- Hilfebedarf
- Ressourcen
- Beweglichkeit
- Hautzustand.

Tab. 4.31 Selbstversorgungsdefizit bei der Körperpflege aufgrund eingeschränkter Beweglichkeit

Pflegediagnose Selbstversorgungsdefizit bei der Körperpflege aufgrund eingeschränkter Beweglichkeit		**Pflegetherapie** Maßnahmen als „strukturierter Tagesplan" ➤ Abb. 2.3 und ➤ Abb. 2.4	
Probleme	**Ressourcen**	**Ziele**	**Maßnahmen**
Kann linke Oberkörperseite, Rücken, Beine und Intimbereich nicht selbst waschen	• Putzt sich die Zähne mit linker Hand selbst • Wäscht sich Gesicht und Oberkörper rechts vorne selbst	• Ressource erhalten	• Körperpflege im Bett, Beine und Intimbereich waschen (VÜ) • Unterkörper ankleiden (VÜ) • Transfer in den Rollstuhl zum Waschbecken fahren (VÜ) • Wäscht selbstständig Gesicht und rechten Arm mit linker Hand • Geführte Waschung der linken Körperseite (TÜ) • Mundpflege selbstständig

LF 1.3 Unterstützung alter Menschen bei der Selbstversorgung

4.6.3 Selbstversorgungsdefizit beim An- und Auskleiden

Beeinträchtigte Fähigkeit, sich zu kleiden und die Kleidung zu pflegen.

NANDA: „Dressing Self Care Deficit"
Taxonomie 1 R: 6.5.3 – Sich kleiden
Taxonomie 2: 00109 – Sich kleiden

Mögliche Ursachen

- Eingeschränkte Beweglichkeit, z. B. durch Bettruhe, Lähmungen, Schwäche (➢ 4.2.1), psychische Erkrankungen mit Verwirrtheit (➢ 4.12.6), Bewusstseinsveränderungen, fehlende Motivation
- Schmerz (➢ 4.12.1)
- Angst (➢ 4.12.2)
- Sehstörungen (➢ 4.1.2)
- Fehlende Hilfsmittel, z. B. Anziehhilfen, Gehhilfen.

Symptome

- Kleidung entspricht nicht den Erfordernissen, z. B. Temperatur, Klima, Wetter
- Bekleidung passt nicht, ist unvollständig, unzureichend oder wahllos verwendet
- Kleidungsstücke sind defekt, verschmutzt
- Unfähigkeit, zu den Kleidungsstücken zu gelangen
- Unfähigkeit, die Kleidungsstücke oder Teile der Kleidungsstücke an- oder auszuziehen.

Pflegediagnostik – Assessment

Erstbeurteilung und Dokumentation

Fragen klären:
- Welche Ursachen liegen zugrunde?
- Ist der alte Mensch in seiner Bewegung eingeschränkt?
- Wie fühlt er sich?
- Wie orientiert ist er?
- Welcher Hilfebedarf ist erforderlich?
- Wie umfangreich ist der Hilfebedarf?
- Hat er Wünsche und Gewohnheiten bzgl. seiner Kleidung?
- Welche Hilfsmittel sind vorhanden oder werden benötigt?

Beobachten und beurteilen von:
- Äußerem Erscheinungsbild
- Funktionalität der Kleidung, ist sie z. B. leicht zu öffnen oder zu schließen.

Ziele und Beurteilungskriterien zur Überprüfung der Wirksamkeit der Pflege

Der alte Mensch
- erhält erforderliche Unterstützung und akzeptiert diese
- fühlt sich in seiner Selbstständigkeit unterstützt
- erleidet keine Folgeschäden
- trägt angemessene und gepflegte Kleidung
- äußert verbal Wohlbefinden

- äußert nonverbal Wohlbefinden durch Mimik, Gestik
- kann sich mit Unterstützung selbst kleiden
- kann z. B. Oberkörper selbst an- oder auskleiden
- kann mit Hilfsmitteln umgehen.

Pflegetherapie

Voraussetzungen

- Die Mitarbeiter kennen die Wünsche und Gewohnheiten des alten Menschen
- Selbstständigkeit und Selbstbestimmung im Rahmen der Möglichkeiten der Einrichtung sind gegeben
- Kleidung, die den Erfordernissen entspricht, ist vorhanden.

Hilfestellungen

- Kleidung bereitlegen (lassen)
- Hilfsmittel beschaffen, bereitstellen und zu deren Gebrauch anleiten
- Unterstützung beim Kleiden mit dem jeweiligen Hilfebedarf entsprechend ausführen, z. B.:
  - völlige Übernahme des Bekleidens von Unterkörper
  - Oberkörper wird selbstständig angekleidet
- Teilschritte des Ankleidens schrittweise ausführen und ohne Zeitdruck einüben (lassen), z. B. Kleidung aussuchen oder Arm heben
- Bei völliger Unfähigkeit sich zu bewegen, das An- und Auskleiden durchführen.

Information, Beratung, Anleitung

- Zum selbstständigen Kleiden anleiten
- Über Hilfsmittel zum selbstständigen Kleiden und Wege der Beschaffung beraten
- Zum sinnvollen Gebrauch von Hilfsmitteln anleiten.

Laufende Beobachtung, Beurteilung und Dokumentation

- Befinden
- Hilfebedarf
- Ressourcen
- Beweglichkeit.

€: Erhöhter Zeitaufwand für Anleitung
LF 1.3 Unterstützung alter Menschen bei der Selbstversorgung

Tab. 4.32 Selbstversorgungsdefizit beim An- und Auskleiden aufgrund Hemiplegie rechts

Pflegediagnose Selbstversorgungsdefizit beim An- und Auskleiden aufgrund Hemiplegie rechts		**Pflegetherapie** Maßnahmen als „strukturierter Tagesplan“ ➤ Abb. 2.3 und ➤ Abb. 2.4	
Probleme	**Ressourcen**	**Ziele**	**Maßnahmen**
Kann sich nicht selbstständig aus- und ankleiden	• Hilft mit weniger betroffenem Arm mit • Nimmt linke Seite zu Hilfe	• Kann sich selbstständig aus- und ankleiden	• Anleiten, gelähmten Arm nach dem gesunden zu entkleiden, aber vor dem gesunden anzukleiden sowie Hilfsmittel zu benutzen

4.7 Pflegediagnosen im Bereich „Ruhen und schlafen“

4.7.1 Schlafstörungen

Einschlaf- oder Durchschlafstörungen mit unzureichendem Erholungswert des Schlafes.

NANDA: „Sleep Pattern Disturbance“
Taxonomie 1 R: 6.2.1 – Sich bewegen
Taxonomie 2: 00095 – Aktivität/Ruhe, Schlaf/Ruhe

Mögliche Ursachen

- Psychische Ursachen, z. B. Ängste, Sorgen, Unruhe, Einsamkeit, Konflikte, Lebenskrisen
- Psychiatrische Erkrankungen, z. B. Demenz, Schizophrenie, Sucht
- Körperliche Erkrankungen, z. B. Herz-Kreislauf-Erkrankungen, häufiges nächtliches Wasserlassen bei Herzinsuffizienz, Schilddrüsenüberfunktion, Atemwegserkrankungen mit Husten, Atemnot
- Körperliche Ursachen wie Bewegungsmangel, Völlegefühl, Bettruhe
- Altersbedingt verändertes Schlafmuster
- Wissensdefizit hinsichtlich schlaffördernder Maßnahmen und verändertem Schlafbedarf im Alter
- Nebenwirkung von Medikamenten, z. B. Herz-Kreislauf-Medikamenten
- Umgebungsbedingte Ursachen, z. B. Unruhe, Licht, Raumtemperatur, unbequemes Bett
- Umpositionierung entsprechend des individuellen Bewegungsplans oder Einlagenwechsel.

Symptome

Der alte Mensch
- fühlt sich nicht ausgeruht
- äußert Probleme beim Ein- bzw. Durchschlafen
- klagt über flachen Schlaf
- wandert nachts unruhig umher
- schläft am Tag (Schlafumkehr)
- gähnt häufig

- wirkt unkonzentriert
- hat dunkle Augenränder
- wirkt desorientiert, unruhig.

Pflegediagnostik – Assessment

Erstbeurteilung und Dokumentation

Fragen klären:
- Leidet der betroffene Mensch unter Einschlafstörungen, Durchschlafstörungen, zu frühem Aufwachen oder Tag-Nacht-Umkehr?
- Wie lange schläft er am Stück und wie lange insgesamt?
- Fühlt er sich nach dem Aufwachen ausgeruht?
- Unter welchen Beschwerden leidet er aufgrund der Schlafstörungen?
- Wird ein Schlaftagebuch geführt?
- Welche Schlafgewohnheiten und Schlafvorbereitungen hat der alte Mensch?
- Welche körperlichen, psychischen Erkrankungen, Behinderungen oder Lebenskrisen haben Einfluss auf den Schlaf?
- Was belastet oder stört den alten Menschen und belastet so den Schlaf?
- Werden Medikamente eingenommen, die sich auf Schlaf oder Müdigkeit auswirken?
- Werden Genussmittel eingenommen, die sich auf Schlaf oder Müdigkeit auswirken?
- Gibt es im Umfeld Störungen, die den Schlaf beeinflussen, z. B. Licht, Geräusche, Gerüche, Zimmertemperatur, Bett?
- Mit welchen Aktivitäten und Beschäftigungen werden die Wachzeiten gestaltet?
- Nimmt er vor dem Einschlafen anregende Getränke oder schwer verdauliche Mahlzeiten zu sich?
- Kann sich der Mensch vor dem Einschlafen ausreichend entspannen?
- Welche Hilfen wünscht er sich?

Beobachten und beurteilen von:
- Orientierung (➤ 4.12.5, ➤ 4.12.6).

Ziele und Beurteilungskriterien zur Überprüfung der Wirksamkeit der Pflege

Der alte Mensch
- schläft ausreichend
- kennt Faktoren, die seinen Schlaf verhindern oder stören und kann diese verändern
- erhält Unterstützung durch individuelle Maßnahmen zur Schlafförderung und nutzt diese
- fühlt sich nicht gestört
- äußert, ohne Leidensdruck eingeschlafen zu sein bzw. geschlafen zu haben
- äußert, sich ausgeruht zu fühlen
- äußert Wohlbefinden.

Pflegetherapie

Voraussetzungen

- Angemessene Anregungen zu geistiger und körperlicher Aktivität sind vorhanden
- Gewohnte Rituale können auch in der Einrichtung beibehalten werden
- Für ruhige und bequeme, harmonische Umgebung mit angepasster Raumtemperatur ist gesorgt
- Pflegepersonen zeigen Zuwendung und Gesprächsbereitschaft
- Die Selbstständigkeit und Selbstbestimmung des betroffenen Menschen wird gefördert
- Die Unterstützung ist dem Grad der Selbstständigkeit angepasst
- Bei Einschränkungen ist Begleitung und Unterstützung gewährleistet.

Hilfestellungen

- Unterstützen beim Führen des Schlaftagebuches
- Hilfe beim Erstellen eines Planes zur Tagesgestaltung
- Unterstützen beim Reduzieren von im Umfeld liegenden Störquellen, z. B. Raumtemperatur anpassen, Ohrstöpsel, warme Socken bereitlegen
- Unterstützen beim Durchführen gewohnter Rituale
- Tagsüber Bereitstellen von Materialien zur aktivierenden Beschäftigung
- Hilfestellung bei schlaffördernden Maßnahmen, Entspannungsübungen, Vollbad, warmes Fußbad, entspannte Positionierung
- Bereitstellen von schlaffördernden Getränken, z. B. Tasse warme Milch oder Melissentee.

Information, Beratung, Anleitung

- Beratendes Gespräch zu
  - Faktoren, die den Schlaf beeinflussen
  - Strategien zur Bewältigung von Schlafstörungen, z. B. tagsüber geistige und körperliche Aktivität, Spaziergänge
  - Beschäftigungsangeboten
- Informieren über
  - Hilfsmittel zur Schlafförderung, z. B. Ohrenstöpsel, Schlafbrille
  - Entspannungsmethoden
  - Schlaf fördernde Maßnahmen, z. B. warme Socken, warme Milch, wenig oder nichts Essen und Trinken vor dem Schlafen
  - Schlafmuster und physiologische Veränderungen im Alter
- Anleiten
  - zur erwünschten Tagesgestaltung
  - zum Führen eines Schlaftagebuches
- Gemeinsames Überprüfen des Kontinenzplanes.

Laufende Beobachtung, Beurteilung und Dokumentation

- Aktivitäten während der Wachphasen
- Befinden
- Symptome, die auf Erkrankungen oder Schlaf beeinflussende Probleme oder Einschränkungen hinweisen.

Mitarbeit bei ärztlicher Diagnostik und Therapie

- Bereitstellen und verabreichen der ärztlich verordneten Medikamente
- Erwünschte und unerwünschte Wirkungen der Medikamente beobachten und erfassen.

Tab. 4.33 Schlafstörung aufgrund von chronischer Verwirrtheit

Pflegediagnose Schlafstörung aufgrund von chronischer Verwirrtheit		**Pflegetherapie** Maßnahmen als „strukturierter Tagesplan" ➢ Abb. 2.3 und ➢ Abb. 2.4	
Probleme	**Ressourcen**	**Ziele**	**Maßnahmen**
Schlaf-Wach-Rhythmus ist gestört, nächtliches hilfloses Umherirren	• Lässt sich durch Anwesenheit („da sein") der Pflegeperson schnell beruhigen	• Kann ungestört schlafen	• Beruhigend einwirken, Hand halten, sich zu ihm setzen, Zeit haben (VÜ) • Tagsüber beschäftigen, z. B. Tisch decken lassen (A) • Abends schlaffördernde Getränke anbieten (U) • Blutdruckkontrollen 1-mal wöchentlich (VÜ)

€: Erhöhter Zeitaufwand wegen Bedarf an Zuwendung und „da sein"
LF 1.3 Pflegerelevante Grundlagen, insbesondere der Anatomie, Physiologie, Geriatrie, Gerontopsychiatrie, Psychologie, Arzneimittelkunde, Hygiene und Ernährungslehre

4.7.2 Gesteigerte Müdigkeit

Über den normalen Schlafbedarf hinausgehende Müdigkeit mit verlängerten bzw. gehäuften Müdigkeitsphasen sowie dem Gefühl körperlicher und seelischer Erschöpfung.

NANDA: „Fatigue"
Taxonomie 1 R: 6.1.1.2.1 – Sich bewegen
Taxonomie 2: 00093 – Aktivität/Bewegung, Energiebalance

Mögliche Ursachen

- Unterforderung
- Schlafstörungen (➢ 4.7.1)
- Psychische Belastungen oder Erkrankungen, z. B. Depression, Lebenskrisen
- Überlastung durch unangemessene Aktivitäten und Anforderungen
- Reduzierter Allgemeinzustand
- Erkrankungen, häufig auch Tumorerkrankungen
- Einsetzender Sterbeprozess
- Mangelernährung, Flüssigkeitsmangel
- Nebenwirkung, z. B. von Psychopharmaka, Medikamenten zur Blutdrucksenkung.

Symptome

Der alte Mensch
- äußert, sich erschöpft und außergewöhnlich müde zu fühlen
- verweigert die Mitarbeit bei Verrichtungen und Aktivitäten, wirkt unmotiviert
- schläft am Tag (Schlafumkehr)
- gähnt häufig
- wirkt unkonzentriert, desorientiert
- hat dunkle Augenränder.

Pflegediagnostik – Assessment

Erstbeurteilung und Dokumentation

Fragen klären:
- Welche Schlafgewohnheiten hat der alte Mensch?
- Wie lange schläft er am Stück und wie lange insgesamt?
- Fühlt er sich nach dem Schlaf ausgeruht?
- Wie ausgeprägt ist die Müdigkeit?
- Besteht die Müdigkeit zeitweise oder dauernd?
- Seit wann leidet er unter gesteigerter Müdigkeit?
- Welche Lebensaktivitäten können wegen der Müdigkeit nur noch eingeschränkt oder gar nicht mehr bewältigt werden?
- Bei welchen Lebensaktivitäten fühlt sich der Mensch überfordert?
- Welche Aktivitäten können trotz der Müdigkeit noch bewältigt werden?
- Welche körperlichen, psychischen Erkrankungen, Behinderungen oder Lebenskrisen haben Einfluss auf die Müdigkeit?
- Werden Medikamente eingenommen, die sich auf Schlaf oder Müdigkeit auswirken?
- Werden Genussmittel eingenommen, die sich auf Schlaf oder Müdigkeit auswirken?
- Unter welchen weiteren Beschwerden leidet er aufgrund der Müdigkeit?
- Wie ist der Allgemeinzustand zu beurteilen?
- Wie bewältigt er seine Situation?
- Welche Hilfen wünscht er sich?

Beobachten und beurteilen von:
- Verhalten im Bezug auf Aktivitäts- und Ruhephasen
- Durchschlafperioden.

Ziele und Beurteilungskriterien zur Überprüfung der Wirksamkeit der Pflege

Der alte Mensch
- schläft ausreichend
- kennt Faktoren, die ihn müde machen und kann diese verändern
- erhält Unterstützung durch individuelle Maßnahmen zur Schlafförderung und nutzt diese

- äußert, sich ausgeruht und frisch zu fühlen
- kennt belebende Maßnahmen und wendet sie an
- äußert Wohlbefinden.

Pflegetherapie

Voraussetzungen

- Angemessene Anregungen zu geistiger und körperlicher Aktivität sind vorhanden
- Gewohnte Rituale können auch in der Einrichtung beibehalten werden
- Für ruhige und bequeme, harmonische Umgebung mit angepasster Raumtemperatur ist gesorgt
- Grunderkrankung ist diagnostiziert und wird medizinisch so gut wie möglich behandelt.

Hilfestellungen

- Gemeinsam Tagesablauf planen und gestalten, der die geistigen und körperlichen Ressourcen des alten Menschen berücksichtigt, jedoch eine Überforderung vermeidet, z. B. in Hinsicht auf Mittagsschlaf oder vorzeitiges Zubettgehen
- Unterstützen beim Führen des Schlaftagebuches
- Unterstützen beim Reduzieren von im Umfeld liegenden Störquellen, z. B. Raumtemperatur anpassen, Ohrstöpsel, warme Socken bereitlegen
- Unterstützen beim Durchführen gewohnter Rituale
- Tagsüber bereitstellen von Materialien zur aktivierenden Beschäftigung
- Hilfestellung bei Verrichtungen, die wegen Müdigkeit nicht selbstständig durchgeführt werden können.

Information, Beratung, Anleitung

- Beratung über Strategien zur Bewältigung von Schlafstörungen, Entspannung und Entlastung
- Gemeinsames Prüfen von Beschäftigungsangeboten und Interessen
- Über mögliche Ursachen und deren Beseitigung informieren
- Über Möglichkeiten zur Kräftegewinnung, z. B. durch entsprechende Ernährung, Flüssigkeitszufuhr, Bewegung, beraten
- Zur Gestaltung des Tagesablaufes und zu belebenden Maßnahmen beraten und anleiten
- Zum Führen eines Schlaftagebuches anleiten.

Laufende Beobachtung, Beurteilung und Dokumentation

- Aktivitäten während der Wachphasen
- Schlafrhythmus
- Befinden
- Allgemeinzustand.

Mitarbeit bei ärztlicher Diagnostik und Therapie

- Bereitstellen und verabreichen der ärztlich verordneten Medikamente
- Erwünschte und unerwünschte Wirkungen der Medikamente beobachten und erfassen.

Tab. 4.34 Gesteigerte Müdigkeit aufgrund von reduziertem Allgemeinzustand

Pflegediagnose Gesteigerte Müdigkeit aufgrund von reduziertem Allgemeinzustand		**Pflegetherapie** Maßnahmen als „strukturierter Tagesplan" ➤ Abb. 2.3 und ➤ Abb. 2.4	
Probleme	**Ressourcen**	**Ziele**	**Maßnahmen**
Äußert, sich erschöpft und sehr müde zu fühlen	• Geistig klar • Kann sich äußern	• Äußert Wohlbefinden	• Tagesablauf je nach Befinden und Wunsch gestalten, nicht überfordern • Nach dem Mittagessen wieder ins Bett bringen

LF 1.3 Pflege multimorbider alter Menschen

4.8 Pflegediagnosen im Bereich „Sich beschäftigen"

4.8.1 Selbstversorgungsdefizit bei der Haushaltsführung

Eingeschränkte Fähigkeit, hauswirtschaftliche Aktivitäten, wie Einkaufen, Zubereiten der Nahrung, Reinigen und Beheizen der Wohnung, Reinigen von Geschirr, Wäsche und Kleidung, selbstständig durchzuführen.

NANDA: „Impaired Home Maintenance
Taxonomie 1 R: 6.4.1.1 – Sich bewegen
Taxonomie 2: 00098 – Gesundheitsförderung/Gesundheitsmanagement

Mögliche Ursachen

- Fehlendes Wissen und Erfahrung zur Haushaltsführung
- Fehlende finanzielle Mittel, um Hilfebedarf zu decken
- Trauer, Verlust, Lebenskrisen
- Körperliche Erkrankungen
- Einschränkungen in der Kommunikation und Wahrnehmung (➤ 4.1)
- Eingeschränkte Beweglichkeit (➤ 4.2.1)
- Psychische Erkrankungen, Verwirrtheit (➤ 4.12.6), Demenz mit der Unfähigkeit, Handlungen zu koordinieren
- Psychopharmaka
- Fehlende Hilfsmittel.

Symptome

- Die Wohnung ist kalt, unordentlich, befindet sich in einem hygienisch mangelhaften Zustand, z. B. durch verdorbene Lebensmittel, Ungeziefer
- Haustiere und Pflanzen sind nicht versorgt
- Die Post bleibt unerledigt.

Der alte Mensch
- bittet um Hilfe bei der Haushaltsführung und bei Besorgungen
- hat keine Lebensmittelvorräte oder sie entsprechen nicht dem Bedarf
- ist untergewichtig
- trägt ungepflegte, verunreinigte Kleidung
- zeigt Zeichen von Hauterkrankungen und Verletzungen.

Pflegediagnostik – Assessment

Erstbeurteilung und Dokumentation

Fragen klären:
- Wie hat der alte Mensch in seinem Leben die Haushaltführung bewältigt?
- In welchen Bereichen ist er noch selbstständig?
- Was würde die Motivation zur Haushaltsführung positiv beeinflussen?
- Äußert er Gefühle der Ohnmacht, Hilflosigkeit und Resignation?
- Wirkt der Betroffene teilnahmslos, ängstlich, weinerlich?
- Welche Ursachen kommen für seine Einschränkung der Haushaltsführung in Frage?
  - Trauer (➤ 4.12.4), Verlust
  - Lebenskrisen
  - Körperliche Erkrankungen
  - Einschränkungen in der Kommunikation und Wahrnehmung
  - Eingeschränkte Beweglichkeit (➤ 4.2.1)
  - Kraftlosigkeit
- Sind psychische Erkrankungen, Verwirrtheit (➤ 4.12.5, ➤ 4.12.6), Demenz bekannt?
- Nimmt der Betroffene Psychopharmaka ein?
- Gibt es Angehörige, die den Betroffenen unterstützen können?
- Sind zusätzliche finanzielle Mittel über Sozialhilfeträger zu beantragen?
- Welchen Hilfebedarf äußert der betroffene Mensch bzw. welcher Hilfebedarf ist erkennbar?

Beobachten und beurteilen von:
- Erhaltenen Fähigkeiten zur Haushaltsführung
- Körpergewicht
- Motivation zur Haushaltsführung.

Ziele und Beurteilungskriterien zur Überprüfung der Wirksamkeit der Pflege

Der alte Mensch
- bewältigt die Haushaltsführung ganz oder teilweise
- benennt den Hilfebedarf
- trifft Entscheidungen zur Organisation von Unterstützung in der Haushaltsführung
- zeigt Selbstständigkeit bei der Gestaltung seiner Lebenssituation
- trägt gepflegte Kleidung
- hat genügend Lebensmittelvorräte, um sich ausreichend zu ernähren
- hält die Wohnung in einem Zustand, der die Gesundheit nicht gefährdet
- versorgt Haustiere und Pflanzen
- kennt Hilfsmittel zur Erleichterung der Haushaltsführung.

Pflegetherapie

Voraussetzungen

- Selbstständigkeit und Selbstbestimmung werden gefördert
- Der alte Mensch kann in seinem Umfeld entsprechend seiner Vorstellungen von Ordentlichkeit leben
- Die Unterstützung ist dem Grad der Selbstständigkeit angepasst.

Hilfestellungen

- Gemeinsamen Plan zur Haushaltsführung erstellen
- Einkaufen oder Begleitung zum Einkaufen
- Kochen, Reinigen der Wohnung
- Spülen
- Wechseln und Waschen der Wäsche und Kleidung
- Beheizen der Wohnung
- Versorgen von Tieren und Pflanzen.

Information, Beratung, Anleitung

- Beratendes Gespräch über Hilfsmittel, Möglichkeiten der Unterstützung und deren Finanzierung einschließlich der Möglichkeit der Bestellung eines Betreuers
- Kontakt zu hilfsbereiten Angehörigen und anderen Bezugspersonen vermitteln.

Laufende Beobachtung, Beurteilung und Dokumentation

- Ernährungszustand
- Befinden
- Zustand der Wohnung und der Bekleidung.

In der ambulanten Pflege wird die Pflegediagnose „Selbstversorgungsdefizit bei der Haushaltsführung" den Mitarbeitern aus der Hauswirtschaft übertragen. In deren Dokumentation ist keine Planung mit ausgewiesenen Pflegediagnosen, Problemen, Ressourcen, Zielen und Maßnahmen vorgesehen. In der Praxis hat es sich allerdings ein sogenannter Ablaufplan als nützlich erwiesen.

4.8.2 Machtlosigkeit

Gefühl, die Lebenssituation und -aktivitäten aufgrund von Selbstversorgungsdefiziten nicht selbst gestalten zu können.

NANDA: „Powerlessness"
Taxonomie 1 R: 7.3.2 – Wahrnehmen
Taxonomie 2: 00125 – Selbstwahrnehmung, Selbstkonzept

Mögliche Ursachen

- Trauer, Verlust, Lebenskrisen
- Körperliche Erkrankungen
- Schmerzen (➤ 4.12.1)
- Einschränkungen in der Kommunikation und Wahrnehmung (➤ 4.1)
- Eingeschränkte Beweglichkeit (➤ 4.2.1)
- Psychische Erkrankungen, Verwirrtheit (➤ 4.12.6), Demenz
- Psychopharmaka
- Freiheitsentziehende Maßnahmen
- Umgebung, die eine aktive Mitgestaltung der Lebensaktivitäten nicht zulässt.

Symptome

Der alte Mensch
- äußert Gefühle der Ohnmacht, Hilflosigkeit und Resignation
- ist nicht fähig, Bedürfnisse auszudrücken
- wirkt teilnahmslos, ängstlich oder weint
- verweigert Essen und Trinken
- weigert sich, bei täglichen Verrichtungen aktiv zu werden
- zeigt Zeichen von Autoaggression (selbstverletzendes Verhalten), z. B. aufgekratzte Haut, rauft seine Haare, schlägt den Kopf an die Wand
- zeigt Zeichen von Fremdaggression, bedroht z. B. andere körperlich oder verbal.

Pflegediagnostik – Assessment

Erstbeurteilung und Dokumentation

Fragen klären:
- Welche Erfahrungen hat der alte Mensch in seinem Leben mit Selbstbestimmung gemacht?
- Wie fühlt sich der hilfebedürftige Mensch?
- Welche Gewohnheiten und Wünsche äußert er?
- In welchen Bereichen ist er noch selbstständig?
- Was würde das Gefühl der Machtlosigkeit positiv beeinflussen?
- Kann der alte Mensch Bedürfnisse ausdrücken?
- Äußert er Gefühle der Ohnmacht, Hilflosigkeit und Resignation?
- Wirkt der Betroffene teilnahmslos, ängstlich, weinerlich?
- Verweigert er Essen und Trinken?
- Zeigt er Zeichen von Fremdaggression, bedroht er z. B. andere körperlich oder verbal?
- Welche Ursachen kommen für sein Verhalten in Frage:
  - Trauer (➤ 4.12.4), Verlust
  - Lebenskrisen
  - Körperliche Erkrankungen
  - Schmerzen (➤ 4.12.1)
  - Einschränkungen in der Kommunikation und Wahrnehmung
  - Eingeschränkte Beweglichkeit (➤ 4.2.1)
- Sind psychische Erkrankungen, Verwirrtheit (➤ 4.12.5, ➤ 4.12.6), Demenz bekannt?
- Nimmt der Betroffene Psychopharmaka ein?
- Werden freiheitsentziehende Maßnahmen angewendet?
- Befindet sich der Betroffene in einer Umgebung, die eine aktive Mitgestaltung der Lebensaktivitäten nicht zulässt?
- Gibt es Angehörige, die den Betroffenen unterstützen können?
- Welche sozialen Kontakte sind möglich und erwünscht?
- Sind zusätzliche finanzielle Mittel über Sozialhilfeträger zu beantragen?
- Welche Hilfsmittel werden benützt?
- Welche Hilfsmittel wären zur Wiedererlangung der Selbstständigkeit erforderlich?
- Welchen Hilfebedarf äußert der betroffene Mensch?

Beobachten und beurteilen von:
- Bewusstseinszustand, z. B. Apathie, Somnolenz
- Motivation zur Aktivität
- Zeichen von Aggression oder Autoaggression (selbstverletzendes Verhalten), z. B. aufgekratzte Haut, geraufte Haare, Kopf an die Wand schlagen.

Ziele und Beurteilungskriterien zur Überprüfung der Wirksamkeit der Pflege

Der alte Mensch
- äußert Wünsche und trifft Entscheidungen selbstständig
- äußert Gefühle
- zeigt Selbstständigkeit bei der Gestaltung seiner Lebenssituation
- benennt Lebensbereiche, die er selbst beeinflussen und gestalten möchte

- benennt den Hilfebedarf
- erhält erforderliche Unterstützung und akzeptiert diese
- fühlt sich in seiner Selbstständigkeit nicht eingeschränkt
- erleidet keine Folgeschäden
- hat angemessenen Kontakt
- verhält sich anderen gegenüber angemessen.

Pflegetherapie

Voraussetzungen

- Selbstständigkeit und Selbstbestimmung werden in allen Bereichen gefördert
- Freiheitsentziehende Maßnahmen und Psychopharmakaverabreichung werden regelmäßig überprüft
- Unumgängliche ärztliche und richterliche Anordnungen, z. B. freiheitseinschränkende Maßnahmen, werden unter Wahrung der Menschenwürde und der größtmöglichen Selbstbestimmung durchgeführt
- Möglichkeiten zum Wohlfühlen können angeboten werden, z. B. Snoezelenräume
- Unterstützung ist dem Grad der Selbstständigkeit angepasst
- Bei allen Verrichtungen wird Nähe und Verständnis signalisiert.

Hilfestellungen

- Verbale und nonverbale Äußerungen bei der Pflege berücksichtigen, geäußerte Gefühle akzeptieren
- Den Ausdruck negativer Gefühle des alten Menschen zulassen und integrieren
- Positive Aspekte und Ressourcen verbalisieren lassen und verstärken
- Gemeinsam Plan zur Lebensgestaltung erstellen und Durchführung unterstützen
- Hilfsmittel zur selbstständigen Lebensführung und zum Wohlfühlen bereitstellen, z. B. Brille, Rollator
- Begleitung zu Behördengängen und Beratungsstellen, z. B. Sozialamt, Schuldenberatung.

Information, Beratung, Anleitung

- Beratendes Gespräch mit dem Ziel führen, dass der alte Mensch Möglichkeiten zur Einflussnahme erkennt und anstrebt
- Kontakt zu hilfsbereiten Angehörigen und anderen Bezugspersonen vermitteln
- Über mögliche Hilfsmittel und deren Finanzierung informieren und beraten und zur Nutzung anleiten
- Über Selbsthilfegruppen, z. B. bei Tumorerkrankungen, Multipler Sklerose, Morbus Alzheimer informieren
- Über die Selbstbestimmungsmöglichkeiten und Rechte bei der Betreuung und bei freiheitsentziehenden Maßnahmen informieren
- Über Beratungsstellen informieren.

Laufende Beobachtung, Beurteilung und Dokumentation

- Befinden, Bewusstsein
- Schmerzäußerungen
- Beweglichkeit
- Sozialverhalten
- Ernährungszustand, Flüssigkeitszufuhr
- Zeichen von Aggression.

Tab. 4.35 Machtlosigkeit aufgrund eingeschränkter Selbstbestimmungsmöglichkeiten

Pflegediagnose Machtlosigkeit aufgrund eingeschränkter Selbstbestimmungsmöglichkeiten (z. B. bei Heimaufenthalt Essenszeiten, zu Bett gehen, Inkontinenzhilfsmittel, Toilettengang)		**Pflegetherapie** Maßnahmen als „strukturierter Tagesplan" ➢ Abb. 2.3 und ➢ Abb. 2.4	
Probleme	**Ressourcen**	**Ziele**	**Maßnahmen**
Äußert Gefühle der Hilflosigkeit und Resignation	• Kann sich verbal äußern • Geistig rege	• Nimmt Möglichkeiten zur Selbstbestimmung wahr und äußert Zufriedenheit	• Einflussmöglichkeiten im Alltag aufzeigen (A) • Immer nach Wünschen fragen (U) • Entscheidungen selbst treffen lassen (U) • Hilfsmittel zur selbstständigen Lebensführung bereitstellen und anleiten (U, A)

LF 1.3 Pflege multimorbider alter Menschen

4.8.3 Eingeschränkte Beschäftigungsfähigkeit

Eingeschränkte Fähigkeit, die eigene Zeit sinnvoll einzuteilen und zu nutzen sowie sich den geistigen und körperlichen Fähigkeiten entsprechend zu beschäftigen.

NANDA: „Diversional Activity Deficient"
Taxonomie 1 R: 6.3.1.1 – Sich bewegen
Taxonomie 2: 00097 – Aktivität/Ruhe, Aktivität/Bewegung

Mögliche Ursachen

- Mangel an Beschäftigungsmöglichkeiten
- Psychische oder körperliche Erkrankungen
- Einschränkungen der Sprach-, Seh- und Hörfähigkeit oder des Tastsinns (➢ 4.1)
- Soziale Isolation (➢ 4.11.2)
- Kraftlosigkeit
- Eingeschränkte Beweglichkeit (➢ 4.2.1)
- Müdigkeit (➢ 4.7.2)
- Verwirrtheit (➢ 4.12.6)
- Angst, Furcht (➢ 4.12.2)
- Fehlende Motivation.

Symptome

- Teilnahmslosigkeit

- Keine oder geringe Motivation zu Verrichtungen und Lebensaktivitäten
- Desorientiertes Verhalten
- Langeweile, Müdigkeit (➤ 4.7.2), Schläfrigkeit.

Pflegediagnostik – Assessment

Erstbeurteilung und Dokumentation

Fragen klären:
- Welche Gefühle drückt der betroffene Mensch verbal oder nonverbal aus?
- Mit welchen Dingen hat sich der betroffene Mensch in seinem Leben beschäftigt?
- Welche körperlichen, psychischen Erkrankungen, Behinderungen oder Lebenskrisen führen zu der eingeschränkten Beschäftigungsfähigkeit?
- Sind Beweglichkeit (➤ 4.2.1) oder Sinnesorgane eingeschränkt (➤ 4.1)?
- Wie sind Antrieb und Stimmung?
- Ist der Betroffene bereit und in der Lage, sich an Verrichtungen in den Lebensaktivitäten und sonstigen Aktivitäten zu beteiligen?
- Welche Hilfsmittel und Materialien werden benützt? Welche wären noch erforderlich?
- Bekommt der betroffene Mensch Medikamente, welche die Fähigkeit zur sinnvollen Beschäftigung beeinflussen (z. B. Sedativa, Neuroleptika, Psychopharmaka)?
- Zu welchen Beschäftigungen äußert er verbal oder nonverbal Interesse und Freude?
- Welche Beschäftigungsangebote und Unterstützung wünscht er sich?
- Gegen welche Beschäftigung hat er Abneigungen?
- Welche Fähigkeiten würden ihm helfen, wieder eine sinnvolle Beschäftigung zu finden und durchzuführen?
- Gibt es Angehörige oder ehrenamtliche Mitarbeiter, die den betroffenen Menschen unterstützen können?
- Sind zusätzliche finanzielle Mittel über Sozialhilfeträger zu beantragen?
- Welchen Hilfebedarf äußert der betroffene Mensch?

Beobachten und beurteilen von:
- Orientierung zu Zeit, Ort, Person und Situation (➤ 4.12.5, ➤ 4.12.6)
- Bewusstseinszustand, z. B. Apathie, Somnolenz
- Motivation.

Ziele und Beurteilungskriterien zur Überprüfung der Wirksamkeit der Pflege

Der alte Mensch
- äußert Interesse
- zeigt Lebensfreude und Wohlbefinden
- ist motiviert
- beteiligt sich bei Verrichtungen
- äußert Freude an Beschäftigungen und bei Aktivitäten
- ist selbstständig
- erleidet keine Gesundheitsschäden
- hat einen angemessenen Allgemein- und Kräftezustand
- hat Kontakt zu anderen Personen.

Pflegetherapie

Voraussetzungen

- Selbstständigkeit und Selbstbestimmung werden in allen Bereichen gefördert
- Unterstützung ist dem Grad der Selbstständigkeit angepasst
- Begleitung und Unterstützung bei Einschränkungen ist gewährleistet.

Hilfestellungen

- Bewältigungsstrategien mit dem Betroffenen entwickeln
- Gemeinsames Prüfen von Beschäftigungsangeboten und Interessen
- Hilfsmittel zur Bewältigung von Einschränkungen bereitstellen und bei der Benutzung unterstützen, z. B. Brille, Hörgerät, Großdruckbücher, Rollstuhl, Buchhalterung
- Hilfe bei der aktivierenden Beschäftigung leisten und Materialien bereitstellen.

Information, Beratung, Anleitung

- Information über therapeutische Angebote, z. B. Ergo-, Gestalt-, Musiktherapie, sonstige Beschäftigungsangebote und Interessengruppen
- Zu Beschäftigungen anleiten
- Zur Gefahrenvermeidung beraten und anleiten
- Über Hilfsmittel informieren und zur Nutzung anleiten
- Kontakt zu hilfsbereiten Angehörigen und anderen Bezugspersonen vermitteln.

Laufende Beobachtung, Beurteilung und Dokumentation

- Stimmung, Antrieb, Fähigkeiten
- Bewusstsein, Orientierung
- Fähigkeiten, Motivation, Wünsche.

Tab. 4.36 Eingeschränkte Beschäftigungsfähigkeit aufgrund von fehlender Motivation

Pflegediagnose Eingeschränkte Beschäftigungsfähigkeit aufgrund von fehlender Motivation		**Pflegetherapie** Maßnahmen als „strukturierter Tagesplan" ➤ Abb. 2.3 und ➤ Abb. 2.4	
Probleme	**Ressourcen**	**Ziele**	**Maßnahmen**
Teilnahmslosigkeit und Äußerungen der Langeweile	• Kann sich verbal äußern	• Zeigt Teilnahme und äußert Freude an Aktivitäten	• Beratung und Anleitung: • Befinden und Biografie ermitteln • Verständnis zeigen, Gründe und Wünsche ermitteln • Information über therapeutische Angebote und sonstige Beschäftigungsmöglichkeiten • Zu Beschäftigungen beraten, motivieren und anleiten

€: Erhöhter Zeitaufwand für Beratung und Anleitung
LF 2.3 Alte Menschen bei der Tagesgestaltung und bei selbstgewählten Aktivitäten unterstützen

4.9 Pflegediagnosen im Bereich „Sich als Frau oder Mann fühlen und verhalten"

4.9.1 Vergewaltigungssyndrom

Reaktionen auf negative Erfahrungen mit der Geschlechterrolle bzw. erfahrene Gewalt, vorwiegend sexueller Art, mit erheblicher Beeinträchtigung der Lebensqualität.

NANDA: „Rape Trauma Syndrome"
Taxonomie 1 R: 9.2.3.1 – Fühlen
Taxonomie 2: 00142 – Coping/Stresstoleranz, posttraumatische Reaktionen

Mögliche Ursachen

- Gewalterfahrung seelischer, körperlicher, sexueller Art
- Gestörte geschlechtliche Identität
- Beziehungsstörungen
- Körperliche oder psychische Erkrankungen, Behinderungen.

Symptome

- Angst bzw. Aggression gegenüber dem anderen Geschlecht
- Abwehr von Berührungen, Körperkontakt
- Teilweise übersteigertes Berührungsbedürfnis, Enthemmung
- Schuldgefühle, Depression, Selbstverletzung (Autoaggression)
- Gestörtes Selbstwertgefühl
- Suchtverhalten, Suizidversuche
- Gestörte Rollenfindung
- Gestörtes Sexualverhalten
- Starke körperliche und seelische Angespanntheit, Unruhe, Nervosität
- Verwirrtheit, Teilnahmslosigkeit, Regression
- Nahrungsverweigerung
- Schlafstörungen, Alpträume
- Körperliche Erkrankungen.

Pflegediagnostik – Assessment

Erstbeurteilung und Dokumentation

Fragen klären:
- Welche Erfahrungen hat der alte Mensch mit seiner Rolle in seinem Leben gemacht?
- Gab es negative Erfahrungen und Gewalterlebnisse?
- Wie fühlt sich der betroffene Mensch?
- Wie sieht er sich selbst und seine Rolle?
- Welche Wünsche und Gewohnheiten hinsichtlich seiner Rolle sind für den alten Menschen von Bedeutung?
- Welche Interessen oder Abneigungen hat er?
- Wird über Schuldgefühle, Schlafstörungen oder Alpträume berichtet?
- Wurden Suizidversuche verübt?
- Sind Depressionen, Selbstverletzung (Autoaggression), gestörtes Selbstwertgefühl, gestörte Rollenfindung, gestörtes Sexualverhalten, Suchtverhalten bekannt?
- Werden Schuldgefühle, Schmerzen (➤ 4.12.1) geäußert?
- Welche körperlichen und psychischen Erkrankungen oder Behinderungen sind im Zusammenhang mit dem Belastungssyndrom von möglicherweise ursächlicher Bedeutung?
- Sind Nahrungsverweigerung oder andere auffällige Reaktionen erkennbar?
- Benötigt der betroffene Mensch Unterstützung bei der Dosierung und Einnahme von Medikamenten?
- Welche Fähigkeiten helfen ihm, um seine negativen Erlebnisse zu verarbeiten?
- Welchen Hilfebedarf äußert der betroffene Mensch?

Beobachten und beurteilen von:
- Körperlicher und seelischer Angespanntheit, Unruhe, Nervosität
- Zeichen von Aggression, Autoaggression, Suizidgefährdung (➤ 4.10.5)
- Auffälligkeiten an Stimmung und Antrieb
- Reaktionen gegenüber dem anderen Geschlecht
- Verhalten bei Berührungen, Körperkontakten
- Orientierung zu Zeit, Ort, Person und Situation (➤ 4.12.5, ➤ 4.12.6)
- Teilnahmslosigkeit, Regression
- Bewusstseinszustand, z. B. Apathie, Somnolenz.

Ziele und Beurteilungskriterien zur Überprüfung der Wirksamkeit der Pflege

Der alte Mensch
- teilt Bedürfnisse und Ängste mit
- fühlt sich verstanden
- kann Befindlichkeit und Ängste ausdrücken
- erhält angemessene Unterstützungs- und Bewältigungsangebote und kann diese akzeptieren
- fühlt sich in seiner Selbstständigkeit und Geschlechterrolle unterstützt
- fühlt sich sicher, wohl und selbstbewusst
- erleidet keine Folgeschäden.

Pflegetherapie

Voraussetzungen

- Die Möglichkeit, intime Bereiche zu wahren und das Schamgefühl zu berücksichtigen, ist gegeben
- Selbstständigkeit und Selbstbestimmung werden gefördert.

Hilfestellungen

- Gemeinsam mit dem alten Menschen einen Plan zur Lebensgestaltung erstellen
- Entspannende Maßnahmen, z. B. Aromatherapie, Entspannungsübungen, atemstimulierende Einreibungen, durchführen
- Helfende Gespräche nach folgenden Grundsätzen:
  - Verbale und nonverbale Äußerungen des alten Menschen akzeptieren und wertschätzen
  - Alten Menschen positive Aspekte und Ressourcen verbalisieren lassen
  - Zulassen negativer Gefühle des alten Menschen und ihrer Verbalisierung
  - Ursachen negativer Gefühle verstehen und negative Gefühle integrieren
  - Bei allen Verrichtungen Zuwendung, Nähe und Verständnis signalisieren
  - Störungen und Ängste annehmen, Unterstützung signalisieren
  - Intime Bereiche, individuelles Schamgefühl respektieren
  - Einverständnis zu allen pflegerischen Handlungen und Berührungen vor dem Beginn einholen.

Information, Beratung, Anleitung

- Über Möglichkeiten therapeutischer Hilfe informieren, z. B. Gestalt-, Gesprächs-, Musiktherapie
- Über entspannende Maßnahmen, z. B. Entspannungsübungen, Nutzung von Snoezelenräumen, atemstimulierende Einreibungen, informieren und dazu anleiten
- Information über Selbsthilfegruppen.

Laufende Beobachtung, Beurteilung und Dokumentation

- Stimmung, Antrieb, Interessen
- Abneigungen
- Rollenverhalten, Sozialverhalten
- Selbstwert- und Körpergefühl
- Reaktionen auf Berührung
- Befinden.

Mitarbeit bei ärztlicher Diagnostik und Therapie

- Bereitstellen und Verabreichen der ärztlich verordneten Medikamente
- Erwünschte und unerwünschte Wirkungen der Medikamente beobachten und erfassen.

€: Erhöhter Zeitaufwand für Anleitung und Gespräch
LF 1.3 Pflege alter Menschen in existenziellen Krisensituationen

Tab. 4.37 Vergewaltigungssyndrom aufgrund von körperlicher Gewalterfahrung

Pflegediagnose Vergewaltigungssyndrom aufgrund von körperlicher Gewalterfahrung		**Pflegetherapie** Maßnahmen als „strukturierter Tagesplan" ➤ Abb. 2.3 und ➤ Abb. 2.4	
Probleme	**Ressourcen**	**Ziele**	**Maßnahmen**
Zeigt sich immer wieder ängstlich gegenüber männlichen Pflegekräften, starke körperliche Unruhe, Nervosität	• Lässt sich relativ schnell durch weibliche Pflegekräfte wieder beruhigen	• Teilt Bedürfnisse und Ängste mit	• Gespräch führen und Beratung (TÜ): • Nähe, für sie „da sein" und Verständnis signalisieren • Tagesgestaltung vereinbaren • Entspannungsübungen durchführen (A)

4.9.2 Körperbildstörung

Störung der normalen Wahrnehmung des eigenen Körpers oder einzelner Körperteile mit Veränderungen des Befindens und des Selbstwertgefühls.

NANDA: „Body Image Disturbed"
Taxonomie 1 R: 7.1.1 – Wahrnehmen
Taxonomie 2: 00118 – Selbstwahrnehmung, Körperbild

Mögliche Ursachen

- Operationen oder Unfälle mit körperbildverändernder Folge (Amputation, Narben, Stoma)
- Neurologische Erkrankungen, z. B. Apoplexie
- Abweichungen vom früheren Erscheinungsbild durch:
  - Spastik
  - Überernährung
  - Unterernährung
  - Skeletterkrankungen, Hauterkrankungen
  - Medikamente, z. B. Cortison
  - Abhängigkeit von medizinischen Geräten oder Hilfsmitteln, z. B. Sauerstoffgerät, Rollstuhl.

Symptome

- Vorhandene Körperteile werden nicht wahrgenommen, nicht beachtet und nicht berührt (Neglect, ➤ 4.1.5)
- Geschädigte, verletzte Körperteile werden versteckt, missachtet, abfällig behandelt
- Haltung, Mimik und Gestik sind verändert
- Gefühle von Machtlosigkeit, Hoffnungslosigkeit, Furcht, Scham, Wertlosigkeit, Aggression
- Sozialer Rückzug
- Verbaler und nonverbaler Ausdruck von Trauer, Wut und Niedergeschlagenheit

- Gestörtes Rollenverhalten
- Gesteigertes Schamgefühl.

Pflegediagnostik – Assessment

Erstbeurteilung und Dokumentation

Fragen klären:
- Wie hat der alte Mensch Veränderungen an seinem Körper in seiner Lebensgeschichte gewertet oder bewältigt?
- Wie fühlt sich der betroffene Mensch?
- Wie sieht er seine Situation und sein Körperbild?
- Welche Körperteile sind verändert, nicht mehr vorhanden oder werden nicht mehr empfunden?
- Welche körperlichen und psychischen Erkrankungen oder Behinderungen sind im Zusammenhang mit der Körperbildstörung von ursächlicher Bedeutung?
- Wird das veränderte Körperteil oder die Störung nicht wahrgenommen, nicht beachtet, nicht berührt, versteckt, missachtet oder abfällig behandelt?
- Wie werden Berührungen, Körperkontakt am betroffenen oder angrenzenden Körperteil empfunden?
- Werden Gefühle von Machtlosigkeit, Hoffnungslosigkeit, Furcht, Scham, Wertlosigkeit, Aggression geäußert?
- Ist sozialer Rückzug erkennbar?
- Werden Gefühle der Trauer, Wut und Niedergeschlagenheit verbal oder nonverbal ausgedrückt?
- Welche Einschränkungen sind mit der Körperbildstörung verbunden?
- Welche sonstigen Störungen sind mit der Körperbildstörung verbunden?
- Ist Depression, gestörtes Selbstwertgefühl erkennbar?
- Welche Fähigkeiten helfen dem alten Menschen, seine Körperbildstörung zu integrieren oder positiv zu beeinflussen?
- Welche Hilfsmittel sind geeignet oder vorhanden, seine Körperbildstörung zu integrieren oder positiv zu beeinflussen?
- Welchen Hilfebedarf äußert der alte Mensch?

Beobachten und beurteilen von:
- Haltung, Mimik und Gestik, Muskeltonus
- Auffälligkeiten an Stimmung und Antrieb
- Schmerzen (➤ 4.12.1)
- Orientierung
- Teilnahmslosigkeit, Regression.

Ziele und Beurteilungskriterien zur Überprüfung der Wirksamkeit der Pflege

Der alte Mensch
- kann Bedürfnisse und Gefühle mitteilen
- akzeptiert Einschränkungen und Veränderungen
- lernt, die Veränderungen anzunehmen
- erhält angemessene Unterstützungs- und Bewältigungsangebote und kann diese akzeptieren
- äußert Sicherheit, Wohlbefinden und Selbstbewusstsein
- erleidet keine Folgeschäden.

Tab. 4.38 Körperbildstörung aufgrund eines Kolostomas

Pflegediagnose Körperbildstörung aufgrund eines Kolostomas		**Pflegetherapie** Maßnahmen als „strukturierter Tagesplan" ➢ Abb. 2.3 und ➢ Abb. 2.4	
Probleme	**Ressourcen**	**Ziele**	**Maßnahmen**
Pflegebedürftiger Mensch schämt sich über „Loch" im Bauch (lehnt Stoma ab), Gefahr der Isolation	• Geistig rege • Körperlich nicht eingeschränkt	• Kann verbal ausdrücken, dass er sein Stoma akzeptiert, und hilft beim Beutelwechsel mit	• Absprache, dass sich der Betroffene meldet, wenn Beutelwechsel stattfinden muss • Material nicht sofort sichtbar im Zimmer aufbewahren • 2-mal tgl. Kontrolle der Hautschutzplatte, des Stomas und des Stomabeutels (A) • Beim Beutelwechsel Zeit nehmen, einfühlsam vorgehen und Betroffenen in Beutelwechsel durch Handreichungen einbinden (A)

Pflegetherapie

Voraussetzungen

- Selbstständigkeit und Selbstbestimmung wird gefördert
- Hilfsmittel zur Unterstützung sind vorhanden
- Intimer Bereich, individuelles Schamgefühl werden respektiert.

Hilfestellungen

- Helfendes Gespräch nach folgenden Grundsätzen:
  - Verbale und nonverbale Äußerungen des alten Menschen akzeptieren und wertschätzen
  - Alten Menschen positive Aspekte und Ressourcen verbalisieren lassen
  - Zulassen negativer Gefühle des alten Menschen und ihrer Verbalisierung
  - Ursachen negativer Gefühle verstehen und negative Gefühle integrieren
  - Bei allen Verrichtungen Zuwendung, Nähe und Verständnis signalisieren
  - Störungen und Ängste annehmen, Unterstützung signalisieren
- Einverständnis zu allen pflegerischen Handlungen und Berührungen vor dem Beginn einholen
- Gemeinsam Plan zur Lebensgestaltung erstellen
- Entspannende Maßnahmen, z. B. Aromatherapie, Entspannungsübungen, atemstimulierende Einreibungen.

Information, Beratung, Anleitung

- Über praktische Hilfen zur Bewältigung der Körperbildstörung informieren, z. B. Prothesen, Gehhilfen

- Über therapeutische Hilfsangebote informieren, z. B. Physio-, Ergo-, Psychotherapie, Gesprächsgruppen, Seelsorger
- Über mögliche Kompensation der Körperbildstörung durch Kleidung beraten
- Zum Beschäftigen mit den betroffenen Körperteilen anleiten
- Beratung über entspannende Maßnahmen
- Zur Benutzung von Hilfsmitteln und Prothesen anleiten
- Information über Selbsthilfegruppen.

Laufende Beobachtung, Beurteilung und Dokumentation

- Stimmung, Antrieb, Fähigkeiten
- Abneigungen
- Rollenverhalten, Sozialverhalten
- Selbstwert- und Körpergefühl
- Reaktionen auf Berührung
- Befinden.

€: Erhöhter Zeitaufwand für Anleitung
LF 1.3 Pflege alter Menschen mit akuten und chronischen Erkrankungen, Pflege alter Menschen mit Behinderungen

4.10 Pflegediagnosen im Bereich „Für Sicherheit sorgen"

4.10.1 Sturzgefahr

Gefahr von körperlichen Verletzungen durch Sturz.

NANDA: „Risk for Falls"
Taxonomie 2: 00015 – Sicherheit

Mögliche Ursachen/Risikofaktoren

- Wissensdefizite über Gefahrenquellen
- Krankheits- oder therapiebedingte Einschränkungen von Bewegungsabläufen
- Unsicherheit bei Bewegungen, unkoordiniertes Bewegen
- Unzweckmäßige oder fehlende Hilfsmittel
- Krankheitsbedingte Sensibilitätsstörungen
- Sensibilitätsstörungen mit
  - verändertem Lage- und Bewegungsempfinden
  - Unsicherheiten beim Zufassen
  - Fallenlassen von Gegenständen
- Orientierungsstörungen, verlangsamtes Reaktionsvermögen
- Eingeschränkte Seh- oder Hörfähigkeit (➤ 4.1.2, ➤ 4.1.3)
- Angst, Schwindel beim Gehen und Stehen

- Kraftlosigkeit
- Akute und chronische Verwirrtheit (➤ 4.12.5, ➤ 4.12.6)
- Hypoglykämie
- Unfallquellen, die Bewegungsabläufe behindern
- Schmerzen bei Bewegungsabläufen
- Müdigkeit.

Symptome

Eine mögliche Gefährdung kann nicht mit Symptomen belegt werden, da das Problem noch nicht aufgetreten ist und die Pflegemaßnahmen eine Prävention bezwecken.

Pflegediagnostik – Assessment

Erstbeurteilung und Dokumentation

Fragen klären:
- Welche möglichen Ursachen hat die Sturzgefahr?
- Leidet der sturzgefährdete alte Mensch unter Einschränkungen der Sehfähigkeit, Hörfähigkeit, Wahrnehmungsfähigkeit?
- Werden Hilfsmittel benützt oder gewünscht?
- Kann der alte Mensch die Sturzgefahr erkennen, einschätzen?
- Welchen Unterstützungs- und Hilfsmittelbedarf hat der sturzgefährdete Mensch?
- Gibt es krankheitsbedingt Einschränkungen und Gefährdungen, z. B. dämpfende Medikamente?

Beobachten und beurteilen von:
- Ausmaß der Sturzgefährdung, z. B. durch Sturz-Risiko-Skala
- Bewegungsabläufen, Gang, Haltung
- Störungen des Bewusstseins
- Orientierung zu Zeit, Ort, Situation (➤ 4.12.5, ➤ 4.12.6)
- Denkfähigkeit, Urteilsfähigkeit, Wachheit
- Gefährdungen, z. B. unzweckmäßige Kleidung, Unfallquellen in der Umgebung.

Ziele und Beurteilungskriterien zur Überprüfung der Wirksamkeit der Pflege

Der alte Mensch
- erkennt Gefahren und kann sich davor schützen
- erleidet keine Verletzungen und Folgeschäden
- erhält angemessene Unterstützung und Hilfsmittel zur Vermeidung von Gefahren
- kann sich koordiniert und sicher bewegen
- hat keine Schmerzen beim Bewegen
- fühlt sich vor Gefahren geschützt.

Allen an der Versorgung Beteiligten sind das individuelle Sturzrisiko und die jeweils notwendigen Maßnahmen zur Sturzprophylaxe bekannt.

Pflegetherapie

Voraussetzungen

- Im Umfeld gibt es Sicherungen und Hilfsmittel, z. B. Haltegriffe, Bettgitter, Glocke in Reichweite, ausreichende Beleuchtung, erhöhte Toilettensitze
- Angemessene Orientierungshilfen sind vorhanden, z. B. Symbole, Farben, Licht, Wandläufe
- Geeignete Kleidung und angepasstes Schuhwerk sind vorhanden
- Ablauf und geeignete Erste-Hilfe-Maßnahmen bei Notfällen sind allen Mitarbeitern bekannt und können sicher durchgeführt werden.

Hilfestellungen

- Gefahren im Umfeld beseitigen, z. B. Stolperfallen wie nasse Böden
- Mit einem neuen, unbekannten Umfeld vertraut machen und Unterstützung anbieten
- Bereitstellen von persönlichen Hilfsmitteln, z. B. Brille, Rollator, Stuhl mit Lehne oder Kopfstütze, Notrufsystem
- Angemessen bei Bewegungsabläufen unterstützen
- Unterstützen beim Anziehen der Sturzhose (Hüftprotektoren)
- Wahrnehmungsfähigkeit schulen, z. B. durch Basale Stimulation®
- Kraft- und Balancetraining anbieten
- Erste-Hilfe-Maßnahmen bei Notfällen durchführen.

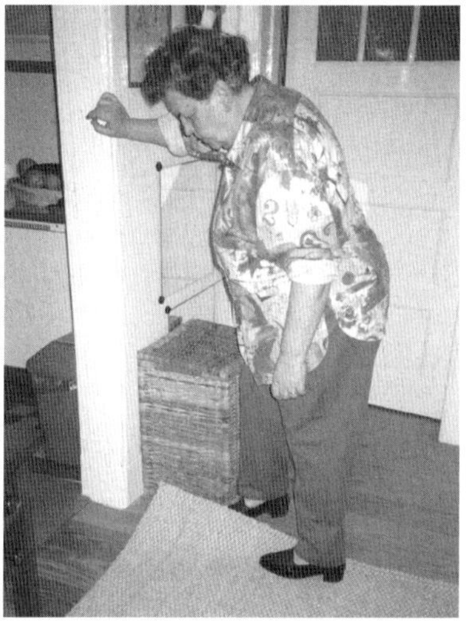

Abb. 4.6 Eine Teppichkante kann auch recht mobile Menschen zu Fall bringen. Durchgehende Bodenbeläge sorgen für mehr Sicherheit. [M221]

Tab. 4.39 Sturzgefahr aufgrund von Akinese

Pflegediagnose Sturzgefahr aufgrund von Akinese		**Pflegetherapie** Maßnahmen als „strukturierter Tagesplan" ➤ Abb. 2.3 und ➤ Abb. 2.4	
Probleme	**Ressourcen**	**Ziele**	**Maßnahmen**
Unsicherer, kleinschrittiger Gang	• Lässt sich durch Pflegekräfte zur Mitwirkung bei der Sturzprophylaxe motivieren	• Stürzt nicht	• Sturzrisikoskala wird bei Veränderungen der Pflegesituationen oder einem Sturz erneut erhoben • Rahmenbedingungen zur Sicherung der Umgebung sind erfüllt, z. B. Haltegriffe, Sitzmöglichkeiten, gute Beleuchtung • Individuelle Maßnahmen, wie z. B. gutes Schuhwerk, Brille, Hüftprotektoren, besprechen • Kraft- und Balancetraining 2-mal wöchentlich

Information, Beratung, Anleitung

Den Betroffenen selbst und/oder seine Angehörigen
- zum Erkennen und Beseitigen von Gefahrenquellen beraten
- zum sicheren Bewegen im Umfeld anleiten
- über mögliche Hilfsmittel und Wege zur Beschaffung beraten, z. B. Brille, Hörgerät, Gehhilfe, Sturzhose
- zum Gebrauch von Hilfsmitteln und Sicherungen im Umfeld beraten und anleiten
- zum Training der Wahrnehmungsfähigkeit anleiten
- zum Verhalten im Notfall informieren.

Laufende Beobachtung, Beurteilung und Dokumentation

- Allgemeinbefinden
- Vitalzeichen
- Gang
- Sturzhinweise, z. B. Verletzungen, Hämatome.

LF 1.3 Unterstützung alter Menschen bei präventiven und rehabilitativen Maßnahmen

Expertenstandard: Sturzprophylaxe in der Pflege

4.10.2 Verletzungsgefahr

Gefahr von körperlichen Verletzungen durch Selbstpflegedefizite beim Eigenschutz und in der Gesundheitsvorsorge.

NANDA: „Risk for Trauma“
Taxonomie 1 R: 1.6.1.3 – Austauschen (➤ Tab. 1.1)
Taxonomie 2: 00038 – Sicherheit/Schutz, Körperverletzung

Mögliche Ursachen/Risikofaktoren

- Wissensdefizite über Gefahrenquellen
- Eingeschränkte Beweglichkeit (➤ 4.2.1)
- Akute und chronische Verwirrtheit (➤ 4.12.5, ➤ 4.12.6)
- Kraftlosigkeit
- Sehstörungen, Hörstörungen
- Sensibilitätsstörungen mit
  - gestörter Reaktion auf Temperaturreize
  - verändertem Lage- und Bewegungsempfinden
  - gestörtem Schmerzempfinden
- Krankheitsbedingte Sensibilitätsstörungen
- Orientierungsstörungen, verlangsamtes Reaktionsvermögen

- Unzweckmäßige oder fehlende Hilfsmittel
- Angst, Schwindel beim Gehen und Stehen
- Unfallquellen, die Bewegungsabläufe behindern.

Symptome

Eine mögliche Gefährdung kann nicht mit Symptomen belegt werden, da das Problem noch nicht aufgetreten ist und die Pflegemaßnahmen eine Prävention bezwecken.

Pflegediagnostik – Assessment

Erstbeurteilung und Dokumentation

Fragen klären:
- Welche möglichen Ursachen hat die Verletzungsgefahr?
- Wie hoch ist das Verletzungsrisiko?
- Leidet der verletzungsgefährdete Mensch unter Einschränkungen der Sehfähigkeit, Hörfähigkeit, Wahrnehmungsfähigkeit?
- Werden Hilfsmittel benützt oder gewünscht?
- Kann der alte Mensch die Verletzungsgefahr erkennen?
- Welchen Unterstützungs- und Hilfsmittelbedarf hat der gefährdete Mensch?
- Gibt es krankheitsbedingte Einschränkungen und Gefährdungen, z. B. dämpfende Medikamente?

Beobachten und beurteilen von:
- Bewegungsabläufen, Gang, Haltung
- Störungen des Bewusstseins
- Orientierung, Denkfähigkeit, Urteilsfähigkeit, Wachheit
- Verletzungsquellen in der Umgebung.

Ziele und Beurteilungskriterien zur Überprüfung der Wirksamkeit der Pflege

Der alte Mensch
- erkennt Gefahren und kann sich davor schützen
- erleidet keine Verletzungen und Folgeschäden
- erhält angemessene Unterstützung und Hilfsmittel zur Vermeidung von Gefahren
- kann sich koordiniert und sicher bewegen
- äußert, sich vor Gefahren sicher zu fühlen.

Pflegetherapie

Voraussetzungen

- Im Umfeld gibt es Sicherungen und Hilfsmittel, z. B. Haltegriffe, Bettgitter, Glocke in Reichweite, ausreichende Beleuchtung, erhöhte Toilettensitze

- Angemessene Orientierungshilfen sind vorhanden, z. B. Symbole, Farben, Licht, Wandläufe
- Geeignete Kleidung und angepasstes Schuhwerk sind vorhanden
- Ablauf und geeignete Erste-Hilfe-Maßnahmen bei Notfällen sind allen Mitarbeitern bekannt und können sicher durchgeführt werden.

Hilfestellungen

- Bei Pflegemaßnahmen mit Badewasser, Wärmflaschen, warmen Speisen, Getränken immer die Temperatur überprüfen
- Mit einem neuen, unbekannten Umfeld vertraut machen und Unterstützung anbieten
- Gefahren im Umfeld beseitigen, z. B. Stolperfallen, wie nasse Böden
- Bereitstellen von persönlichen Hilfsmitteln, z. B. Brille, Rollator, Stuhl mit Lehne oder Kopfstütze, Notrufsystem
- Angemessen bei Bewegungsabläufen unterstützen
- Gefährdete Körperstellen besonders schützen
- Erste-Hilfe-Maßnahmen bei Notfällen durchführen
- Wahrnehmungsfähigkeit schulen, z. B. durch Basale Stimulation®.

Information, Beratung, Anleitung

- Zum Erkennen und Beseitigen von Gefahrenquellen beraten
- Zum sicheren Bewegen im Umfeld anleiten
- Über mögliche Hilfsmittel und Wege zur Beschaffung beraten, z. B. Brille, Hörgerät, Gehhilfe, Sturzhose
- Zum Gebrauch von Hilfsmitteln und Sicherungen im Umfeld beraten und anleiten
- Zum Training der Wahrnehmungsfähigkeit anleiten
- Zum Verhalten im Notfall informieren.

Tab. 4.40 Verletzungsgefahr aufgrund chronischer Verwirrtheit

Pflegediagnose Verletzungsgefahr aufgrund chronischer Verwirrtheit		**Pflegetherapie** Maßnahmen als „strukturierter Tagesplan" ➤ Abb. 2.3 und ➤ Abb. 2.4	
Probleme	**Ressourcen**	**Ziele**	**Maßnahmen**
Lässt ab und zu Gegenstände fallen und stolpert darüber	• Nachbarschaftshilfe kommt 3-mal tgl.	• Erleidet keine Verletzungen	• Herumliegende Gegenstände aufheben • Licht im Flur den ganzen Tag brennen lassen • Beraten und beaufsichtigen, dass rutschfestes, gut sitzendes Schuhwerk bzw. Knöchel umschließende Schuhe/Hausschuhe mit Klettverschluss getragen werden • Darauf achten, dass die Brille getragen wird

Laufende Beobachtung, Beurteilung und Dokumentation

- Anzeichen von Verletzungen
- Bewusstsein
- Orientierung.

LF 1.3 Unterstützung alter Menschen bei präventiven und rehabilitativen Maßnahmen

Expertenstandard: Sturzprophylaxe in der Pflege

4.10.3 Infektionsgefahr

Eingeschränkte Fähigkeit, sich angemessen vor dem Eindringen von Krankheitserregern in den Organismus zu schützen, spezifiziert nach Ursache und Ort der Infektion.

NANDA: „Risk for Infection"
Taxonomie 1 R: 1.2.1.1 – Austauschen (➤ Tab. 1.1)
Taxonomie 2: 00004 – Sicherheit/Schutz, Infektion

Mögliche Ursachen/Risikofaktoren

- Altersbedingtes Nachlassen der Immunfunktionen; häufige Probleme mit Infektionen sind bekannt oder werden vom alten Menschen oder seinen Bezugspersonen geäußert
- Wissensdefizite über gesundheitsfördernde Maßnahmen und Verhaltensweisen
- Fehl- bzw. Unterernährung (➤ 4.4.1 bis ➤ 4.4.4)
- Abwehrschwäche
- Erkrankungen, z. B. Durchblutungsstörungen, Wunden, Diabetes, Hauterkrankungen, Depression
- Medikamente, z. B. Glukokortikoide, Chemotherapie
- Stress, Schlafmangel, Erschöpfung
- Ängste, Unzufriedenheit, Lebenskrisen
- Therapeutische Maßnahmen, die das Eindringen von Krankheitserregern begünstigen, z. B. durch Inhalatoren, Sonden, Katheter, Infusionen, Injektionen, Tracheostoma
- Ungesundes Raumklima, z. B. überfüllte, überheizte Räume, geringe Luftfeuchtigkeit, wenig Frischluft
- Bedingungen, die eine Vermehrung der Krankheitserreger begünstigen, z. B. Flüssigkeits- oder Sekretansammlungen, Hyperglykämie, Veränderung des pH-Wertes der Haut.

Symptome

Eine mögliche Gefährdung kann nicht mit Symptomen belegt werden, da das Problem noch nicht aufgetreten ist und die Pflegemaßnahmen eine Prävention bezwecken.

Pflegediagnostik – Assessment

Erstbeurteilung und Dokumentation

Fragen klären:
- Sind Immunsystem und Abwehrlage intakt oder gestört?
- Welche Erkrankungen hat der alte Mensch, die das Immunsystem möglicherweise schwächen?
- Nimmt der alte Mensch Medikamente, z. B. Glukokortikoide, welche die Abwehrfunktion schwächen können?
- Bestehen Stress, Schlafmangel, Erschöpfung?
- Leidet der alte Mensch unter Ängsten, Unzufriedenheit oder Lebenskrisen?
- Liegen begünstigende Bedingungen für eine Vermehrung von Krankheitserregern vor, z. B. Flüssigkeits- oder Sekretansammlungen, Hyperglykämien, Veränderungen des pH-Wertes der Haut?
- Gibt es äußere Einflüsse, welche die Abwehr schwächen, z. B. Raumklima, Stress?
- Welche Schutzmaßnahmen sind erforderlich und möglich?
- Ist der alte Mensch in der Lage, selbst gesundheitsfördernde Maßnahmen zu ergreifen und gesundheitsfördernde Verhaltensweisen zu zeigen?

Beobachten und beurteilen von:
- Allgemeinzustand
- Orientierung
- Anzeichen von Besiedelung oder Infektion an künstlichen Eintrittspforten für Erreger, z. B. Kathetern
- Wunden
- Hautbeschaffenheit.

Ziele und Beurteilungskriterien zur Überprüfung der Wirksamkeit der Pflege

Der alte Mensch
- kennt Gefahren und kann sich davor schützen
- erlernt hygienisches Verhalten, z. B. Händedesinfektion
- wird vor Infektionen und Folgeschäden angemessen geschützt
- erhält angemessene Unterstützung und Hilfsmittel zur Vermeidung von Gefahren, z. B. eigenen Inhalator
- kann seine Abwehrkräfte trainieren und sich vor umweltbedingten Infektionen schützen
- hat keine Infektionen.

Pflegetherapie

Voraussetzungen

- Die Umgebung ist so gestaltet, dass hygienisches Handeln und Verhalten möglich ist
- Allen Mitarbeitern sind die Dispositionen für Infektionen bekannt
- Es bestehen für den alten Menschen Möglichkeiten, gesundheitsfördernde Maßnahmen für sich zu ergreifen.

Hilfestellungen

- Ursachenbezogenen Hygieneplan erstellen und umsetzen

- Eintrittspforten für Erreger streng nach aseptischen Gesichtspunkten behandeln
- Kontaminiertes Material ordnungsgemäß entsorgen oder dementsprechend desinfizieren, reinigen, sterilisieren
- Regelmäßige Pflege von Wunden und Eintrittspforten für Erreger, z. B. Tracheostoma, Katheter, Sonden, Infusionen
- Regelmäßige Entfernung von Körpersekreten, z. B. durch Hilfe beim Abhusten
- Körpereigene Abwehr durch gesundheitsfördernde Maßnahmen unterstützen.

Information, Beratung, Anleitung

- Über Möglichkeiten zur Schutzimpfung informieren, z. B. Grippeschutz
- Über ausgewogene Ernährung, ausreichende Flüssigkeitszufuhr und Funktion der Vitamine beraten
- Auswirkungen von Nikotin, Alkohol, Medikamenten erklären
- Über hygienisches Verhalten und hygienischen Umgang mit Hilfsmitteln informieren
- Hygieneplan erläutern und zur Einhaltung anleiten
- Über Maßnahmen zur Infektionsverhütung informieren.

Laufende Beobachtung, Beurteilung und Dokumentation

- Allgemeinbefinden
- Schlaf, Psyche
- Infektionszeichen (Rötung, Schmerz, Schwellung, Temperaturanstieg, verstärkte Sekretbildung, eingeschränkte Funktion)
- Kräfte- und Ernährungszustand
- Zustand von Wunden und Eintrittspforten für Erreger, z. B. Tracheostoma, Katheter, Sonden, Infusionen.

Tab. 4.41 Infektionsgefahr aufgrund Abwehrschwäche in kühlen Jahreszeiten

Pflegediagnose Infektionsgefahr aufgrund Abwehrschwäche in kühlen Jahreszeiten		**Pflegetherapie** Maßnahmen als „strukturierter Tagesplan" ➢ Abb. 2.3 und ➢ Abb. 2.4	
Probleme	**Ressourcen**	**Ziele**	**Maßnahmen**
Anfälligkeit für Grippe in der kalten Jahreszeit	• Stimmt auf Anraten der Angehörigen empfohlenen Maßnahmen zu und wirkt daran nach Möglichkeit mit	• Freie Atemwege • Leichtes Abhusten von Sekreten	• Beratung und Information: • Grippeschutzimpfung • Der Raum- oder Außentemperatur angepasste Kleidung • Keine überheizten Räume • Meiden von Menschenansammlungen • Vitaminreiche Ernährung und bedarfsgerechtes Trinken

€: Bei Verwirrtheit ist täglich mehrmals Information und Beaufsichtigung insbesondere im Hinblick auf Bekleidung und Ernährung/Trinken und Infektionszeichen erforderlich.

LF 1.3 Unterstützung alter Menschen bei präventiven und rehabilitativen Maßnahmen und Pflege infektionskranker alter Menschen

4.10.4 Aspirationsgefahr

Eingeschränkte Funktion der Schutzreflexe, die Atemwege während des Einatmens angemessen vor dem Eindringen von Sekret oder Fremdkörpern zu schützen.

NANDA: „Risk for Aspiration"
Taxonomie 1 R: 1.6.1.4 – Austauschen (➢ Tab. 1.1)
Taxonomie 2: 0039 – Sicherheit/Schutz, Körperverletzung, Aspiration

Mögliche Ursachen/Risikofaktoren

- Unzureichende Schutzreflexe, z. B. Husten
- Schluckstörungen (➢ 4.4.8)
- Verbliebenes Sekret im Mund bzw. Rachenraum
- Husten und Würgen beim Schlucken
- Sprechen beim Essen
- Flache Rückenpositionierung in Verbindung mit der Nahrungsaufnahme
- Erbrechen
- Brechreiz durch Lageveränderung von Ernährungs- und Sauerstoffsonden
- Sondenernährung mit Sekretansammlung im Mund bzw. Rachenraum
- Bewusstlosigkeit, Benommenheit, Verwirrtheit
- Neurologische Erkrankungen, z. B. Schlaganfall, Morbus Parkinson, multiple Sklerose
- Tracheostoma.

Symptome

Eine mögliche Gefährdung kann nicht mit Symptomen belegt werden, da das Problem noch nicht aufgetreten ist und die Pflegemaßnahmen eine Prävention bezwecken.

Pflegediagnostik – Assessment

Erstbeurteilung und Dokumentation

Fragen klären:
- Sind Husten und Schlucken durch eine neurologische Erkrankung beeinträchtigt?
- Bestehen Schluckstörungen (➢ 4.4.8)?
- Ist mit Erbrechen zu rechnen?
- Ist Hilfestellung beim Erbrechen erforderlich?
- Besteht Aspirationsgefahr durch eine Magensonde?
- Sind Hilfsmittel erforderlich oder im Einsatz (z. B. Absauggerät, Positionierungskissen)?
- Welche Unterstützung ist zur Verhinderung der Aspiration erforderlich?

Beobachten und beurteilen von:
- Bewusstsein

- Mundhöhle
- Husten- und Schluckreflex.

Ziele und Beurteilungskriterien zur Überprüfung der Wirksamkeit der Pflege

Der alte Mensch
- erhält erforderliche Unterstützung
- erleidet keine gesundheitlichen Schäden
- ist vor Aspirationsgefahren angemessen geschützt
- kennt Gefahren und kann Maßnahmen zur Verhinderung einer Aspiration selbst anwenden.

Pflegetherapie

Voraussetzungen

- Für die Nahrungsaufnahme des alten Menschen ist den Mitarbeitern genügend Zeit zur Verfügung gestellt
- Material für den Notfall der Aspiration steht funktionstüchtig und schnell erreichbar zur Verfügung, z. B. Absauggerät
- Ablauf und geeignete Erste-Hilfe-Maßnahmen bei Notfällen sind Mitarbeitern, die z. B. Essen verabreichen, bekannt und können sicher durchgeführt werden.

Hilfestellungen

- Den alten Menschen für Mahlzeiten in Sitzposition bringen
- Unterstützen beim Überprüfen vom Sitz der Zahnprothese
- Konsistenz der Nahrung entsprechend der Schluckfähigkeit anpassen, bei Schluckstörungen Flüssigkeiten andicken, Krümel mit Fett binden
- Getränke schluckweise eingeben
- Zeit zum Kauen und Schlucken vermitteln
- Während des Essens nicht sprechen lassen
- Nahrung langsam mit kleinem Löffel darreichen
- Während der Nahrungseinnahme anwesend bleiben
- Mund nach der Nahrungseingabe inspizieren
- Nahrungsreste und Sekret aus Mund und Rachenraum entfernen
- Angemessene Mund- und Nasenpflege durchführen
- Sondenlage im Mund und Rachen überprüfen
- Bei Erbrechen und Husten unterstützen, z. B. durch Hilfe zum aufrechten Sitzen oder Nierenschale halten
- Hilfsmittel in Reichweite bereitstellen, z. B. Klingel, Nierenschale
- Im Notfall Erste Hilfe leisten, z. B. bei Erstickungsgefahr versuchen, durch Klopfen auf den Rücken, das Aspirierte zu entfernen, bei Bewusstlosigkeit stabile Seitenlage, Notruf.

Information, Beratung, Anleitung

- Zum sorgfältigen Kauen und langsamen Essen anleiten
- Angehörige beraten und zu korrekten Hilfestellungen anleiten
- Über Gefahren und deren Vermeidung informieren.

Laufende Beobachtung, Beurteilung und Dokumentation

- Bewusstsein
- Lage vorhandener Magen- und Sauerstoffsonden
- Allgemeinbefinden, Ernährungszustand
- Sitz der Zahnprothese bei den Mahlzeiten
- Schluckvorgang
- Mund- und Rachenraum auf Speisereste.

Tab. 4.42 Aspirationsgefahr aufgrund von Schluckstörungen infolge Apoplexie

Pflegediagnose Aspirationsgefahr aufgrund von Schluckstörungen infolge Apoplexie		**Pflegetherapie** Maßnahmen als „strukturierter Tagesplan" ➢ Abb. 2.3 und ➢ Abb. 2.4	
Probleme	**Ressourcen**	**Ziele**	**Maßnahmen**
Verschluckt sich bei selbstständiger Essenseinnahme häufig	• Akzeptiert Essenseingabe durch Pflegekraft	• Keine Aspiration	• Essenseingabe durch Pflegekraft (VÜ): • Passierte Kost ggf. am Tisch vorbereiten • Zeit zum Essen und Trinken lassen, evtl. in Mikrowelle wieder erwärmen • Auf nach vorne gebeugte Sitzhaltung der Seniorin achten • Trinkprotokoll führen
			• Getränke eingedickt eingeben

€: Zeitmehrbedarf aufgrund langsamer Essens- und Flüssigkeitseingabe mit immer wiederkehrenden Unterbrechungen
LF 1.3 Unterstützung alter Menschen bei präventiven und rehabilitativen Maßnahmen

4.10.5 Suizidgefahr

Verhalten, das auf die Absicht zur Selbsttötung schließen lässt.

NANDA: „Risk for Suicide"
Taxonomie 2: 00150 – Sicherheit/Schutz

Mögliche Ursachen/Risikofaktoren

- Depression, insbesondere Beginn oder Abklingen einer depressiven Phase (zwei Drittel aller Alterssuizide werden von depressiven Menschen verübt)
- Suchterkrankung
- Chronische Erkrankungen mit starken Behinderungen oder Schmerzen
- Vereinsamung, Mangel an Zuwendung
- Fehlendes Interesse und mangelnde Freude am Leben

- Krisensituationen durch Verluste, z. B. gewohnte Umgebung, Partner
- Verwirrtheit, psychische Erkrankungen
- Bedrohung des Selbstwertgefühls durch Verlust von Kontakten (Berentung, Umzug ins Heim)
- Kräfteverfall, Hilflosigkeit, Machtlosigkeit (➤ 4.8.2)
- Armut
- Mangelnde Kompensationsmöglichkeit durch Fehlen von religiösen Bindungen, positiven Erinnerungen, sinngebenden Aktivitäten, Bezugspersonen, sozialen Beziehungsnetzen.

Symptome

Eine mögliche Gefährdung kann nicht mit Symptomen belegt werden, da das Problem noch nicht aufgetreten ist und die Pflegemaßnahmen eine Prävention bezwecken.

Dennoch gibt es in diesem Fall im Vorfeld Anzeichen, die darauf hindeuten, dass sich die Gefahr verschärft:

- Rückzug aus sozialen Beziehungen
- Selbstverletzendes Verhalten (Autoaggression)
- Gereiztheit, Aggression
- Verweigerung von Nahrung, Körperpflege oder Kommunikation
- Abschiedsbriefe, Testament abfassen, ungewöhnliche Aufräumaktionen
- Äußerungen von Selbsttötungsabsichten, Todesphantasien, Todeswünschen, „Beerdigungsträume“
- Ankündigung, oft verschlüsselt als Hilferuf, z. B.: „Bald werde ich Ruhe haben und niemandem mehr zur Last fallen!“
- Vorbereitung der suizidalen Handlung, z. B. durch Sammeln von Tabletten.

Pflegediagnostik – Assessment

Fragen klären:

- Wie hat der gefährdete Mensch in seinem Leben Krisen oder Konflikte bewältigt?
- Zeigt der alte Mensch Zeichen des sozialen Rückzugs, der Vereinsamung?
- Kann er seine negativen Gefühle mitteilen?
- Fehlen Interesse und Freude am Leben?
- Kann der alte Mensch im Leben auch positive Seiten sehen?
- Verhält er sich eher gereizt und aggressiv?
- Kündigt er den Suizid offen oder verschlüsselt als Hilferuf an?
- Verfasst er Abschiedsbriefe, sein Testament?
- Unternimmt er ungewöhnliche Aufräumaktionen?
- Verweigert er Nahrung, Körperpflege oder Kommunikation?
- Berichtet er über Selbsttötungsabsichten, Todesphantasien, Todeswünsche, „Beerdigungsträume“?
- Zeigt er Verhalten, das zur Vorbereitung eines Suizids dienen könnte, sammelt er z. B. Tabletten?
- Leidet er unter einer Depression, insbesondere dem Beginn oder Abklingen einer depressiven Phase (zwei Drittel aller Alterssuizide werden von Depressiven verübt)?
- Bestand oder besteht eine Krisensituationen durch Verluste, z. B. gewohnte Umgebung, Partner?
- Liegen psychische Erkrankungen vor?
- Ist eine Bedrohung des Selbstwertgefühls durch Verlust von Kontakten (Berentung, Umzug ins Heim) zu erkennen?
- Leidet der Mensch unter mangelnden finanziellen Mitteln?

- Leidet er unter mangelnden Kompensationsmöglichkeiten durch das Fehlen von religiösen Bindungen, positiven Erinnerungen, sinngebenden Aktivitäten, Bezugspersonen oder sozialen Beziehungsnetzen?
- Hat der Mensch positive Erfahrungen und Möglichkeiten mit der Bewältigung von Lebenskrisen?
- Kennt er Möglichkeiten professioneller Unterstützung, z. B. durch Therapeuten?
- Kann er Hilfe holen, zulassen?
- Welche Hilfe wünscht der betroffene Mensch offen oder verschlüsselt?

Beobachten und beurteilen von:
- Orientierung (➢ 4.12.5 und ➢ 4.12.6)
- Kräfteverfall, Hilflosigkeit, Machtlosigkeit (➢ 4.8.2)
- Körperliche Verletzungen, gesundheitsschädigendes Verhalten (Autoaggression)
- Stimmung und Antrieb (Achtung: bei gedrückter Stimmung und erhöhtem Antrieb besteht häufig akute Suizidgefahr!)
- Schmerzen (➢ 4.12.1)
- Sozialem Verhalten.

Ziele und Beurteilungskriterien zur Überprüfung der Wirksamkeit der Pflege

- Suizidales Verhalten und Absichten sind erkannt
- Gefahren, wie selbstverletzendes Verhalten oder Freitod, konnten verhindert werden
- Äußert Wohlbefinden
- Aktivitäten und Interessen sind gesteigert.

Der alte Mensch
- hält Kontakte, Beziehungen aufrecht und knüpft neue
- spricht über seine Suizidgedanken und Gefühle
- äußert, Zuwendung, Verständnis und Unterstützung zu erfahren
- unternimmt keine Suizidversuche
- nimmt professionelle Hilfe an.

Pflegetherapie

Voraussetzungen

- Mitarbeiter können den psychischen Druck aushalten, sich mit den Gedanken des alten Menschen auseinander zu setzen, und damit professionell umgehen (Supervision, Selbstpflegemöglichkeiten, Teamarbeit)
- Bedingungen, um eine förderliche Atmosphäre für Ruhe, Wärme und Entspannung zu bieten, sind vorhanden, z. B. entsprechende Räume und Wohnraumgestaltung
- Selbstständigkeit, Selbstbestimmung und Kontaktpflege können gefördert werden
- Zwänge, Druck, Sanktionen oder Überforderung werden vermieden
- Die Umgebung vermittelt eine Atmosphäre der Geborgenheit und Ruhe.

Hilfestellungen

- Gespräche mit validierender Gesprächshaltung
- Wünsche nach Rückzug respektieren
- Zuwendung und Verständnis zeigen

- Bei Schmerzen Hilfe bei der Schmerzbewältigung anbieten
- Suizidale Äußerungen akzeptieren, gestatten, hinterfragen
- Äußere Ursachen für negative Gefühle beseitigen oder zumindest einschränken helfen
- Gemeinsam Ressourcen und realistische Schritte zur Problemlösung ermitteln
- Positive Erinnerungen erfragen und verstärken
- Gemeinsam Tagesablauf strukturieren, Plan erstellen
- Hilfsmittel zur Beseitigung von Einschränkungen bereitstellen.

Information, Beratung, Anleitung

- Über therapeutische Unterstützung informieren, z. B. Gestalt-, Musik-, Gesprächstherapie
- Über Angebot zu biografisch bezogenen oder sonstigen erwünschten Aktivitäten, z. B. Kochgruppe, Gartenpflege, Entspannungstechniken, informieren.

Laufende Beobachtung, Beurteilung und Dokumentation

- Befinden
- Stimmung
- Antrieb
- Aussagen oder Verhaltensauffälligkeiten, die auf Gefährdungen hinweisen
- Verhalten, offene oder verschlüsselte Wünsche nach Hilfe
- Sozialverhalten
- Eigene Möglichkeiten zur Krisenbewältigung.

Tab. 4.43 Suizidgefahr aufgrund unbekannter Ursache

Pflegediagnose Suizidgefahr aufgrund unbekannter Ursache		**Pflegetherapie** Maßnahmen als „strukturierter Tagesplan" ➢ Abb. 2.3 und ➢ Abb. 2.4	
Probleme	**Ressourcen**	**Ziele**	**Maßnahmen**
Äußerungen wie: „Bald werde ich endlich Ruhe haben!"Rückzug, Misstrauen und feindselige Haltung gegenüber Mitbewohnern und Personal	• Guter Kontakt zur Angehörigen	• Spricht über seine Gefühle	• Verhalten respektieren, nicht tadeln • Gründe erfragen, Problem offen ansprechen • Erreichbarkeit vermitteln • Zuhören, Stimmungen aushalten • Auf Suiziddrohung achten, ernst nehmen • Suizidgefahr thematisieren: „Was wollen Sie mit dieser Äußerung sagen?" • Eigene Hilflosigkeit mitteilen, um Hilfe bitten • Über professionelle Hilfen informieren

€: Erhöhter Zeitaufwand, da in Krisensituation Erreichbarkeit gegeben sein muss
LF 1.3 Pflege alter Menschen in existenziellen Krisensituationen

4.10.6 Vergiftungsgefahr

Gefahr einer Vergiftung durch unsachgemäßen Gebrauch von toxischen Substanzen, wie Alkohol, Medikamenten, verdorbener Nahrung, Pflanzen und giftigen Stoffen.

NANDA: „Risk for Poisoning"
Taxonomie 1 R: 1.6.1.2 – Austauschen (➢ Tab. 1.1)
Taxonomie 2: 0086 – Sicherheit, Schutz, Umweltgefahren

Mögliche Ursachen/Risikofaktoren

- Wissensdefizite über toxische Wirkungen von Medikamenten und anderen Substanzen
- Akute oder chronische Verwirrtheit (➢ 4.12.5 und ➢ 4.12.6)
- Veränderte Wachheit, z. B. Apathie, Somnolenz
- Störungen des Wahrnehmens, z. B. Veränderungen oder Erkrankungen der Sinnesorgane (➢ 4.1.2 bis ➢ 4.1.4)
- Mangelhafte Sicherheit im Umfeld, z. B. durch giftige Substanzen in Reichweite des alten Menschen
- Schmerzen (➢ 4.12.1), Sucht
- Selbstversorgungsdefizite bei der Haushaltsführung (➢ 4.8.1)
- Selbstversorgungsdefizite bei der Ernährung (➢ 4.4.7).

Symptome

Eine mögliche Gefährdung kann nicht mit Symptomen belegt werden, da das Problem noch nicht aufgetreten ist und die Pflegemaßnahmen eine Prävention bezwecken.

Pflegediagnostik – Assessment

Erstbeurteilung und Dokumentation

Fragen klären:
- Benötigt der gefährdete Mensch Unterstützung bei der Dosierung und Einnahme von Medikamenten?
- Kann er angemessen mit verdorbenen Lebensmitteln umgehen?
- Kann er aufgrund seines Bewusstseinszustandes und Wissensstandes Gefahren erkennen?
- Kann er aufgrund der Funktion der Sinnesorgane (sehen, hören, riechen, schmecken, tasten) Gefahren erkennen?
- Leidet er unter Störungen des Wahrnehmens, z. B. Veränderungen oder Erkrankungen der Sinnesorgane (➢ 4.1.1 bis ➢ 4.1.4)?
- Zeigt er selbstverletzendes Verhalten oder ist er suizidgefährdet (➢ 4.10.5)?
- Ist er suchtkrank?
- Ist die Umgebung ausreichend vor Vergiftungsgefahr gesichert (➢ 4.10.6)?
- Sind giftige Substanzen außer Reichweite des vergiftungsgefährdeten Menschen (➢ 4.10.6)?
- Ist der Mensch über toxische Wirkungen von Medikamenten und anderen toxischen Substanzen informiert?

- Welche Fähigkeiten helfen ihm, sich selbst vor Vergiftungen zu schützen?
- Welchen Hilfebedarf äußert der betroffene Mensch?

Beobachten und beurteilen von:

- Orientierung
- Funktion der Sinnesorgane
- Schmerzen (➢ 4.12.1)
- Umgang mit Medikamenten
- Umgebung auf Gefährdungspotenzial
- Anzeichen einer Suizidgefährdung.

Ziele und Beurteilungskriterien zur Überprüfung der Wirksamkeit der Pflege

Der alte Mensch

- erleidet keine Verletzung im Stadium der Verwirrtheit
- nimmt professionelle Hilfe an
- Es kommt zu keiner Vergiftung.

Pflegetherapie

Voraussetzungen

- Selbstständigkeit und Selbstbestimmung werden in allen Bereichen gefördert
- Im Umfeld gibt es keine erkennbaren Gefahrenquellen, von denen eine vorhersehbare Bedrohung ausgehen könnte.

Hilfestellungen

- Beim sachgerechten Umgang mit Lebensmitteln und Genussmitteln sowie bei deren Entsorgung unterstützen
- Vorräte des alten Menschen angemessen prüfen und bei Gefahr nach Information und Absprache beseitigen
- Gefahrenquellen im Umfeld beseitigen, z. B. Desinfektions- und Putzmittel einschließen, giftige Pflanzen entfernen
- Hilfsmittel zur Verbesserung der Wahrnehmung und Orientierung bereitstellen, z. B. Brille, Dosierungshilfen.

Information, Beratung, Anleitung

- Zum Erkennen und Beseitigen von Gefahren beraten
- Zur sicheren Anwendung von Arzneimitteln und anderen Substanzen beraten
- Zur sicheren Aufbewahrung von gefährlichen Substanzen anleiten
- Über mögliche Hilfsmittel und Wege zu deren Beschaffung informieren
- Zu Verhalten im Notfall informieren.

Laufende Beobachtung, Beurteilung und Dokumentation

- Orientierung
- Befinden, Bewusstsein
- Gefährdungspotenzial der Umgebung.

Tab. 4.44 Gefahr einer Vergiftung aufgrund chronischer Verwirrtheit

Pflegediagnose Gefahr einer Vergiftung aufgrund chronischer Verwirrtheit		**Pflegetherapie** Maßnahmen als „strukturierter Tagesplan" ➤ Abb. 2.3 und ➤ Abb. 2.4	
Probleme	**Ressourcen**	**Ziele**	**Maßnahmen**
Nimmt seine Medikamente nicht richtig ein	• Nachbarschaftshilfe kommt 3-mal tgl.	• Es kommt zu keiner Vergiftung	• Vorräte prüfen und bei Gefahr nach Information und Absprache beseitigen • Desinfektions- und Putzmittel nach Gebrauch immer einschließen

LF 1.3 Pflege dementer und gerontopsychiatrisch veränderter alter Menschen

4.11 Pflegediagnosen im Bereich „Soziale Bereiche des Lebens sichern"

4.11.1 Überlastung der pflegenden Angehörigen

Pflegende Angehörige sind überlastet bzw. überfordert mit der Gefahr der unzureichenden Hilfestellung für den Pflegebedürftigen.

NANDA: „Caregiver Role Strain"
Taxonomie 1 R: 3.2.2.1 – In Beziehung treten
Taxonomie 2: 00061 – Rolle/Beziehungen, Fürsorgerolle

Mögliche Ursachen

- Wissensdefizite der Angehörigen zu Pflegemaßnahmen und Unterstützungsangeboten
- Überforderung der Angehörigen bezüglich Kraft, Belastbarkeit, Zeit und Fähigkeiten
- Überforderung der psychischen Kräfte der Angehörigen
- Erkrankung der Angehörigen
- Beziehungsprobleme, Krisen
- Räumliche Enge
- Fehlender Freiraum für Pflegende
- Verhaltensänderungen des Pflegebedürftigen
- Zunahme der Pflegebedürftigkeit

- Soziale Isolation der Angehörigen
- Unzureichende finanzielle Unterstützung und Absicherung der Pflegenden
- Fehlende Hilfsmittel
- Unzureichende Schulung der Pflegenden.

Symptome

- Bitte um zusätzliche Übernahme von Pflege durch Angehörige oder Pflegebedürftige
- Äußerungen von Überforderung durch Angehörige
- Zeichen von Abgespanntheit, Schlafstörungen, Depression, Aggression bei Angehörigen
- Körperliche Zeichen, wie Magen-Darmbeschwerden, Hauterkrankungen, Kopfschmerzen, Hypertonie, Gewichtsveränderung, Erschöpfung bei Angehörigen
- Pflege und Betreuung ist unzureichend, der Pflegebedürftige ist gefährdet, Folgeschäden zu erleiden
- Die Pflegebedürftigkeit nimmt zu durch Folgeschäden
- Das Wohnumfeld, Bett und Bekleidung wirken ungeordnet, verschmutzt und vernachlässigt.

Pflegediagnostik – Assessment

Erstbeurteilung und Dokumentation

Fragen klären:

- Treten Zeichen auf, die auf eine Überlastung der pflegenden Angehörigen hinweisen?
- Welche Äußerungen machen pflegende Angehörige zur eigenen Befindlichkeit und zur Bewältigung von Pflegesituationen?
- Erscheinen Wissen, Fähigkeiten und Fertigkeiten der pflegenden Angehörigen zur Pflege ausreichend?
- Welche Ursachen sind für die Überlastung zu erkennen oder zu vermuten?
- Welche verbalen und nonverbalen Äußerungen über Befinden macht der Pflegebedürftige?
- Welche Möglichkeiten zur Problemlösung sind beim alten Menschen selbst und in seinem Umfeld vorhanden und erwünscht, z. B. durch Freunde, Nachbarn, Kirchengemeinde, Selbsthilfegruppen, Tagespflege, Notruf, Kurzzeitpflege?
- Sind die Möglichkeiten zur Schulung von Entspannung bekannt?
- Sind die Angehörigen über die Leistungen der Pflegeversicherung zur Entlastung der pflegenden Angehörigen informiert?
- Welche Möglichkeiten zur Kontaktaufnahme sind gegeben und erwünscht?
- Sind Hilfsmittel erwünscht oder vorhanden, z. B. Rollator, Sehhilfe?
- Welche personelle Hilfe ist erforderlich und erwünscht?

Beobachten und beurteilen von:

- Zustand der Wohnung, Wäsche und Kleidung des pflegebedürftigen Menschen
- Zusätzlichen Erkrankungen und Folgeschäden des alten Menschen
- Allgemeinzustand und Verhalten des Angehörigen
- Anzeichen von Gewaltanwendung.

Ziele und Beurteilungskriterien zur Überprüfung der Wirksamkeit der Pflege

Der alte Mensch
- erleidet keine Folgeschäden
- erhält angemessene Pflege und Unterstützung
- fühlt sich akzeptiert und angenommen und ist zur größtmöglichen Mitwirkung an der Pflege bereit
- fühlt sich wohl.

Die pflegenden Angehörigen
- erwerben die notwendigen Kenntnisse und Fähigkeiten, um die Pflege sachgerecht und ökonomisch durchzuführen
- können sich erholen und entspannen
- bewältigen die Pflegesituation, ohne überfordert zu sein
- fühlen sich nicht überfordert
- kennen Möglichkeiten, sich selbst zu entlasten und nutzen diese
- erhalten angemessene Unterstützung und Hilfsmittel
- sind entlastet.

Pflegetherapie

Voraussetzungen

- Leistungen der Pflegeversicherung werden genutzt
- Geeignete Umgebung zur Pflege ist gesichert
- Angehörige sind physisch und psychisch in der Lage, den alten Menschen zu unterstützen
- Hilfsmittel sind vorhanden.

Hilfestellungen

- Plan zur Absicherung der erforderlichen Pflege gemeinsam mit Angehörigen unter Berücksichtigung des Unterstützungsbedarfes erstellen
- Einschränkungen und Hilfsmittelbedarf, z. B. Gehhilfe, Hörgerät, prüfen
- Kontaktaufnahmen und Aktivitäten außerhalb der eigenen Pflegesituation fördern und unterstützen
- Ursachen für Belastungen und Gefahren gemeinsam ergründen und Maßnahmen zu deren Beseitigung einleiten
- Organisieren oder Einleiten von Kontakten und/oder Unterstützungsmaßnahmen
- Angehörige an der professionellen Hilfe teilhaben lassen und in die Pflege miteinbeziehen
- Die Hilfe der Angehörigen wertschätzen.

Information, Beratung, Anleitung

- Information, wie eine Begleitung und Betreuung rund um die Uhr ermöglicht werden kann
- Über das Angebot an Pflegekursen, Entspannungskursen und Selbsthilfegruppen informieren
- Zu arbeitserleichternden Pflegetechniken und Umgang mit Hilfsmitteln anleiten
- Über Hilfsmöglichkeiten durch weitere Hilfsdienste und teilstationäre Pflege sowie Kurzzeitpflege beraten
- Zu entlastenden Angeboten für pflegende Angehörige beraten
- Über die Möglichkeit der Hilfe durch die Pflegeversicherung informieren
- Bei der Suche und Aufnahme von Kontakten Unterstützung anbieten.

Laufende Beobachtung, Beurteilung und Dokumentation

- Eigene Bewältigungsstrategien, Ressourcen
- Äußerungen von pflegenden Angehörigen zur Beziehung, zur Pflege, zur eigenen Befindlichkeit und zur Bewältigung von Pflegesituationen
- Zustand von Wohnung, Wäsche und Kleidung
- Gefahren, z. B. Aggressionshandlungen, Suizid.

Tab. 4.45 Überlastung des pflegenden Angehörigen aufgrund hohen Alters und begrenzter Belastbarkeit

Pflegediagnose Überlastung des pflegenden Angehörigen aufgrund hohen Alters und begrenzter Belastbarkeit		**Pflegetherapie** Maßnahmen als „strukturierter Tagesplan" ➤ Abb. 2.3 und ➤ Abb. 2.4	
Probleme	**Ressourcen**	**Ziele**	**Maßnahmen**
Angehöriger bewältigt „Rund-um-die-Uhr-Pflege" weitgehend allein; vernachlässigt eigene Selbstpflege; reagiert gegenüber dem Pflegebedürftigen teils ungehalten	• Pflegedienst kommt morgens und abends zur Unterstützung bei der Körperpflege und zum Transfer aus dem Bett/ins Bett	• Angehöriger bleibt gesund und gepflegt	• Information über weitere Leistungen des Pflegedienstes • Information über Hilfsmittel • Information über Wohnungsanpassung • Information über Pflegekassenleistungen • Unterstützung beim Veranlassen der erforderlichen und gewünschten Leistungen

€: Diese Pflegediagnose wird in der Regel kaum von einem Pflegedienst dokumentiert, da der pflegende Angehörige seine Überlastung häufig nicht eingesteht, aber entscheidenden Einfluss auf den Pflegevertrag hat. Die aus dieser Pflegediagnose resultierenden Aufgaben könnten von neu einzurichtenden Pflegestützpunkten und Fallmanager/Innen übernommen werden.
LF 1.3 Überleitungspflege/Casemanagement

4.11.2 Soziale Isolation

Totaler Kontaktverlust und Ausgliederung aus menschlichen Beziehungen.

NANDA: „Social Isolation"
  Taxonomie 1 R: 3.1.2 – In Beziehung treten
  Taxonomie 2: 00053 – Wohlbehagen, soziales Wohlbehagen

Mögliche Ursachen

- Bewegungseinschränkungen durch körperliche Erkrankungen
- Einschränkungen der Sprachfähigkeit, Hörfähigkeit, Sehfähigkeit

- Psychische Erkrankungen (Depression, Psychosen)
- Lebenskrisen und Verluste von Bezugsperson(en) durch Erkrankung, Verhaltensänderung, Tod
- Rollenverlust, Vereinsamung
- Fehlende Möglichkeiten zur Kontaktaufnahme, z. B. durch isolierte Wohnsituation, finanzielle Nöte
- Räumliche Trennung von Angehörigen und Freunden
- Unzureichende Selbstpflege, die auf Sozialpartner abstoßend wirkt
- Verwirrtheit, Demenz.

Symptome

Der alte Mensch
- äußert, dass er sich einsam fühlt
- hat keine Kontakte, bekommt keinen Besuch
- knüpft Kontakte nicht selbstständig
- leidet unter Kontaktarmut
- ist nicht in der Lage, die Situation zu verändern
- ist traurig, depressiv.

Pflegediagnostik – Assessment

Erstbeurteilung und Dokumentation

Fragen klären:
- Welche Rolle spielten soziale Kontakte in der Biografie?
- Welche Interessen, Beschäftigungen und Gewohnheiten hatte der alte Mensch früher?
- Welche Ursachen liegen der sozialen Isolation zugrunde?
- Welche Kontaktwünsche und Gewohnheiten hat der alte Mensch?
- Welche Fähigkeiten sind erhalten?
- Welche Möglichkeiten zur Kontaktaufnahme sind gegeben und erwünscht?
- Sind Hilfsmittel erwünscht oder vorhanden, z. B. Rollator, Sehhilfe?
- Welche Bezugspersonen sind bedeutsam für den Pflegeprozess?
- Welche verbalen und nonverbalen Äußerungen über Befinden macht der alte Mensch?
- Wie werden tägliche Aktivitäten bewältigt?
- Welche Medikamente werden eingenommen?
- Sind Gefahren zu erwarten, z. B. Aggressionshandlungen, Suizid?
- Welche weiteren Einschränkungen und Probleme (Pflegediagnosen) sind aufgrund der sozialen Isolation gegeben?
- Welche Hilfestellung ist erforderlich?

Beobachten und beurteilen von:
- Bewusstsein
- Orientierung, evtl. mittels Skalen, z. B. Mini-Mental, Reisberg
- Schlafstörungen
- Schmerzen
- Sinnesorgane
- Antrieb
- Beweglichkeit und Motorik.

Ziele und Beurteilungskriterien zur Überprüfung der Wirksamkeit der Pflege

Der alte Mensch
- äußert seine Gefühle und Kontaktwünsche
- kennt die Ursachen seiner Isolation und arbeitet aktiv daran mit, sie zu reduzieren
- erhält Unterstützung und Angebote zur Bewältigung seiner Isolation
- findet Kontakte und hält sie aufrecht
- überwindet die Isolation
- äußert, sich wohl und in seinem Selbstwertgefühl gestärkt zu fühlen
- ist in Gemeinschaften integriert.

Pflegetherapie

Voraussetzungen

- Ursachen der Isolation sind geklärt
- Der alte Mensch ist bereit, Hilfe anzunehmen.

Hilfestellungen

- Einschränkungen und Hilfsmittelbedarf, z. B. Gehhilfe, Hörgerät, prüfen
- Bei der Suche und Aufnahme von Kontakten unterstützen
- Aktivitäten fördern und unterstützen
- Gesprächsbereitschaft signalisieren
- Soviel Zeit wie möglich für Begleitung und Betreuung einplanen und organisieren
- Zu gemeinsamen Mahlzeiten, Veranstaltungen und Therapiestunden begleiten
- Vermitteln von Kontaktpersonen.

Information, Beratung, Anleitung

- Beratung über Hilfsmittel zur Unterstützung der Kommunikationsfähigkeit, z. B. Hörgerät, Brille, Telefon
- Über therapeutische Unterstützungsmöglichkeiten, z. B. durch Ergo-, Bewegungs- und Gestalttherapie, informieren und beraten
- Über Angebote von altersgerechten Gruppen wie Singkreis, Gymnastikgruppen, Spielgruppen und Veranstaltungen informieren
- Über Aktivitäten in der Kirchengemeinde oder im Stadtteil informieren
- Über Möglichkeiten zur Teilnahme an öffentlichen Veranstaltungen informieren
- Über Besuchsdienste, Nachbarschaftshilfe, Selbsthilfegruppen informieren.

Laufende Beobachtung, Beurteilung und Dokumentation

- Bewältigungsstrategien, Ressourcen
- Gefühlsäußerungen und körperliche Einschränkungen
- Funktion der Sinnesorgane
- Verhalten und Bewältigung täglicher Aufgaben
- Stimmung, Antrieb, Beweglichkeit und Motorik
- Gefahren, z. B. Aggressionshandlungen, Suizid.

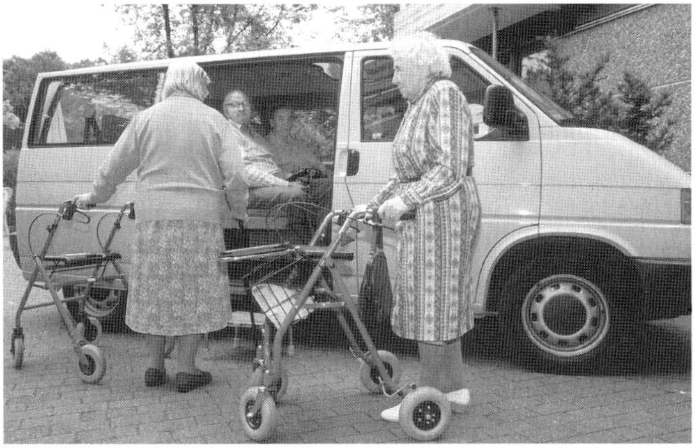

Abb. 4.7 Eine Gehbehinderung muss nicht zur sozialen Isolation führen. Werden Fahrdienste organisiert, können Veranstaltungen trotz der körperlichen Einschränkung besucht werden. [K157]

Tab. 4.46 Soziale Isolation aufgrund äußerer Entstellung durch Tracheostoma

Pflegediagnose Soziale Isolation aufgrund äußerer Entstellung durch Tracheostoma		**Pflegetherapie** Maßnahmen als „strukturierter Tagesplan" ➢ Abb. 2.3 und ➢ Abb. 2.4	
Probleme	**Ressourcen**	**Ziele**	**Maßnahmen**
Hat keinen Kontakt zu Angehörigen; nimmt keinen Kontakt zu seinen Freunden und Mitbewohnern auf; ist traurig und leidet unter Stimmungsschwankungen	• Geistig rege und vor der Erkrankung kontaktfreudig	• Nimmt wieder Kontakte zu Freunden und Mitbewohnern auf	• Auseinandersetzung mit der Krankheit zulassen • Gefühle ernst nehmen, validierende Haltung • Gemeinsames Arbeiten mit einem individuellen Kommunikationshilfsmittel (z. B. Sprechkanüle, PC) • Logopäden hinzuziehen, Übungen nach dessen Anleitung weiterführen • Über soziale Angebote informieren (Besuchsdienst, Gottesdienst, Veranstaltungen)

LF 1.3 Pflege alter Menschen in Krisensituationen

4.11.3 Eingeschränkte Entscheidungsfähigkeit

Eingeschränkte oder nicht vorhandene Fähigkeit, Entscheidungen selbstständig zu treffen und die eigenen Ressourcen einzuschätzen.

NANDA: „Decisional Conflict"

Taxonomie 1 R: 5.3.3.1 – Wählen

Taxonomie 2: 00083 – Lebensprinzipien, Werte/Glaubens-/Handlungskongruenz

Mögliche Ursachen

- Fehlende Unterstützung zur Selbstständigkeit und Selbstverantwortung
- Unangemessene Übernahme von Verantwortung und Entscheidungen durch Bezugspersonen
- Unfreiwilliger Einzug in die stationäre Einrichtung
- Zuwendungsmangel
- Unverarbeitete Krisen- und Verlustsituationen
- Unzureichender Reifungsprozess und fehlende Selbstständigkeit im Laufe der Lebensgeschichte
- Abhängigkeiten, körperlich, psychisch, finanziell
- Erleben von Kraftlosigkeit, Machtlosigkeit (➤ 4.8.2)
- Depression
- Verwirrtheit
- Sucht
- Unklare Standpunkte
- Mangelnde intellektuelle Fähigkeiten.

Symptome

- Sozialer Rückzug bei auffällig demütigem Verhalten
- Soziale Isolation (➤ 4.11.2)
- Hilflosigkeit, Unselbstständigkeit in täglichen Verrichtungen und Entscheidungen
- Entscheidungen werden anderen überlassen
- Unzufriedenheit mit der eigenen Situation
- Verhaltensweisen wechseln zwischen Unterwürfigkeit und Forderungen
- Körperliche Anspannung, Unruhe
- Misstrauen, übersteigertes Kontrollbedürfnis.

Pflegediagnostik – Assessment

Erstbeurteilung und Dokumentation

Fragen klären:
- Welche Ursachen liegen der eingeschränkten Entscheidungsfähigkeit zugrunde?
- Welche Bedeutung haben Entscheidungen für den betroffenen Menschen?
- Wie äußert sich die eingeschränkte Entscheidungsfähigkeit?
- In welchen Bereichen ist die Entscheidungsfähigkeit vorhanden?
- Ist durch die eingeschränkte Entscheidungsfähigkeit die Bewältigung täglicher Aufgaben eingeschränkt?
- Wie wirkt sich die eingeschränkte Entscheidungsfähigkeit auf andere Lebensaktivitäten aus, z. B. Schlaf, Beweglichkeit, Antrieb?
- Besteht die Gefahr von Aggressionshandlungen gegen Dritte?
- Besteht Suizidgefahr?
- Welche Bezugspersonen wirken sich positiv auf das Befinden aus?
- Welche Ansätze der aktiven Mitarbeit und selbstständigen Gestaltung des Tagesablaufs sind vorhanden?
- Welche Gründe könnten Ursache für die Unzufriedenheit, mangelnde Motivation sein?

- Welche Möglichkeiten zur Förderung von Selbstständigkeit und Selbstbestimmtheit sind erkennbar?
- Welche personelle Hilfeleistung ist erforderlich?

Beobachten und beurteilen von:

- Aggression
- Abhängigkeitsbedürfnis
- Kognitiven Fähigkeiten
- Sozialverhalten.

Ziele und Beurteilungskriterien zur Überprüfung der Wirksamkeit der Pflege

Der alte Mensch

- kann Vor- und Nachteile von Entscheidungen einschätzen
- lebt selbstbestimmt
- wird in Entscheidungen grundsätzlich einbezogen
- trifft Entscheidungen selbstständig
- übernimmt Verantwortung
- kann seine Gefühle und Wünsche äußern
- ist über seine Rechte, Pflichten und Möglichkeiten der Mitbestimmung informiert
- ist an seiner Selbstständigkeit interessiert
- ist über Angebote zur Unterstützung informiert
- nimmt am sozialen Leben teil
- ist zufrieden
- erhält angemessene Zuwendung, Unterstützung und Förderung zur Selbstständigkeit.

Pflegetherapie

Voraussetzungen

- Der alte Mensch ist von seinem Bewusstseinszustand in der Lage, Entscheidungen zu fällen
- Die Ursachen für die eingeschränkte Entscheidungsfähigkeit sind geklärt.

Hilfestellungen

- Verhaltensweisen ernst nehmen, Gefühle bestätigen (Validation)
- Entscheidungsmöglichkeiten werden angeboten
- Möglichkeiten zur Verantwortungsübernahme und zur Selbstbestimmung gemeinsam prüfen
- Entscheidungen werden grundsätzlich zusammen mit dem alten Menschen getroffen
- Zur Selbstständigkeit bei Aktivitäten und Pflegemaßnahmen ermuntern
- Zuwendung zeigen und Gespräche zur Bewältigung von Unsicherheiten und Ängsten anbieten
- Verständnis, Nähe und vertrauensvolle Atmosphäre schaffen
- Aggressionen und Schuldzuweisungen als Reaktionen der eingeschränkten Entscheidungsfähigkeit deuten
- Kontakte fördern und zur Übernahme von Aufgaben anregen
- Zeit für Begleitung und Betreuung einplanen, nach Möglichkeit rund um die Uhr ein Betreuungsangebot aufrechterhalten.

Information, Beratung, Anleitung

- Zur selbstständigen Übernahme von täglichen Verrichtungen und bei Pflegeerfordernissen anleiten
- Zur Selbstständigkeit und Entscheidungsfindung im täglichen Leben ermutigen und anleiten
- Zu Angeboten der Aktivität und Mitbestimmung beraten.

Laufende Beobachtung, Beurteilung und Dokumentation

- Geäußerte Gefühle
- Verhalten und Bewältigung täglicher Aufgaben
- Stimmung, Antrieb
- Beweglichkeit und Motorik
- Fähigkeit zur aktiven Mitarbeit und selbstständigen Gestaltung des Tagesablaufs
- Gefahren, z. B. Aggressionshandlungen, Suizid.

Tab. 4.47 Eingeschränkte Entscheidungsfähigkeit aufgrund des unfreiwilligen Einzugs in die stationäre Einrichtung

Pflegediagnose Eingeschränkte Entscheidungsfähigkeit aufgrund des unfreiwilligen Einzugs in die stationäre Einrichtung		**Pflegetherapie** Maßnahmen als „strukturierter Tagesplan" ➢ Abb. 2.3 und ➢ Abb. 2.4	
Probleme	**Ressourcen**	**Ziele**	**Maßnahmen**
Zeigt Hilflosigkeit, Unselbstständigkeit in den täglichen Verrichtungen und Entscheidungen	• Geistig rege	• Selbstbestimmung: kann seine Wünsche äußern und trifft Entscheidungen selbstständig	• Validierende Gesprächshaltung • In Pflegeplan und Gestaltung der Tagesstruktur einbeziehen • Zur Selbstständigkeit bei Pflegemaßnahmen anleiten • Entscheidungsmöglichkeiten anbieten bei allen Lebensaktivitäten geben

€: Größerer Zeitbedarf wegen Anleitungen, Gesprächen und Einbezug in Entscheidungen
LF 1.3 Überleitungspflege/Casemanagement
LF 1.4 Anleiten und Gespräche führen

4.12 Pflegediagnosen im Bereich „Mit existenziellen Erfahrungen des Lebens umgehen"

4.12.1 Schmerzen, chronisch

Quälende Schmerzen über einen Zeitraum von 6 Monaten und mehr. Wird von jedem Menschen individuell unterschiedlich wahrgenommen, verarbeitet und mitgeteilt.

NANDA: „Chronic Pain"
Taxonomie 1 R: 9.1.1.1 – Fühlen
Taxonomie 2: 00133 – Wohlbehagen, körperliches Wohlbehagen

Mögliche Ursachen

- Chronische Erkrankungen, z. B. Tumore, Arthrose
- Nervenschmerzen
- Phantomschmerzen nach Amputation eines Körperteils
- Psychosomatische Störungen.

Symptome

- Verbale Äußerungen des Schmerzes, z. B. durch Weinen, Stöhnen, Schreien
- Verzerrte Mimik, starre Gesichtszüge
- Schweißausbruch, Zittern
- Atembeschleunigung
- Muskelverkrampfungen
- Abwesenheit
- Schlafstörungen (➤ 4.7.1, ➤ 4.7.2), Erschöpfung
- Vorsichtige Bewegungen, Schonhaltung der betroffenen Körperpartie
- Angst
- Rückzugsverhalten, Depression
- Aggression, Autoaggression
- Bewusstseinsstörungen.

Pflegediagnostik – Assessment

Erstbeurteilung und Dokumentation

Fragen klären und eine entsprechende Schmerzeinschätzung erstellen:
- Welche Ursachen lösen den Schmerz aus?
- Welche Bedeutung hat der Schmerz für den betroffenen Menschen?
- Wie drückt der alte Mensch seinen Schmerz aus?
- Bekommt der alte Mensch Medikamente gegen Schmerzen?
- Haben Schmerz oder Schmerztherapie Auswirkungen auf Bewusstsein und Orientierung?
- Was könnte dem alten Menschen jetzt helfen, Schmerzen zu lindern, z. B. Entspannungstechniken, Ablenkungsverhalten, Positionierung, Wärme?
- Ist er durch den Schmerz in der Bewältigung täglicher Aufgaben eingeschränkt?
- Wie wirkt sich die Angst auf andere Lebensaktivitäten aus, z. B. Schlaf, Beweglichkeit, Antrieb?
- Besteht Suizidgefahr?
- Bei welchen Maßnahmen empfindet der alte Mensch Linderung?
- Welche Bedürfnisse und Ängste hat der Betroffene?
- Welche ärztlichen Verordnungen liegen vor?

- Welche Interessen lassen sich ermitteln, die vom Schmerz ablenken, z. B. malen, werken, musizieren, sich bewegen?
- Welchen Gesprächs- und Unterstützungsbedarf äußert der alte Mensch direkt oder indirekt?
- Welcher Unterstützungsbedarf ist aus der Sicht der Pflegenden erforderlich?

Beobachten und beurteilen von:

- Schmerzverlauf durch Erfassung im Schmerzprotokoll
- Symptomen, Intervallen
- Schmerzcharakter
- Schmerzerleben
- Schmerztoleranz, Umgang mit Schmerzen
- Faktoren, die den Schmerz beeinflussen.

Ziele und Beurteilungskriterien zur Überprüfung der Wirksamkeit der Pflege

Der alte Mensch

- spürt Linderung
- ist schmerzfrei
- ist angstfrei
- kann selbstbestimmt über therapeutische und pflegerische Maßnahmen entscheiden
- äußert seine Schmerzen, Ängste und Bedürfnisse
- kann Hilfebedarf deutlich machen
- kann den Schmerz beschreiben
- kennt Methoden zur Schmerzlinderung und setzt sie ein
- kennt schmerzauslösende Faktoren und kann sie vermeiden
- führt Aktivitäten, die durch Schmerz eingeschränkt waren, wieder selbstständig aus
- führt selbstständig ein Schmerzprotokoll bzw. erhält angemessene Unterstützung dabei.

Pflegetherapie

Voraussetzungen

- Die Ursache für die Schmerzen sind geklärt
- Präventive medizinische Schmerztherapie ist gewährleistet.

Hilfestellungen

- Ängste und Schmerzäußerungen ernst nehmen
- Den alten Menschen beim Führen des Schmerzprotokolls unterstützen
- Bei Einschränkungen der Verrichtungen des täglichen Lebens den alten Menschen unterstützen
- Bedürfnisse und Wünsche berücksichtigen
- Gesprächsbereitschaft über den Schmerz und dessen Ursachen zeigen
- Maßnahmen zur Linderung von Beschwerden anbieten und den Betroffenen und/oder seine Angehörigen darin schulen, z. B. bequeme Positionierungen, beruhigende Waschungen, Massagen, wärmende Wickel oder Auflagen (Rücksprache mit Arzt)
- Interessen ermitteln und entsprechende Angebote vermitteln oder bereitstellen, z. B. malen, werken, musizieren, sich bewegen

- Regelmäßige Arztkonsultation zur Schmerzmittelverordnung veranlassen
- Angebote zur Entspannung oder zur Schmerzablenkung vermitteln oder bereitstellen
- Zeit für Begleitung und Betreuung einplanen, nach Möglichkeit rund um die Uhr ein Betreuungsangebot aufrechterhalten.

Information, Beratung, Anleitung

Den Betroffenen und/oder seine Angehörigen
- zum Führen eines Schmerzprotokolls anleiten
- über therapeutische und pflegerische Hilfen informieren
- zu entspannenden Übungen anleiten, z. B. autogenes Training, Yoga, Meditation.

Laufende Beobachtung, Beurteilung und Dokumentation

Schmerzprotokoll:
- Befinden und Schmerzäußerungen
- Ressourcen zur Schmerzlinderung oder -bewältigung erfassen
- Erwünschte und unerwünschte Wirkungen von Schmerzmitteln
- Leistungsfähigkeit und Einschränkungen durch Schmerz.

Mitarbeit bei ärztlicher Diagnostik und Therapie

- Bereitstellen und verabreichen der ärztlich verordneten Medikamente
- Erwünschte und unerwünschte Wirkungen der Medikamente beobachten und erfassen.

Tab. 4.48 Schmerzen auf Grund von chronischer Polyarthritis

Pflegediagnose Schmerzen auf Grund von chronischer Polyarthritis		**Pflegetherapie** Maßnahmen als „strukturierter Tagesplan" ➤ Abb. 2.3 und ➤ Abb. 2.4	
Probleme	**Ressourcen**	**Ziele**	**Maßnahmen**
Schmerzen in den Händen, Knien und Hüften	• Kann den Schmerz verbal äußern und beschreiben	• Berichtet, dass der Schmerz erträglich ist	• Schmerzprotokoll führen (VÜ) • Medikamente nach ärztlicher Verordnung verabreichen (VÜ) • Wickel und Auflagen, z. B. Fangoauflage auf die Schulter auf Wunsch und nach Absprache mit dem Arzt (VÜ)

LF 1.3 Pflege alter Menschen mit chronischen Schmerzen

Expertenstandard: Schmerzmanagement in der Pflege

4.12.2 Angst

Reaktion auf das Gefühl von Bedrohung und Gefahr unbekannter Herkunft oder vor benennbaren Ereignissen und Situationen.

NANDA: „Anciety (Mild, Moderate, Seververe, Panic)"
Taxonomie 1 R: 9.3.1 – Fühlen
Taxonomie 2: 00146 – Coping Stresstoleranz, Bewältigungsverhalten
NANDA: „Fear"
Taxonomie 1R: 9.3.2 – Fühlen
Taxonomie 2: 00148 – Coping/Stresstoleranz, Copingreaktionen

Mögliche Ursachen

Existenzielle Angst durch Verlust des Urvertrauens
- Angst vor Dunkelheit, vor Fremdem, Unbekanntem
- Angst vor Versagen, Krankheit, Tod, Alter, Vereinsamung
- Angst vor Existenzverlust, Lebensangst
- Angst bei anstehenden Veränderungen im Lebensverlauf
- Angst bei oder vor Erkrankungen.

Angst bei realen Bedrohungen
- Angst bei Gefahr, z. B. durch Tiere, Menschen, Naturgewalten
- Angst bei schmerzhaften Eingriffen, z. B. Injektionen, Operationen
- Angst bei plötzlichem Verlust der eigenen Kräfte und Funktionen, z. B. Todesangst bei Atemnot.

Phobien
- Angst bei nicht vorhanden Gefahren, z. B. Angst vor leeren Plätzen, Höhenangst, Spinnenangst
- Neurotisches Verhalten, z. B. Waschzwang, Putzzwang.

Symptome

- Schwitzen, Zittern
- Mundtrockenheit, unsichere Stimme
- Schwindelgefühl, Kopfschmerzen
- Erhöhte Puls- und Atemfrequenz, Herzrhythmusstörungen (Herzrasen, „Herz klopft bis zum Hals")
- Blasse Gesichtsfarbe, Pupillenerweiterung, starre Mimik
- Bauchschmerzen, Diarrhö, Harndrang
- Würgegefühl im Hals
- Unfähigkeit zu sprechen, „die Sprache verschlagen"
- Schlafstörungen.

Pflegediagnostik – Assessment

Erstbeurteilung und Dokumentation

Fragen klären:
- Welche Gründe lösen bei dem alten Menschen Angst aus?
- Welche Bedeutung hat der auslösende Grund für den betroffenen Menschen?
- Wie drückt der alte Mensch seine Angst aus?
- Welche Reaktionen zeigt er, z. B. Flucht, Angriff (Aggression), Verteidigungshandlungen?
- Hat die Angst Auswirkungen auf Bewusstsein und Orientierung?
- In welchen Situationen bewältigte der ältere Mensch früher Ängste?
- Was könnte dem alten Menschen jetzt helfen, Ängste zu bewältigen, z. B. Entspannungstechniken, Ablenkungsverhalten, Sicherungsmaßnahmen?
- Welche Bezugspersonen sind für ihn von Bedeutung?
- Welche Erwartungen hat er an die begleitenden und betreuenden Personen?
- Ist er durch die Angst in der Bewältigung täglicher Aufgaben eingeschränkt?
- Wie wirkt sich die Angst auf andere Lebensaktivitäten aus, z. B. Schlaf, Beweglichkeit, Antrieb?
- Besteht Suizidgefahr?
- Welchen Gesprächs- und Unterstützungsbedarf äußert er direkt oder indirekt?
- Welcher Unterstützungsbedarf ist aus der Sicht der Pflegenden erforderlich?

Beobachten und beurteilen von:
- Mimik
- Gestik
- Verhalten
- Bewusstsein
- Orientierung
- Schlaf, Träumen.

Ziele und Beurteilungskriterien zur Überprüfung der Wirksamkeit der Pflege

Der alte Mensch
- spricht Angstgefühle aus
- kennt Möglichkeiten, mit der Angst umzugehen
- setzt Ressourcen, Bewältigungstechniken wirksam ein
- kennt die angstauslösenden Situationen und kann sie vermeiden
- wendet Entspannungstechniken an
- äußert, sich sicher und angstfrei zu fühlen
- erhält Hilfsmittel zur Stärkung seines Sicherheitsgefühls und kann damit umgehen, z. B. Notrufsystem, Klingel, Nachtlicht.

Pflegetherapie

Voraussetzungen

- Reale Gefahren sind möglichst beseitigt oder zumindest einschränkt
- Angstauslösende Ursachen sind möglichst beseitigt oder eingeschränkt

- Therapeutische Unterstützungsmaßnahmen, z. B. Schmerzlinderung, Sicherung vitaler Funktionen, sind sichergestellt
- Angenehme Raumgestaltung für alle Sinne (tasten, riechen, hören, sehen) ist vorhanden
- Der betroffene Mensch ist grundsätzlich in alle Entscheidungen einbezogen und über alle Verrichtungen informiert
- Aggressionen und Schuldzuweisungen werden als Reaktionen auf Ängste gedeutet
- Die Atmosphäre vermittelt Verständnis, Nähe und Vertrauen.

Hilfestellungen

- Die Reaktionen auf die Angst ernst nehmen, Gefühle bestätigen (Validation)
- Positive Auseinandersetzung mit angstauslösenden Situationen fördern
- Entspannende Maßnahmen, z. B. warmes Bad, Entspannungs- und Atemübungen, Anleitung zur Meditation, durchführen
- Gesprächsbereitschaft signalisieren
- Erreichbarkeit möglichst rund um die Uhr organisieren und dadurch das Gefühl der Sicherheit vermitteln.

Information, Beratung, Anleitung

- Über therapeutische oder pflegerische angstauslösende Maßnahmen, wie Injektionen, angemessen informieren
- Zu therapeutischen Unterstützungsangeboten und Gesprächskreisen beraten
- Bei Bedarf Angehörige beraten
- Zu Entspannungstechniken anleiten
- Über Selbsthilfegruppen informieren.

Laufende Beobachtung, Beurteilung und Dokumentation

- Eigene Bewältigungsstrategien, Ressourcen
- Befinden
- Körperliche Symptome und Verhalten
- Körperliche und psychische Reaktionen bzw. Bewältigungsstrategien, z. B. Flucht, Angriff (Aggression), Verteidigungshandlungen, Entspannungstechniken, Ablenkungsverhalten, Sicherungstechniken
- Leistungsfähigkeit und Einschränkungen
- Verhalten und Bewältigung täglicher Aufgaben
- Schlaf
- Stimmung, Antrieb
- Beweglichkeit und Motorik
- Gefahren, z. B. Aggressionshandlungen, Suizid.

Mitarbeit bei ärztlicher Diagnostik und Therapie

- Bereitstellen und verabreichen der ärztlich verordneten Medikamente
- Erwünschte und unerwünschte Wirkungen der Medikamente beobachten und erfassen.

Tab. 4.49 Angst aufgrund Lungenemphysem

Pflegediagnose Angst aufgrund Lungenemphysem		**Pflegetherapie** Maßnahmen als „strukturierter Tagesplan" ➤ Abb. 2.3 und ➤ Abb. 2.4	
Probleme	**Ressourcen**	**Ziele**	**Maßnahmen**
Atemnot	• Sitzt gern im Freien auf der Terrasse	• Ist entspannt und wendet Maßnahmen gegen die Angst an	• Angst ernst nehmen, aussprechen lassen • Informieren, dass alles getan wird, um Atemnot zu lindern • Alle Hilfestellungen in Ruhe vornehmen • Bei Atemnot oder Zyanose evtl. Arzt rufen, Sauerstoffgabe • Atemunterstützende Positionierung • Unterstützung bei der Anwendung von Entspannungsübungen

LF 1.3 Pflege alter Menschen mit akuten und chronischen Erkrankungen

4.12.3 Hoffnungslosigkeit

Gefühl des Verlustes von Möglichkeiten, die eigene Lebenssituation aktiv gestalten zu können.

NANDA: „Hopelessness"
Taxonomie 1 R: 7.3.1 – Wahrnehmen
Taxonomie 2: 00124 – Selbstwahrnehmung, Selbstkonzept, Identität

Mögliche Ursachen

- Einschränkung der körperlichen und geistigen Funktionen
- Chronische Erkrankungen
- Unfälle, Behinderungen
- Schmerzen
- Verluste, z. B. durch Tod von Bezugspersonen, durch Wohnungswechsel
- Lebenskrisen, Glaubenskrisen, fehlender Lebenssinn
- Existenzielle Ängste (➤ 4.12.2).

Symptome

- Kraftlosigkeit
- Ergebenheit gegenüber allen Maßnahmen und Situationen
- Fehlende Eigeninitiative
- Fehlender Lebenswille
- Fehlender Widerstand gegenüber Unerwünschtem

- Appetitlosigkeit, Gewichtsverlust
- Müdigkeit, Abwesenheit, vermehrtes Schlafbedürfnis
- Rückzug, soziale Isolation
- Resignation
- Interesselosigkeit, Erwartungslosigkeit
- Unzureichende Selbstständigkeit.

Pflegediagnostik – Assessment

Fragen klären:
- Welche Gründe lösen bei dem alten Menschen Hoffnungslosigkeit aus?
- Welche Bedeutung hat der auslösende Grund für den betroffenen Menschen?
- Wie drückt der alte Mensch seine Hoffnungslosigkeit aus?
- Wie bewältigte der hoffnungslose Mensch früher ähnliche Situationen, wie Krisen, Ängste und Einschränkungen?
- Was könnte dem alten Menschen jetzt helfen, Hoffnung zu fassen, z. B. Religion, Zeichen der Hoffnung, andere Menschen, Sinnerfüllung, Texte, Astronomie?
- Welche Bezugspersonen sind für ihn von Bedeutung?
- Welche Erwartungen hat er an die begleitenden und betreuenden Personen?
- Ist er durch die Hoffnungslosigkeit in der Bewältigung täglicher Aufgaben eingeschränkt?
- Besteht Suizidgefahr?
- Welchen Gesprächs- und Unterstützungsbedarf äußert er direkt oder indirekt?
- Welcher Unterstützungsbedarf ist aus der Sicht der Pflegenden erforderlich?

Beobachten und beurteilen von:
- Stimmung, Antrieb
- Reaktionen
- Bewusstsein
- Orientierung.

Ziele und Beurteilungskriterien zur Überprüfung der Wirksamkeit der Pflege

Der alte Mensch
- spricht über seine Gefühle und Bedürfnisse
- äußert, sich verstanden zu fühlen
- findet eigene Ressourcen zur Bewältigung
- nutzt Unterstützungsangebote
- ist aktiv und nimmt Kontakt zu anderen auf
- ist schmerzfrei
- kann mit Einschränkungen angemessen umgehen
- äußert, sich sicher und wohl zu fühlen.

Pflegetherapie

Voraussetzungen

- Medizinische Möglichkeiten der Schmerzlinderung werden angeboten
- Räumliche Möglichkeiten der Ruhe- und Sinnfindung sind vorhanden.

Hilfestellungen

- Das verbale und nonverbale Ausdrücken von Hoffnungslosigkeit zulassen
- Nähe, Verständnis und Anerkennung vermitteln
- Validierende Gesprächshaltung gegenüber dem alten Menschen einnehmen, evtl. stellvertretende Hoffnung einsetzen
- Kontaktaufnahmen fördern oder vermitteln
- Ruhebedürfnis als Verarbeitungsspielraum respektieren
- Religiöse Bedürfnisse achten und unterstützen
- Wohltuende Rituale fördern, z. B. Abendlied singen, Entspannungsübungen durchführen
- Interessen und Aktivitäten fördern, z. B. Bücher lesen, Musik hören
- Tagesstrukturierende Maßnahmen und Ziele gemeinsam entwickeln
- Bewältigungsstrategien mit dem alten Menschen entwickeln und fördern
- Vermitteln von Zuwendung durch gesteigerte Beobachtung und Beaufsichtigung, möglichst rund um die Uhr.

Information, Beratung, Anleitung

- Zu Entspannungstechniken anleiten
- Zu Gesprächsgruppen und therapeutischen Unterstützungsangeboten informieren.

Laufende Beobachtung, Beurteilung und Dokumentation

- Befinden
- Erwünschte und unerwünschte Wirkung der Medikamente
- Leistungsfähigkeit und Einschränkungen
- Verhalten und Bewältigung täglicher Aufgaben
- Bewusstseinszustand
- Orientierung (Zeit, Ort, Person, Situation)
- Flüssigkeitszufuhr und Ernährungszustand
- Schlaf, Schmerz
- Stimmung, Antrieb
- Beweglichkeit und Motorik
- Gefahren, z. B. Aggressionshandlungen, Suizid.

€: Zeitmehrbedarf aufgrund des Gesprächs über die Hoffnungslosigkeit
LF 1.3 Pflege und Begleitung schwerstkranker alter Menschen

Tab. 4.50 Hoffnungslosigkeit aufgrund von chronischer Polyarthritis

Pflegediagnose Hoffnungslosigkeit aufgrund von chronischer Polyarthritis		**Pflegetherapie** Maßnahmen als „strukturierter Tagesplan" ➢ Abb. 2.3 und ➢ Abb. 2.4	
Probleme	**Ressourcen**	**Ziele**	**Maßnahmen**
Äußert oft Verzweiflung, Sorge und Resignation	• Geistig rege und orientiert	• Signalisiert, dass er/sie sich verstanden fühlt und das Gefühl hat, die richtige Behandlung zu erhalten	• Verbalen Ausdruck der Hoffnungslosigkeit zulassen, Nähe, Verständnis vermitteln

4.12.4 Trauer

Gefühl von tiefer Betroffenheit, Ohnmacht und Schmerz als Reaktion auf einschneidenden Verlust.

NANDA: „Dysfunctional Grieving" und „Anticipatory Grieving"
Taxonomie 1 R: 9.2.1.1 und 9.2.1.2 – Fühlen
Taxonomie 2: 00135 und 00136 – Coping/Stresstolerance, Coping-Reaktionen

Mögliche Ursachen

- Verlust von Personen, Tieren, materiellen Gütern, Lebenszielen und -inhalten
- Verlust von Gesundheit, Körperteilen, -funktionen
- Veränderung des Körperbildes (➢ 4.9.2), körperliche Behinderungen.

Symptome

- Reaktionen von Wut, Zorn, Verzweiflung, Nicht-wahrhaben-Wollen
- Kraftlosigkeit
- Müdigkeit, Schlafstörungen (➢ 4.7.1, ➢ 4.7.2)
- Veränderung der Essgewohnheiten
- Konzentrationsstörungen, Abwesenheit, Gefühlsschwankungen
- Einschränkung von Lebensaktivitäten, Rückzugsverhalten, soziale Isolation
- Hoffnungslosigkeit (➢ 4.12.3)
- Depression, Aggression, Regression.

Pflegediagnostik – Assessment

Erstbeurteilung und Dokumentation

Fragen klären:
- Welcher Verlust oder welche Veränderung löst bei dem alten Menschen Trauer aus?
- Welche Bedeutung hat der Verlust für den betroffenen Menschen?
- Welche Trauerreaktionen zeigt der alte Mensch?
- Wie bewältigte der trauernde Mensch Krisen, Trauer und Verluste (Krisenkompetenz)?

- Was könnte dem alten Menschen jetzt helfen, die Trauer zuzulassen und zu bewältigen, z. B. Religion, Trauerrituale, kulturelle Besonderheiten?
- Welche Bezugspersonen sind für ihn von Bedeutung?
- Welche Erwartungen hat er an die begleitenden und betreuenden Personen?
- Ist er durch die Trauer in der Bewältigung täglicher Aufgaben eingeschränkt?
- Besteht Suizidgefahr?
- Welchen Gesprächs- und Unterstützungsbedarf äußert er direkt oder indirekt?
- Welcher Unterstützungsbedarf ist aus der Sicht der Pflegenden erforderlich?

Beobachten und beurteilen von:

- Bewusstseinszustand
- Orientierung (Zeit, Ort, Person, Situation)
- Trauerreaktionen
- Rituale.

Ziele und Beurteilungskriterien zur Überprüfung der Wirksamkeit der Pflege

Der alte Mensch

- kann seinen Bedürfnissen entsprechend trauern
- kann den Schmerz ausdrücken
- findet Verständnis und Unterstützung in seiner Trauer
- nimmt die Realität an
- äußert Hoffnung und nimmt soziale Kontakte auf.

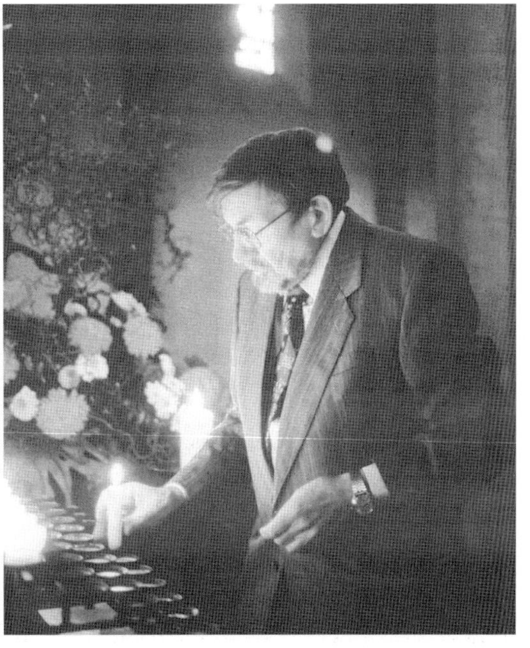

Abb. 4.8 Religiöse Rituale helfen vielen Menschen bei der Bewältigung ihrer Trauer. [K157]

Pflegetherapie

Voraussetzungen

- Privatsphäre ist geschützt
- Möglichkeit zu Ritualen des Abschiednehmens ist gegeben
- Möglichkeiten zu Kontaktaufnahmen sind angeboten.

Hilfestellungen

- Trauer und Gefühlsäußerungen zulassen und Raum geben
- Den alten Menschen in allen Phasen des Trauerprozesses annehmen
- Wut, Aggression, Depression, Rückzug als Teil des Trauerprozesses werten und zulassen
- Gesprächsbereitschaft signalisieren
- Validierende Gesprächshaltung einnehmen
- Nähe und Verständnis zeigen
- Unterstützung bei Selbstpflegedefiziten anbieten
- Hilfestellung bei Schmerzen und Schlafstörungen gewährleisten
- Religiöse Bedürfnisse achten, Unterstützung gewährleisten
- Bewältigungsstrategien zusammen mit dem alten Menschen entwickeln und fördern

- Zuwendung und Begleitung vermitteln und entsprechend organisieren, möglichst als Angebot, das zu jeder Zeit steht.

Information, Beratung, Anleitung

- Zu Unterstützungsmöglichkeiten durch Seelsorger oder Therapeuten beraten
- Bei Bedarf Bezugspersonen beraten.

Laufende Beobachtung, Beurteilung und Dokumentation

- Befinden
- Verhalten und Bewältigung täglicher Aufgaben
- Verhaltensänderungen und Äußerungen
- Bewusstseinszustand
- Orientierung (Zeit, Ort, Person, Situation)
- Flüssigkeitszufuhr und Ernährungszustand
- Schlaf, Schmerz
- Stimmung, Antrieb
- Beweglichkeit und Motorik
- Gefahren, z. B. Aggressionshandlungen, Suizid.

Tab. 4.51 Unendliche Trauer über den Verlust des ebenfalls in der Einrichtung lebenden Mannes vor drei Monaten

Pflegediagnose Unendliche Trauer über den Verlust des ebenfalls in der Einrichtung lebenden Mannes vor drei Monaten		**Pflegetherapie** Maßnahmen als „strukturierter Tagesplan" ➢ Abb. 2.3 und ➢ Abb. 2.4	
Probleme	**Ressourcen**	**Ziele**	**Maßnahmen**
Zeigt Konzentrationsstörungen, Abwesenheit, Gefühlsschwankungen; klagt über Müdigkeit; zieht sich zurück	• Geistig klar • Zur Kommunikation fähig	• Verarbeitet die Trauer und findet wieder Kraft für Alltagsaktivitäten	• Trauerbegleitung: • Gesprächsbereitschaft Nähe und Verständnis zeigen • Zum Reden über den Verstorbenen und die eigenen Gefühle ermuntern, negative Gefühle annehmen, aushalten • Positive Seiten gemeinsam beleuchten

€: Zeitmehrbedarf durch die intensive Gesprächsbereitschaft und Trauerbegleitung
LF 1.3 Pflege und Begleitung sterbender (und trauernder) alter Menschen
LF 1.3 Pflege aller Menschen mit akuten und chronischen Erkrankungen

4.12.5 Verwirrtheit, akut

Plötzlicher Zustand der Desorientiertheit mit Denk- und Gedächtnisstörungen von vorübergehender Dauer.

NANDA: „Acute confusion“
Taxonomie 1 R: 8.2.2 – Wissen
Taxonomie 2: 00128 – Perzeption/Kognition, Kognition

Mögliche Ursachen

- Exsikkose (Austrocknung) durch z. B. mangelnde Flüssigkeitszufuhr, Erbrechen oder Durchfall (➢ 4.4.4)
- Sauerstoffmangel im Gehirn, z. B. durch Blutdruckabfall, Ateminsuffizienz (➢ 4.3.6), Herzinsuffizienz (➢ 4.3.3)
- Elektrolyt- und Stoffwechselentgleisungen, z. B. bei Diabetes
- Arzneimittelnebenwirkungen oder Fehldosierungen, z. B. bei Sedativa, Antidepressiva, Digitalis, Diuretika, blutdrucksenkenden Medikamenten
- Krisen, z. B. durch plötzlichen Umgebungswechsel, Verluste
- Vergiftungen, z. B. durch Alkohol, Drogen, Medikamente
- Narkosenachwirkungen
- Sturz (Schädel-Hirn-Trauma).

Symptome

- Desorientiertheit mit Störungen des normalen Selbst-, Raum- und Zeitempfindens
- Gedächtnisstörungen
- Suchen von Gegenständen, Wegen, Orten, Personen
- Vergessen von Namen
- Angst- und Unruhezustände
- Halluzinationen, Delirium
- Apathie, Stupor
- Aggression, Depression
- Weglaufen
- Störung im Tag-Nacht-Rhythmus
- Reduzierter Wortschatz, monotones Singen, Rufen, unzusammenhängendes Reden
- Körperliche Symptome, z. B. Schwitzen.

Pflegediagnostik – Assessment

Erstbeurteilung und Dokumentation

Fragen klären:
- Welche biografischen Daten lassen sich ermitteln?
- Welche Bedürfnisse und Gewohnheiten hat der alte Mensch?
- Welche Ursachen liegen der Verwirrtheit zugrunde?

- Sind auslösende traumatische Ereignisse erkennbar?
- Welche Fähigkeiten sind erhalten?
- Sind Hilfsmittel erwünscht oder vorhanden?
- Welche Bezugspersonen sind bedeutsam für den Pflegeprozess?
- Wie erlebt der alte Mensch die akute Verwirrtheit?
- Wie drückt er sein Befinden aus?
- Gibt es Einschränkungen der Leitungsfähigkeit?
- Wie werden tägliche Aufgaben bewältigt?
- Welche Medikamente werden eingenommen?
- Gibt es Besonderheiten bei Kommunikation, Interaktion und Verhalten?
- Welche weiteren Einschränkungen und Probleme (Pflegediagnosen) sind aufgrund der Verwirrtheit gegeben?
- Welche personelle Hilfestellung ist erforderlich?

Beobachten und beurteilen von:

- Bewusstseinszustand
- Orientierung mittels Skala, z. B. Mini-Mental, Reisberg
- Gefährdungspotenzial
- Ernährungs- und Flüssigkeitshaushalt, z. B. Trinkprotokoll, Hautbeurteilung
- Schlafstörungen
- Schmerzen
- Vitalzeichen
- Antrieb
- Beweglichkeit und Motorik.

Ziele und Beurteilungskriterien zur Überprüfung der Wirksamkeit der Pflege

Der alte Mensch

- erleidet keine Folgeschäden
- ist orientiert
- erinnert sich leichter
- ist angst- und aggressionsfrei
- ist wach und ansprechbar
- beteiligt sich an den täglichen Aktivitäten
- äußert, sich wohl und akzeptiert zu fühlen.

Pflegetherapie

Voraussetzungen

- Mitarbeiter sind in der Lage, zu erkennen, wenn sich die Verwirrtheit zu einer lebensbedrohlichen Situation entwickelt, und entsprechende Notfallmaßnahmen einzuleiten
- Bezugspflege ist in der Einrichtung eingeführt
- Ressourcen werden gefördert
- Möglichkeiten zur Bewegung sind vorhanden, z. B. Gehen in Rundgängen
- Gute Beleuchtung der Räume ist gegeben
- Therapeutische Unterstützung, z. B. Ergotherapie, ist vorhanden

- Räumliche Sicherheit ist gegeben, z. B. Haltegriffe, Wandläufe
- Der alte Mensch verfügt über angemessene Bekleidung
- Dem alten Menschen gegenüber wird in validierender Haltung begegnet
- Räumliche Umgebung ist orientierend, sinnstimulierend und vertraut gestaltet, z. B. durch jahreszeitgemäßen Raumschmuck, Farben, Symbole, Tastelemente, Gerüche, Geräusche
- Biografische Gegebenheiten werden einbezogen
- Früher Gelerntes wird für Aktivitäten genutzt, z. B. Singen, Tanzen
- Wünsche und Bedürfnisse werden berücksichtigt
- Medikamente, Desinfektionsmittel und andere Gefahrenstoffe sind außer Reichweite.

Hilfestellungen

- Tagesablauf strukturieren, organisieren und begleiten, z. B. in den Snoezelenraum
- Hilfestellung bei Lebensaktivitäten, die aufgrund der chronischen Verwirrtheit nicht selbstständig durchgeführt werden können, z. B. Köperpflege, An- und Auskleiden, Essen und Trinken, Gang zur Toilette, Körperpflege
- Flüssigkeitseinfuhrplan erstellen
- Loben, nicht überfordern
- Bei Sturzgefahr z. B. Sturzhose anziehen
- Früher Gelerntes für Aktivitäten nutzen, z. B. Singen, Tanzen
- Für Ruhe und Entspannung sorgen, z. B. im Snoezelenraum
- Vor Selbst- und Fremdgefährdung schützen durch
  - aufmerksames Beobachten
  - Schutzvorrichtungen, die sichern, aber nicht beeinträchtigen
  - Begleitung unruhiger Verwirrter zu Spaziergängen bzw. bei beruhigender Beschäftigung
  - Zettel mit Namen und Gruppe, der in die Tasche des Verwirrten gesteckt wird
  - gute Beleuchtung und angemessene Bekleidung
- Beobachten, beaufsichtigen, begleiten und betreuen rund um die Uhr
- Begleiten zum Arzt, zur Ergotherapie, zu anderen Therapien, zu Behördengängen
- Betreuen bei Veranstaltungen und gesellschaftlichen Ereignissen
- Bei vitaler Bedrohung medizinische Notfallmaßnahmen einleiten.

Information, Beratung, Anleitung

- Zur selbstständigen Durchführung der Lebensaktivitäten anleiten
- Angehörige über rechtliche Situation informieren.

Laufende Beobachtung, Beurteilung und Dokumentation

- Verbale und nonverbale Äußerungen über Befinden
- Leistungsfähigkeit und Einschränkungen
- Verhalten und Bewältigung täglicher Aufgaben
- Bewusstseinszustand und Orientierung
- Vitalzeichen
- Flüssigkeitszufuhr und Ernährungszustand
- Schlaf
- Schmerzen
- Antrieb, Stimmung

- Beweglichkeit und Motorik
- Gefahren durch Weglaufen, Aggressionshandlungen.

Mitarbeit bei ärztlicher Diagnostik und Therapie

- Bereitstellen und verabreichen der ärztlich verordneten Behandlung, z. B. Medikamente, Sauerstoff, Infusionen
- Erwünschte und unerwünschte Wirkungen der Medikamente beobachten und erfassen
- Sauerstoffgabe und Infusionen überwachen.

Tab. 4.52 Akute Verwirrtheit aufgrund von Sauerstoffmangel im Gehirn wegen Herzinsuffizienz

Pflegediagnose Akute Verwirrtheit aufgrund von Sauerstoffmangel im Gehirn wegen Herzinsuffizienz		**Pflegetherapie** Maßnahmen als „strukturierter Tagesplan" ➢ Abb. 2.3 und ➢ Abb. 2.4	
Probleme	**Ressourcen**	**Ziele**	**Maßnahmen**
Findet sich zeitweise nicht in der Umgebung zurecht und erkennt Personen zeitweise nicht	• Ist zeitweise orientiert und findet sich zurecht	• Gefährdungen wegen Verwirrtheit sind vermieden	• Beobachtung von Befinden, Vitalzeichen, Bewusstsein und Orientierung • Orientierungshilfen geben • Medikamente und evtl. Sauerstoff nach Arztanordnung verabreichen • Bei Verwirrtheit beaufsichtigen, begleiten und betreuen sowie unterstützen bei der Selbstpflege

€: Zeitmehrbedarf durch Beaufsichtigen, Begleiten und Betreuen
LF 1.3 Pflege dementer und gerontopsychiatrisch veränderter alter Menschen

4.12.6 Verwirrtheit, chronisch

Langsam zunehmender Verlust intellektueller Fähigkeiten mit Gedächtnisstörungen, Beeinträchtigungen der Konzentrationsfähigkeit, der Auffassungsgabe, der Orientierung sowie in der Bewältigung alltäglicher Handlungen.

NANDA: „Chronic confusion"
Taxonomie 1 R: 8.2.3 – Wissen
Taxonomie 2: 00128 – Perzeption/Kognition, Kognition

Mögliche Ursachen

- Gehirnerkrankungen, z. B. Demenz, Tumore, Verletzungen
- Vergiftungen, z. B. durch Alkohol, Drogen
- Erkrankungen, z. B. Stoffwechselerkrankungen, Herz- oder Niereninsuffizienz.

Symptome

- Störungen des Kurzzeitgedächtnisses bei erhaltenem Langzeitgedächtnis, z. B. vorhandene Erinnerung an Gedichte, die in der Schule gelernt wurden
- Nachlassen von Aufmerksamkeit und Konzentrationsvermögen
- Verlangsamtes Denken
- Reduzierter Wortschatz, monotones Singen, Rufen, unzusammenhängendes Reden
- Zunehmende Desorientiertheit
- Persönlichkeitsveränderungen
- Gestörter Tag-Nacht-Rhythmus
- Antriebsarmut, Interesselosigkeit
- Diffuse Ängste, Überforderungsgefühl
- Depression
- Selbstständige Versorgung kann nicht bewältigt werden
- Völlige Pflegebedürftigkeit im Spätstadium, z. B. durch Sprachunfähigkeit, Schluckstörungen, Gehstörungen, Inkontinenz
- Halluzinationen
- Motorische Unruhezustände
- Zwanghaftes oder wahnhaftes Verhalten
- Aggression, Regression
- Weglaufen.

Pflegediagnostik – Assessment

Erstbeurteilung und Dokumentation

Fragen klären:
- Welche biografischen Daten lassen sich ermitteln?
- Welche Bedürfnisse und Gewohnheiten hat der alte Mensch?
- Welche Ursachen liegen der Verwirrtheit zugrunde?
- Welche Fähigkeiten sind erhalten?
- Sind Hilfsmittel erwünscht oder vorhanden?
- Welche Bezugspersonen sind bedeutsam für den Pflegeprozess?
- Wie drückt der alte Mensch sein Befinden in Form von verbalen und nonverbalen Äußerungen aus?
- Wie werden tägliche Aufgaben bewältigt?
- Welche Medikamente werden eingenommen?
- Sind Gefahren zu erwarten, z. B. Weglaufen, Aggressionshandlungen?
- Welche weiteren Einschränkungen und Probleme (Pflegediagnosen) sind aufgrund der Verwirrtheit gegeben?
- Welche Hilfestellung ist erforderlich?

Beobachten und beurteilen von:
- Leistungsfähigkeit und Einschränkungen
- Bewusstseinszustand
- Orientierung mittels Skala, z. B. Mini-Mental, Reisberg
- Ernährungszustand, Flüssigkeitshaushalt
- Schlafstörungen
- Schmerzen

- Antrieb, Stimmung
- Beweglichkeit und Motorik.

Ziele und Beurteilungskriterien zur Überprüfung der Wirksamkeit der Pflege

Der alte Mensch
- erleidet keine Folgeschäden
- ist angst- und aggressionsfrei
- beteiligt sich an den täglichen Aktivitäten
- äußert, sich wohl und akzeptiert zu fühlen
- setzt vorhandene Fähigkeiten ein
- findet sich in der Umgebung zurecht
- erinnert sich an frühere Ereignisse oder Gefühle.

Pflegetherapie

Voraussetzungen

- Bezugspflege ist in der Einrichtung eingeführt
- Ressourcen werden gefördert
- Möglichkeiten zur Bewegung sind vorhanden, z. B. Gehen in Rundgängen
- Gute Beleuchtung der Räume ist gegeben
- Therapeutische Unterstützung, z. B. Ergotherapie, ist vorhanden
- Räumliche Sicherheit ist gegeben, z. B. Haltegriffe, Wandläufe
- Dem alten Menschen wird in validierender Haltung begegnet
- Räumliche Umgebung ist orientierend, sinnstimulierend und vertraut gestaltet, z. B. durch jahreszeitgemäßen Raumschmuck, Farben, Symbole, Tastelemente, Gerüche, Geräusche
- Biografische Gegebenheiten werden einbezogen
- Früher Gelerntes wird für Aktivitäten genutzt, z. B. Singen, Tanzen
- Wünsche und Bedürfnisse werden berücksichtigt
- Medikamente, Desinfektionsmittel und andere Gefahrenstoffe sind außer Reichweite.

Hilfestellungen

- Den Tagesablauf strukturieren
- Hilfestellung geben bei Lebensaktivitäten, die aufgrund der chronischen Verwirrtheit nicht selbstständig durchgeführt werden können, z. B. Körperpflege, An- und Auskleiden, Essen und Trinken, Gang zur Toilette
- Flüssigkeitseinfuhrplan erstellen
- Loben, nicht überfordern
- Bei Sturzgefahr z. B. Sturzhose anziehen
- Vor Selbst- und Fremdgefährdung schützen durch
  - aufmerksames Beobachten
  - Schutzvorrichtungen, die sichern, aber nicht beeinträchtigen
  - Begleitung unruhiger Verwirrter zu Spaziergängen bzw. bei beruhigender Beschäftigung
  - Zettel mit Namen und Gruppe, der in die Tasche des Verwirrten gesteckt wird
  - gute Beleuchtung und angemessene Bekleidung

- Begleiten zum Arzt, zur Ergotherapie, zu anderen Therapien
- Betreuen bei Veranstaltungen und gesellschaftlichen Ereignissen
- Beobachten, beaufsichtigen, begleiten und betreuen rund um die Uhr.

Information, Beratung, Anleitung

- Angehörige über Betreuung, Gestaltung der Umgebung und therapeutische Angebote informieren
- Zur selbstständigen Durchführung der Lebensaktivitäten anleiten
- Zu Übungen und Aktivitäten zur Förderung von Gedächtnis und Orientierung anleiten.

Laufende Beobachtung, Beurteilung und Dokumentation

- Verbale und nonverbale Äußerungen über das Befinden
- Leistungsfähigkeit und Einschränkungen
- Verhalten und Bewältigung täglicher Aufgaben
- Bewusstseinszustand
- Orientierung
- Flüssigkeitszufuhr und Ernährungszustand
- Schlaf
- Schmerzen
- Antrieb, Stimmung
- Beweglichkeit und Motorik
- Gefahren durch Weglaufen, Aggressionshandlungen.

Mitarbeit bei ärztlicher Diagnostik und Therapie

- Bereitstellen und verabreichen der ärztlich verordneten Medikamente
- Erwünschte und unerwünschte Wirkungen der Medikamente beobachten und erfassen.

Tab. 4.53 Chronische Verwirrtheit aufgrund von Demenz

Pflegediagnose Chronische Verwirrtheit aufgrund von Demenz		**Pflegetherapie** Maßnahmen als „strukturierter Tagesplan" ➢ Abb. 2.3 und ➢ Abb. 2.4	
Probleme	**Ressourcen**	**Ziele**	**Maßnahmen**
Ist zeitlich, örtlich und situativ zeitweise desorientiert; findet sich nicht mehr regelmäßig zu den Mahlzeiten in den Speisesaal ein; findet das eigene Zimmer nicht; findet bei Verlassen der Einrichtung nicht wieder zurück	• Erscheint an manchen Tagen regelmäßig zu den Mahlzeiten • Kann Hilfestellung akzeptieren	• Findet sich regelmäßig zu den Mahlzeiten im Speisesaal ein	• Zu den einzelnen Aktivitäten innerhalb des Hauses, in den Speisesaal oder auf das Zimmer begleiten • Rund um die Uhr beobachten, beaufsichtigen, begleiten, betreuen und unterstützen bei der Selbstpflege • Orientierungshilfen geben

€: Zeitmehrbedarf durch Beobachten, Beaufsichtigen, Begleiten und Betreuen rund um die Uhr
LF 1.3 Pflege dementer und gerontopsychiatrisch veränderter alter Menschen

KAPITEL

5 Pflegediagnosen in Leistungserfassung und -koordination

Das Vergütungssystem in der Medizin nach DRG (Diagnosis Related Groups) macht es erforderlich, dass auch Nebendiagnosen erfasst werden. Diese werden durch das Erheben von Pflegediagnosen leichter transparent und nachweisbar. Die Tätigkeit der Pflegenden wird besser nachvollziehbar.

Entsprechend der gestellten Pflegediagnosen werden genau definierte Maßnahmen notwendig. Sie orientieren sich an der individuellen Situation des Menschen und am neuesten Stand der Pflegeforschung. Durch die Zuordnung dieser Maßnahmen zu Pflegediagnosen kann genau überprüft werden, ob notwendige Pflegemaßnahmen angewendet oder unterlassen wurden. So kann bei Pflegefehlern ggf. auch hinterfragt werden, ob alle erforderlichen Maßnahmen durchgeführt wurden. Unterlassungen müssen dann fachlich begründet werden können. Sollten notwendige Maßnahmen durch die Kassen oder von Selbstzahlern aus finanziellen Gründen abgelehnt werden, ist es ratsam, dies zu dokumentieren.

Auf der Basis von Pflegediagnosen kann ebenso die Kostenübernahme durch eine Kostenübernahmeerklärung oder im Rahmen der Pflegesatzverhandlungen geklärt werden.

Welche Zeit für den pflegediagnostischen Prozess, die Pflegeplanung, Durchführung und Evaluation zu veranschlagen ist, ist eine Aufgabe, die aufgrund einer transparenten Pflegediagnosen-basierten Pflegedokumentation durch differenzierte Dokumentation, insbesondere der Erschwernisfaktoren zu lösen ist.

Wichtig

❚❚ Das Festlegen der Vergütung ist Aufgabe der Kostenträger und der Politik. Sie können daran gemessen werden, ob sie für eine menschenwürdige Pflege die erforderlichen Mittel zur Verfügung stellen, oder ob sie die pflegebedürftigen Menschen mit einem Paket leerer Versprechungen abspeisen. Genau wie bei den DRG und ihren Unterdiagnosen könnte eine Expertengruppe ein Pflegediagnosen-gestütztes Vergütungssystem erarbeiten. ❚❚

5.1 Fallmanagement (Casemanagement) durch Pflegebegleiter

Die demografische Entwicklung bringt mit sich, dass immer mehr ältere Menschen auf fremde Hilfe angewiesen sein werden. Die hilfsbedürftigen Menschen und deren Angehörige sind häufig mit den Möglichkeiten des Gesundheitswesens und des sozialen Netzes überfordert. Es besteht die Gefahr von folgenschweren Fehlentscheidungen für die alten Menschen. Diese belasten in Folge die alten Menschen selbst, deren Angehörige und das gesamte soziale System. Um die Hilfen für die pflegebedürftigen Menschen zu optimieren, sollen im Rahmen der Pflegeversicherungsreform Fallmanager (Pflegebegleiter) Ansprechpartner für Klienten und Angehörige sein.

Das **Fallmanagement (Casemanagement)** wurde in den USA für die Sozialarbeit (case work) entwickelt. Im Rahmen der Professionalisierung wird es auch im deutschen Gesundheits- und Sozialwesen zu einem unverzichtbaren Bestandteil des Managements. Die im Pflegeweiterentwicklungsgesetz vorgesehenen Pflegebegleiter sollen eine Lotsenfunktion für Betroffene und deren pflegende Angehörige erfüllen.

Wichtig

Fallmanagement hat zum Ziel, durch persönliche Beratung die Förderung des Selbstmanagements des Klienten zu stärken sowie aufgrund des ermittelten Hilfebedarfes über geeignete Sach- und Dienstleistungen im sozialen und gesundheitlichen Bereich zu informieren, zu beraten, diese in Abstimmung mit dem pflegebedürftigen Menschen zu planen, zu koordinieren, zu vermitteln, zu veranlassen, zu überwachen und innerhalb eines festgelegten Zeitraums zu evaluieren.

Für Sozialmanager (Casemanager) gibt es eigene Anforderungsprofile, Studiengänge und Stellenbeschreibungen.

Professionelle Grundlage des Fallmanagements können **Pflegediagnosen** bilden, weil sie ausgehend von der individuellen Situation des pflegebedürftigen Menschen eine **systematische Prozesssteuerung** ermöglichen; das heißt:

- Systematische Einschätzung der Selbstpflegekompetenzen
- Systematische Einschätzung des Hilfebedarfes
- Systematisches Abwägen der Zielsetzung
- Systematisches Planen und Koordinieren der Hilfe
- Systematisches Überwachen und Überprüfen.

5.2 Auswirkungen des Pflegeweiterentwicklungsgesetzes auf die Pflegediagnosen

Pflege entwickelt sich in der Tat weiter! Strukturen, Fachsprache und Inhalte von Pflegediagnosen sind zu erkennen in den **8 Modulen des neuen Begutachtungsassessments zur Feststellung von Pflegebedürftigkeit,** in der überarbeiteten, korrigierten Fassung vom **25. März 2008:**

1. Mobilität
2. Kognitive und kommunikative Fähigkeiten
3. Verhaltensweisen und psychische Problemlagen
4. Selbstversorgung
5. Umgang mit krankheits- und therapiebedingten Anforderungen
6. Gestaltung des Alltagslebens und soziale Kontakte
7. Außerhäusliche Aktivitäten
8. Haushaltsführung.

Skala zur Darstellung der Einschätzungsergebnisse je Modul:

Die Ergebnisse der Einschätzung werden für jedes Modul gesondert, aber einheitlich anhand einer fünfstufigen Skala dargestellt. Je nach Inhalt des Moduls bildet diese den Grad der Beeinträchtigung von Selbstständigkeit, von kognitiven Fähigkeiten oder von Selbststeuerungskompetenz ab.

Die Skala unterscheidet die Abstufungen:

- Selbstständig
- Geringe Beeinträchtigungen
- Erhebliche Beeinträchtigungen
- Schwere Beeinträchtigungen
- Völliger/weitgehender Verlust (von Selbstständigkeit etc.)

„Aus diesem Verständnis ergeben sich für die Ausgestaltung des neuen Begutachtungsverfahrens zwei wesentliche Konsequenzen:

- 1. Pflegebedürftigkeit wird dargestellt als Beeinträchtigung der Selbstständigkeit bzw. analog dazu als *Abhängigkeit von personeller Hilfe.* Maßstab bei der Feststellung der Pflegebedürftigkeit ist dementsprechend nicht das Ausmaß von körperlichen oder kognitiven/psychischen Funktionseinbußen oder anderen gesundheitlich bedingten Problemen und auch nicht (wie im derzeitigen Begutachtungsverfahren) der benötigte Zeitaufwand der Unterstützung durch eine nicht ausgebildete Pflegeperson. Der Gutachter ist vielmehr gehalten, nach Regeln, die im Begutachtungsmanual näher beschrieben sind, den Grad der Selbstständigkeit der betreffenden Person zu ermitteln. Unberücksichtigt bleibt dabei die Abhängigkeit von Hilfsmitteln. Eine Person, der es gelingt, funktionelle Beeinträchtigungen durch Hilfsmittel zu kompensieren, gilt in diesem Verständnis also als selbstständig.

- 2. Den Elementen des Pflegebedürftigkeitsbegriffs zufolge geht es um Selbstständigkeit bei der *Durchführung von Aktivitäten* und der *Gestaltung von Lebensbereichen.* Die Festlegung, welche Aktivitäten und Lebensbereiche berücksichtigt werden, entscheidet somit darüber, wie eng oder wie weit der Pflegebedürftigkeitsbegriff gefasst ist, vom dem ein Einschätzungsinstrument ausgeht.“

Die Ausweitung der Leistungen für Menschen mit eingeschränkter Alltagskompetenz ist ein wesentlicher Fortschritt des Pflegeweiterentwicklungsgesetzes.

Die Aufgabe der Pflegenden ist es die Pflege zum Wohle der pflegebedürftigen Menschen weiter zu entwickeln. Damit verbunden ist auch eine ständige Weiterentwicklung der Pflegediagnosen.

Abbildungsnachweis

K157	W. Krüper, Bielefeld
K115	A. Walle, Hamburg
L215	S. Weinert-Spieß, Neu-Ulm
M221	R. Mamerow, Hamburg
V143	Thomashilfen GmbH, Bremervörde

Abkürzungsverzeichnis

ACENDIO	Association for Common European Nursing Diagnoses, Interventions and Outcomes
DNQP	Deutsches Netzwerk für Qualitätsentwicklung in der Pflege
ENP	European Nursing care Pathways
ICN	International Council of Nurses
ICNP	International Classification for Nursing Practice
IGAP	Institut für Innovationen im Gesundheitswesen und angewandte Pflegeforschung
NANDA	North American Nursing Diagnosis Association
NIC	Nursing Interventions Classification
NOC	Nursing Outcomes Classification
RAI	Resident Assessment Instrument
WHO	World Health Organization

Bezugsadresse Expertenstandards in der Pflege

Deutsches Netzwerk für Qualitätsentwicklung in der Pflege
DNQP
Caprivistraße 30a
49076 Osnabrück,
E-Mail: dnqp@fh-osnabrueck.de,
Internet: www.dnqp.de

Register

A
ABEDL® 4
ACENDIO 3
AEDL 4
Aktivitäten und existenzielle Erfahrungen des Lebens 4
Angehörige
- pflegende 179
Angst 192
Aspirationsgefahr 171
Assessment-Instrument 42
Association for Common European Nursing Diagnoses, Interventions and Outcomes 3
Atemnot 84
Atemwege
- eingeschränkte Selbstreinigungsfunktion 87
Ausbildungs-und prüfungsverordnung 23
Ausscheiden
- Pflegediagnosen 117

B
Beschäftigungsfähigkeit
- eingeschränkte 153
Beweglichkeit
- eingeschränkte 62
- Gefahr einer eingeschränkten 66
Biografie 16

C
Casemanagement 209

D
Dekubitusgefahr 69
Diagnosis Related Groups 209
Diarrhö 120
Dokumentationssystem
- EDV-gestützt 40
- Pflegesituation 40
- Tabellenform 39
- Tagesstrukturplan 40
Dokumentationssysteme 39
Dokumentenvisite 8
Dranginkontinenz 126
DRG 209
Durchblutungsstörung
- arteriell (peripher) 77
- venös 80

E
ENP® 3, 40
Entscheidungsfähigkeit
- eingeschränkte 815
Erstgespräch 12
Essen und Trinken
- Pflegediagnosen 92
Europäische Pflegepfade 40
Europäische Vereinigung zur gemeinsamen Entwicklung von Pflegediagnosen 3
European Nursing Care Pathways 3
Expertenstandard
- Förderung der Harnkontinenz in der Pflege 127
Expertenstandards 42

F
Fieber 72
Flüssigkeitsansammlung
- im Gewebe 105
Flüssigkeitsmangel 103
- Gefahr von 100
Frey
- Virginia 1
Für Sicherheit sorgen
- Pflegediagnosen 162

G
Geruchs- und Geschmackssinn
- beeinträchtigter 114
Gordon
- Majory 2

H
Harninkontinenz
- psychosoziale Ursachen 126
- verschiedene Formen 125
Hautschädigung 133
- Gefahr von 69
Herzleistung
- eingeschränkte 74
Hilfebedarf 16
Hoffnungslosigkeit 195
Hörfähigkeit
- eingeschränkte 52

I
ICN 2
ICNP® 3
Infektionsgefahr 168
International Council of Nurses 2
Internationale Klassifikation der Pflegepraxis 3
Isolation
- soziale 182

J
Juchli
- Liliane 3

K
Kommunikation
- Pflegediagnosen 45
Körperbildstörung 159
Krohwinkel
- Monika 4
Kurvenvisite 8

L
Leistungserfassung 209
Leistungsnachweis 40
Lernbereiche 23
- Altenpflege als Beruf 27
- Aufgaben und Konzepte in der Altenpflege 24
- Rechtliche und institutionelle Rahmenbedingungen 27
Lernfelder 23

M
Machtlosigkeit 150
Mit existenziellen Erfahrungen des Lebens umgehen
- Pflegediagnosen 188
Müdigkeit
- gesteigerte 144
Mundschleimhaut
- Irritationen der 97

N
NANDA 1
Nationale Expertenstandards 42
Neglect 57
Nordamerikanische Pflegediagnosenvereinigung
- NANDA 1

O
Obstipation 117
Orem
- Dorothea 3

P
Pflegebedürftigkeit 210
- Definition nach SGB XI 4
- Grade der Selbstständigkeit 16
Pflegebegleiter 209

Pflegediagnose
- Aufbau 27
- Definition der NANDA 2
Pflegediagnosen
- Beurteilungskriterien 17
Pflegediagnostik 11
- Fallbeispiel 27
Pflegeziel 11
Pflegeleistungen 41
Pflegemaßnahmen 40
Pflegepfad 40
Pflegeplan 12
Pflegeprozess 11
- Dokumentation 35
Pflegeprozessdokumentation
- Hilfsmittel 42
Pflegeversicherungsgesetz 6
Pflegevisite 8
Pflegeweiterentwicklungsgesetz 210, 211

Q
Qualitätssicherung
- extern 9
- intern 8

R
Reflexinkontinenz 126
Rooper
- Nancy 3
Ruhen und schlafen
- Pflegediagnosen 141

S
Schlafstörungen 141
Schluckstörung 112
Sehfähigkeit
- eingeschränkte 48
Selbstständigkeit
- Grade 16
Selbstversorgungsdefizit
- bei der Ausscheidung 130
- bei der Haushaltsführung 147
- bei der Körperpflege 136
- beim An- und Auskleiden 138
- Ernährung 108
Sich als Frau oder Mann fühlen und verhalten
- Pflegediagnosen 156
Sich beschäftigen
- Pflegediagnosen 147
Sich bewegen
- Pflegediagnosen 62
Sich waschen, kleiden und pflegen
- Pflegediagnosen 133
Soziale Bereiche des Lebens sichern
- Pflegediagnosen 179
Sprachfähigkeit
- eingeschränkte 45
Stressinkontinenz 125
Stuhlinkontinenz 122
Sturzgefahr 162
Suizidgefahr 173

T
Tagesstrukturplan 40
Tast- und Berührungsempfinden
- eingeschränktes 54
Trauer 198

U
Übergewicht 95
Überlastung
- pflegender Angehöriger 179
Überlaufinkontinenz 126
Untergewicht 92

V
Vergewaltigungssyndrom 156
Vergiftungsgefahr 177
Vergütung 209
Vergütungssystem 209
Verletzungsgefahr 165
Vernachlässigung
- halbseitige 57
Verwirrtheit
- akut 201
- chronisch 204
Visitenprotokoll 8
Vitale Funktionen des Lebens aufrechterhalten
- Pflegediagnosen 72

W
Wärmeregulation
- gestörte 90
Weltbund der Krankenschwestern 2
Wissensdefizit 59